C. Dahlmann

Crashkurs Augenheilkunde

Cordula Dahlmann

Crashkurs Augenheilkunde

Repetitorium

ELSEVIER
URBAN & FISCHER

URBAN & FISCHER München

Zuschriften und Kritik an:
Elsevier GmbH, Urban & Fischer Verlag, Lektorat Medizinstudium, Karlstraße 45, 80333 München, medizinstudium@elsevier.de

Wichtiger Hinweis für den Benutzer
Die Erkenntnisse in der Medizin unterliegen laufendem Wandel durch Forschung und klinische Erfahrungen. Herausgeber und Autoren dieses Werkes haben große Sorgfalt darauf verwendet, dass die in diesem Werk gemachten therapeutischen Angaben (insbesondere hinsichtlich Indikation, Dosierung und unerwünschten Wirkungen) dem derzeitigen Wissensstand entsprechen. Das entbindet den Nutzer dieses Werkes aber nicht von der Verpflichtung, anhand der Beipackzettel zu verschreibender Präparate zu überprüfen, ob die dort gemachten Angaben von denen in diesem Buch abweichen und seine Verordnung in eigener Verantwortung zu treffen.
Wie allgemein üblich wurden Warenzeichen bzw. Namen (z. B. bei Pharmapräparaten) nicht besonders gekennzeichnet.

Bibliografische Information der Deutschen Nationalbibliothek
Die Deutsche Nationalbibliothek verzeichnet diese Publikation in der Deutschen Nationalbibliografie; detaillierte bibliografische Daten sind im Internet über http://dnb.d-nb.de abrufbar.

1. Auflage 2009

Der Urban & Fischer Verlag ist ein Imprint der Elsevier GmbH.

09 10 11 12 5 4 3 2 1

Um den Textfluss nicht zu stören, wurde bei Patienten und Berufsbezeichnungen die grammatikalisch maskuline Form gewählt. Selbstverständlich sind in diesen Fällen immer Frauen und Männer gemeint.

Programmleitung: Dr. med. Dorothea Hennessen
Planung: Andrea Wintermayr
Lektorat: Dr. med. Dorothea Pusch, Dr. med. Konstanze Spring
Redaktion: Dr. med. Kathrin Feyl, Leipzig
Zeichnungen: Stefan Elsberger, Planegg
Herstellung: Peter Sutterlitte
Satz: abavo GmbH, Buchloe; TnQ, Chennai
Druck und Bindung: Lego Print S. p. A., Lavis (TN)
Umschlaggestaltung: SpieszDesign, Büro für Gestaltung, Neu-Ulm
Gedruckt auf 100 g Eurobulk 1,1-faches Volumen

ISBN 978-3-437-43271-2

Aktuelle Informationen finden Sie im Internet unter **www.elsevier.de** und **www.elsevier.com**

Vorwort

"Il faut que cet homme soit un grand ignorant, car il répond à tout ce qu'on lui demande."
„Der Mensch muss ein ungeheurer Ignorant sein, der auf jede Frage eine Antwort weiß."
Voltaire

Mit dem Crashkurs Augenheilkunde möchte ich euch einen Leitfaden an die Hand geben für den erfolgreichen Weg durch Praktika und Prüfungslabyrinth. Der Aufbau dieses Lehrbuchs bietet euch sowohl das Gedankengerüst für ein effektives Lernen orientiert am GK als auch jenes für die Vorbereitung auf mündliche Prüfungen. Somit hoffe ich, einen Bogen zu spannen zwischen effizienter Wissensvermittlung und einer kleinen Entdeckungsreise durch ein spannendes Fachgebiet.

Es würde mich insbesondere freuen, wenn sich mein Enthusiasmus während der Arbeit an diesem Buch auch ein wenig auf euch überträgt und die intensive Prüfungsvorbereitungszeit erleichtert.

Mein besonderer Dank gilt Frau Dr. Kathrin Feyl für ihre hilfreichen Ideen und Anregungen zur Verbesserung der Didaktik sowie Frau Dr. Dorothea Pusch und Frau Dr. Konstanze Spring für ihre kompetente Projektbegleitung.

Mit bestem Dank an den Elsevier-Verlag, der dieses Projekt ermöglichte, übergebe ich die 1. Ausgabe des Crashkurs Augenheilkunde an meine engagierten und hoffentlich kritischen Leser. Die konstruktive Kritik von euch Studenten und jungen Medizinern ist der beste Weg, dieses Lehrbuch zu verbessern und euren Bedürfnissen weiter anzupassen.

Viel Freude und Erfolg auf eurem zukünftigen Weg wünscht

Berlin, Sommer 2008
Cordula Dahlmann

Benutzerhinweise

Die „Crashkurs"-Reihe ermöglicht eine knappe, prägnante Wiederholung des gesamten Prüfungswissens des Faches in verständlicher und strukturierter Form. Durch die strenge Gliederung wird das Wissen aktiviert und systematisiert. Der Stoff kann in kurzer Zeit aufgearbeitet werden und so sind Prüfungsangst und Zeitdruck kein Thema mehr.

In blau hinterlegten **Kästen** zu Beginn jedes Abschnittes finden sich sog. **keywords.** Sie geben einerseits den Überblick über den im folgenden Abschnitt behandelten Stoff, können aber auch zur eigenen Lernkontrolle genutzt werden: Weiß man zu einem Begriff gar nichts zu sagen, empfiehlt es sich, den entsprechenden Abschnitt noch einmal durchzulesen.

Die Begriffe der **Randspalte** dienen der Strukturierung und Orientierung innerhalb der Kapitel. Der Lernstoff soll damit in Portionen geteilt werden, die unter einem bestimmten Stichpunkt gespeichert werden können. Zudem soll die gezielte Suche nach bestimmten Begriffen eines Kapitels erleichtert werden. Freier Platz in der Randspalte lässt Raum für eigene Notizen.

! Kästen mit Ausrufezeichen markieren Merksätze, Besonderheiten, Fallstricke oder geben Hinweise für mündliche Prüfungen.

Kästen mit Stethoskop enthalten klinische Hinweise.

Abkürzungsverzeichnis

AION	anteriore ischämische Optikusneuropathie
ALL	akute lymphatische Leukämie
AMD	altersabhängige Makuladegeneration
BUT	Break-up-Time
CMÖ	zystoides Makulaödem
CNV	choroidale Neovaskularisationen
CT	Computertomographie
DD	Differentialdiagnose
EOG	Elektrookulographie
ERG	Elektroretinographie
FK	Fremdkörper
GIT	Gastrointestinaltrakt
HH	Hornhaut
HKL	Hinterkammerlinse
HSV	Herpes-simplex-Virus
i.v.	intravenös
IOD	intraokulärer Druck, Intraokulardruck
IOL	intraokuläre Linse, Intraokularlinse
J.	Jahre
JÜR	Jahresüberlebensrate
KG	Körpergewicht
KI	Kontraindikation
KPL	Keratoplastik
Lj.	Lebensjahr
LK	Lymphknoten
MRT	Magnetresonanztomographie
NNH	Nasennebenhöhlen
NPDR	nichtproliferative diabetische Retinopathie
NSA	nichtsteroidale Antiphlogistika
NW	Nebenwirkung
OP	Operation
p.o.	per os
PCOWG	primär chronisches Offenwinkelglaukom
PDR	proliferative diabetische Retinopathie
PEX	Pseudoexfoliationen
PHPV	persistierender hyperplastischer primärer Glaskörper
PRK	photorefraktive Keratektomie
PVR	proliferative Vitreoretinopathie
RPE	retinales Pigmentepithel
SSW	Schwangerschaftswoche
Syn.	Synonym
Tbc	Tuberkulose
V.a.	Verdacht auf
VECP	visuell evozierte kortikale Potentiale
VEP	visuell evozierte Potentiale
VK	Vorderkammer
VKL	Vorderkammerlinse
VZV	Varizelle-zoster-Virus
ZAV	Zentralarterienverschluss
ZMV	Zytomegalievirus
ZVV	Zentralvenenverschluss

Abbildungsverzeichnis

[1] Emminger, H.A.: Exaplan. Das Kompendium der klinischen Medizin, Elsevier Urban & Fischer, 5. Auflage 2007.

[2] Herting, S.: Augenheilkunde in Frage und Antwort. Elsevier Urban & Fischer, 2. Auflage 2007.

[3] Busse, H.: Augenerkrankungen. Urban & Schwarzenberg, 1. Auflage 1990.

[4] Moll, K.J./Moll, M.: Kurzlehrbuch Anatomie. Elsevier Urban & Fischer, 18. Auflage 2005.

[5] Staubach, K. H. et al.: Viererband kleine operative Fächer. Elsevier Urban & Fischer, 4. Aufl. 2007.

[6] Kanski, J.: Augenheilkunde in focus. Elsevier Urban & Fischer, 1. Auflage 2006.

[7] Kanski, J.: Klinische Ophthalmologie. Elsevier Urban & Fischer, 5. Auflage 2004.

[8] mediscript-Examensbände 3/96–3/06. Elsevier Urban & Fischer.

[9] Batterbury, M./Bowling, B.: Ophthalmology. Churchill Livingstone, 1. Auflage 1999.

[10] Emminger, H.A.: Exaplan. Das Kompendium der klinischen Medizin, Elsevier Urban & Fischer, 4. Auflage 2004.

Inhaltsverzeichnis

1 **Lider (Palpebrae)** . . . 1
1.1 Grundlagen . . . 1
1.2 Diagnostik . . . 1
1.3 Lidanomalien . . . 3
1.3.1 Angeborene Lidanomalien . . . 3
1.3.2 Erworbene Lidanomalien . . . 4
1.4 Ptosis . . . 6
1.4.1 Ptosis congenita . . . 6
1.4.2 Ptosis sympathica . . . 7
1.4.3 Ptosis paralytika . . . 7
1.4.4 Myogene Ptosis . . . 8
1.4.5 Weitere Ptosisformen . . . 9
1.5 Entzündungen und Infektionen . . . 9
1.5.1 Blepharitis . . . 9
1.5.2 Lidödem . . . 10
1.5.3 Chalazion . . . 10
1.5.4 Hordeolum . . . 11
1.5.5 Lid-Dermatitis . . . 11
1.5.6 Herpes zoster ophthalmicus . . . 12
1.5.7 Herpes simplex der Lider . . . 12
1.5.8 Lidabszess . . . 13
1.6 Tumoren . . . 14
1.6.1 Benigne Tumoren . . . 14
1.6.2 Maligne und semimaligne Tumoren . . . 15

2 **Tränenorgane** . . . 17
2.1 Grundlagen . . . 17
2.2 Diagnostik . . . 18
2.2.1 Untersuchung der Tränenbildung und Tränenfunktion . . . 18
2.2.2 Untersuchung des Tränenabflusses . . . 19
2.3 Erkrankungen der Tränendrüsen . . . 20
2.3.1 Akute Dakryoadenitis . . . 20
2.3.2 Chronische Dakryoadenitis . . . 21
2.3.3 Tumoren der Tränendrüse . . . 21
2.4 Erkrankungen der Tränenwege . . . 22
2.4.1 Kongenitale Dakryostenose . . . 22
2.4.2 Akute Dakryozystitis . . . 22
2.4.3 Chronische Dakryozystitis . . . 23
2.4.4 Kanalikulitis . . . 23
2.4.5 Tumoren des Tränensacks . . . 24
2.5 Tränenfunktionsstörungen . . . 24
2.5.1 Keratokonjunktivitis sicca . . . 24
2.5.2 Epiphora . . . 25

3 **Bindehaut (Conjunctiva)** . . . 27
3.1 Grundlagen . . . 27
3.2 Diagnostik . . . 27
3.3 Degenerationen . . . 29
3.4 Bindehauteinlagerungen und -verfärbungen . . . 30
3.5 Entzündungen (Konjunktivitis) . . . 30
3.5.1 Nicht-infektiöse Konjunktivitis . . . 30
3.5.2 Infektiöse Konjunktivitis . . . 32
3.6 Tumoren . . . 36
3.6.1 Benigne Tumoren . . . 36
3.6.2 Maligne/potentiell maligne Tumoren . . . 37

4 **Hornhaut (Cornea)** . . . 39
4.1 Grundlagen . . . 39
4.2 Diagnostik . . . 40
4.3 Fehlbildungen . . . 42
4.3.1 Keratokonus . . . 42
4.3.2 Weitere Fehlbildungen . . . 42
4.4 Ablagerungen, Dystrophien, Degenerationen . . . 43
4.4.1 Hornhautablagerungen . . . 43
4.4.2 Hornhautdystrophien . . . 43
4.4.3 Hornhautbanddegeneration . . . 44
4.5 Entzündungen (Keratitis) . . . 44
4.5.1 Nicht-infektiöse Keratitis . . . 44
4.5.2 Infektiöse Keratitis . . . 46
4.6 Operative Methoden . . . 50

5 **Lederhaut (Sklera)** . . . 53
5.1 Grundlagen . . . 53
5.2 Diagnostik . . . 53
5.3 Skleraektasie und Sklerastaphylom . . . 54
5.4 Entzündungen . . . 54
5.4.1 Episkleritis . . . 54
5.4.2 Skleritis . . . 55

6 **Linse (Lens cristallina)** . . . 57
6.1 Grundlagen . . . 57

6.2 Diagnostik . . . 58
6.3 Lage- und Formveränderungen . . . 59
6.3.1 Ektopia lentis . . . 59
6.3.2 Formveränderungen der Linse . . . 60
6.4 Katarakt . . . 60
6.4.1 Kongenitale Katarakt . . . 60
6.4.2 Erworbene Katarakt . . . 62
6.5 Operative Methoden . . . 65
6.5.1 Allgemeines . . . 65
6.5.2 Kataraktextraktionen (KE) . . . 67
6.5.3 Postoperativer Refraktionsausgleich . . . 68

7 Gefäßhaut (Uvea) . . . 69
7.1 Grundlagen . . . 69
7.2 Diagnostik . . . 70
7.3 Fehlbildungen und Farbanomalien . . . 72
7.3.1 Aniridie . . . 72
7.3.2 Iriskolobom . . . 72
7.3.3 Heterochromie . . . 73
7.3.4 Albinismus . . . 73
7.4 Degenerationen . . . 74
7.5 Entzündungen (Uveitis) . . . 74
7.5.1 Akute Iritis und Iridozyklitis (vordere Uveitis) . . . 74
7.5.2 Zyklitis (intermediäre Uveitis) . . . 76
7.5.3 Choroiditis/Chorioretinitis (hintere Uveitis) . . . 76
7.5.4 Ophthalmia sympathica . . . 77
7.6 Tumoren . . . 78
7.6.1 Gutartige Neubildungen und Tumoren . . . 78
7.6.2 Maligne Tumoren . . . 80

8 Pupille . . . 83
8.1 Grundlagen . . . 83
8.2 Diagnostik . . . 84
8.3 Amaurotische Pupillenstarre . . . 85
8.4 Absolute Pupillenstarre . . . 86
8.5 Pupillotonie . . . 86
8.6 Reflektorische Pupillenstarre . . . 87
8.7 Horner-Syndrom . . . 87
8.8 Parinaud-Syndrom . . . 88
8.9 Medikamentös/toxisch bedingte Pupillenstörungen . . . 89

9 Glaukom (Grüner Star) . . . 91
9.1 Grundlagen . . . 91
9.2 Diagnostik . . . 93
9.3 Primäre Glaukome . . . 96
9.3.1 Primär chronisches Offenwinkelglaukom (PCOWG) . . . 96
9.3.2 Akutes Winkelblockglaukom . . . 97
9.3.3 Kongenitales Glaukom . . . 99
9.4 Sekundäre Glaukome . . . 100
9.4.1 Pseudoexfoliationssyndrom (PEX-Syndrom) . . . 100
9.4.2 Pigmentglaukom . . . 101
9.4.3 Neovaskularisationsglaukom . . . 101
9.4.4 Weitere Sekundärglaukome . . . 102
9.5 Operative Methoden . . . 103

10 Glaskörper (Corpus vitreum) . . . 105
10.1 Grundlagen . . . 105
10.2 Diagnostik . . . 106
10.3 Degenerationen . . . 106
10.3.1 Glaskörperabhebung . . . 106
10.3.2 Glaskörpertrübungen . . . 107
10.3.3 Glaskörperblutungen . . . 107
10.4 Entwicklungsstörungen und hereditäre vitreoretinale Dystrophien . . . 108
10.4.1 Persistierender hyperplastischer primärer Glaskörper (PHPV) . . . 108
10.4.2 Juvenile X-chromosomale Retinoschisis . . . 109
10.4.3 Hereditäre vitreoretinale Dystrophie . . . 110
10.5 Entzündungen (Endophthalmitis) . . . 110
10.6 Operative Methoden . . . 111

11 Netzhaut (Retina) . . . 113
11.1 Grundlagen . . . 113
11.2 Diagnostik . . . 115
11.3 Gefäßerkrankungen . . . 117
11.3.1 Diabetische Retinopathie . . . 117
11.3.2 Zentralarterienverschluss (ZAV), Arterienastverschluss . . . 119
11.3.3 Zentralvenenverschluss (ZVV), Venenastverschluss . . . 120
11.3.4 Fundus hypertonicus et arterioscleroticus . . . 121

11.3.5 Morbus Coats . . . 123
11.3.6 Frühgeborenenretinopathie . . . 123
11.3.7 Weitere Ischämiezustände der Netzhaut . . . 124
11.4 Degenerationen . . . 125
11.4.1 Proliferative Vitreoretinopathie (PVR) . . . 125
11.4.2 Senile Retinoschisis . . . 125
11.4.3 Fundus myopicus . . . 126
11.5 Makulaerkrankungen . . . 127
11.5.1 Altersabhängige Makuladegeneration (AMD) . . . 127
11.5.2 Retinopathia centralis serosa . . . 128
11.5.3 Zystoides Makulaödem (CMÖ) . . . 129
11.5.4 Epiretinale Gliose . . . 129
11.6 Dystrophien . . . 130
11.6.1 Retinitis pigmentosa . . . 130
11.6.2 Morbus Stargardt . . . 131
11.6.3 Morbus Best . . . 132
11.6.4 Zapfendystrophie . . . 133
11.6.5 Speicherkrankheiten . . . 133
11.7 Medikamentös bedingte Veränderungen . . . 134
11.8 Entzündungen . . . 134
11.8.1 Retinale Vaskulitis und Periphlebitis retinae . . . 134
11.8.2 Retinochoroiditis toxoplasmotica . . . 135
11.8.3 HIV-Retinopathie . . . 135
11.8.4 Akutes retinales Nekrosesyndrom (ARN) . . . 136
11.8.5 Weitere Netzhautentzündungen . . . 137
11.9 Netzhautablösung . . . 137
11.10 Tumoren . . . 139
11.10.1 Retinoblastom . . . 139
11.10.2 Phakomatosen . . . 140
11.11 Operative Methoden . . . 141

12 Sehnerv (Nervus opticus) . . . 143
12.1 Grundlagen . . . 143
12.2 Diagnostik . . . 143
12.3 Kongenitale Papillenanomalien . . . 145
12.4 Stauungspapille . . . 145
12.5 Gefäßerkrankungen . . . 147
12.5.1 Anteriore ischämische Optikusneuropathie (AION) . . . 147
12.5.2 Arteriitis temporalis . . . 148
12.6 Entzündungen (Neuritis nervi optici) . . . 149
12.7 Optikusatrophie . . . 150
12.8 Tumore . . . 152
12.8.1 Optikusgliome . . . 152
12.8.2 Optikusmeningeome . . . 152
12.8.3 Weitere Optikustumoren . . . 153

13 Sehbahn . . . 155
13.1 Grundlagen . . . 155
13.2 Diagnostik . . . 156
13.3 Chiasmale Läsionen . . . 156
13.4 Retrochiasmale Läsionen . . . 158
13.4.1 Läsionen im Bereich des Tractus opticus . . . 158
13.4.2 Läsionen im Bereich der Sehstrahlung und der Sehrinde . . . 158
13.4.3 Sehstörungen bei Migräne . . . 159

14 Orbita . . . 161
14.1 Grundlagen . . . 161
14.2 Diagnostik . . . 162
14.3 Fehlbildungen . . . 163
14.4 Gefäßerkrankungen . . . 164
14.4.1 Karotis-Sinus-cavernosus-Fistel . . . 164
14.4.2 Intermittierender Exophthalmus . . . 165
14.5 Entzündungen . . . 165
14.5.1 Orbitaphlegmone . . . 165
14.5.2 Pseudotumor orbitae . . . 166
14.5.3 Sinus-cavernosus-Thrombose . . . 167
14.6 Endokrine Orbitopathie . . . 167
14.7 Tumoren . . . 169
14.7.1 Allgemeines . . . 169
14.7.2 Rhabdomyosarkom . . . 171

15 Optik und Refraktion . . . 173
15.1 Grundlagen . . . 173
15.2 Diagnostik . . . 175
15.3 Refraktionsanomalien . . . 176
15.3.1 Myopie . . . 176
15.3.2 Hyperopie (Hypermetropie) . . . 178
15.3.3 Astigmatismus (Stabsichtigkeit) . . . 179
15.3.4 Anisometropie (Ungleichsichtigkeit) . . . 181
15.4 Akkomodationsstörungen und Presbyopie . . . 181
15.4.1 Akkomodationsspasmus . . . 181
15.4.2 Akkomodationslähmung . . . 182
15.4.3 Presbyopie (Alterssichtigkeit) . . . 183

15.5 Brillengläser, Kontaktlinsen und vergrößernde Sehhilfen 184
15.6 Refraktive Chirurgie 186

16 Bulbusmotilität und Strabismus 189
16.1 Grundlagen 189
16.2 Diagnostik 191
16.3 Amblyopie 194
16.4 Strabismus 195
16.4.1 Begleitschielen (Strabismus concomitans) 195
16.4.2 Heterophorie (latentes Schielen) 198
16.4.3 Lähmungsschielen (Strabismus incomitans) 199
16.5 Supranukleäre und internukleäre Störungen 201
16.6 Nystagmus 202

17 Traumatologie 203
17.1 Diagnostik 203
17.2 Mechanische Traumata 203
17.2.1 Lidverletzungen 203
17.2.2 Verletzungen der Tränenwege 204
17.2.3 Bindehautverletzungen 204
17.2.4 Fremdkörper auf Hornhaut und Bindehaut 205
17.2.5 Erosio corneae 205
17.2.6 Contusio bulbi 206
17.2.7 Blow-out-Fraktur 208
17.2.8 Perforierende Augenverletzung, intraokularer Fremdkörper 208
17.3 Chemische Traumata 210
17.3.1 Verätzungen 210
17.4 Physikalische Traumata 211
17.4.1 Verblitzung 211
17.4.2 Verbrennungen 211
17.4.3 Strahlungsverletzungen 212
17.5 Weitere Traumata 212
17.5.1 Angiopathia retinae traumatica 212
17.5.2 Solarmakulopathie 213

Sachregister 215

Farbtafelteil 219

Medikamentenliste in der Augenheilkunde
Dieses Kapitel finden Sie im Internet:
www.elesevier.de/978-3-437-43271-2

KAPITEL

1 Lider (Palpebrae)

1.1 Grundlagen

Abb. 1.1 • Aufbau • Abgrenzung und Verankerung • Innervation • Gefäßversorgung • Funktion

Aufbau

äußeres Blatt (anteriore Lamelle)

- **M. orbicularis oculi** (N. facialis): Lidschluss
- **M. levator palpebrae** (N. oculomotorius): Lidhebung
- **Moll-Drüsen** (modifizierte Schweißdrüsen), **Zeis-Drüsen** (modifizierte Talgdrüsen) und Wimpern

inneres Blatt (posteriore Lamelle)

- **Lidknorpel (Tarsus)**
- Meibom-Drüsen der Lidkante (modifizierte Talgdrüsen), Lidkonjunktiva
- M. tarsalis bzw. Müller-Lidheber (Halssympathikus): Anspannung und Erweiterung der Lidspalte bei erhöhtem Sympathikotonus

Abgrenzung und Verankerung

- **Septum orbitale:** derbe bindegewebige Faszie zwischen Orbitarand und Tarsus → Orbitaabschluss und Abgrenzung zum orbitalen Fettgewebe
- **Lidsehnen/-bändchen:** Befestigung von Ober- und Unterlid seitlich an der Orbita (Periorbita)

Innervation

Sensibel: Äste des N. trigeminus: Oberlid: N. ophthalmicus (= 1. Ast des N. trigeminus, V_1), Unterlid: N. maxillaris (= 2. Ast des N. trigeminus, V_2)

Gefäßversorgung

Arteriell: Äste der A. ophthalmica (aus A. carotis), Äste der A. facialis und A. angularis (aus A. carotis externa)

Funktion

- **Schutz** des Auges durch reflektorischen Lidschluss bei Trigeminusreizung
- **Reinigung** und **Benetzung** der Hornhaut durch Lidschlag

1.2 Diagnostik

Inspektion • Überprüfung des Bell-Phänomens • Levatorfunktionsprüfung • Messung der Lidspaltenweite • Ektropionieren

Inspektion

Beurteilung von **Lidspalte, -form** und **-weite** (bei Geradeausblick):

- Vertikale Lidspaltenweite: 7–10 mm
- Überdeckung des oberen Hornhautrandes durch Oberlid: 1–2 mm
- Überdeckung des unteren Hornhautrandes durch Unterlid: 1 mm

Überprüfung des Bell-Phänomens

- **Bell-Phänomen:** Aufwärtsdrehung des Bulbus bei reflektorischem Lidschluss zum Hornhautschutz

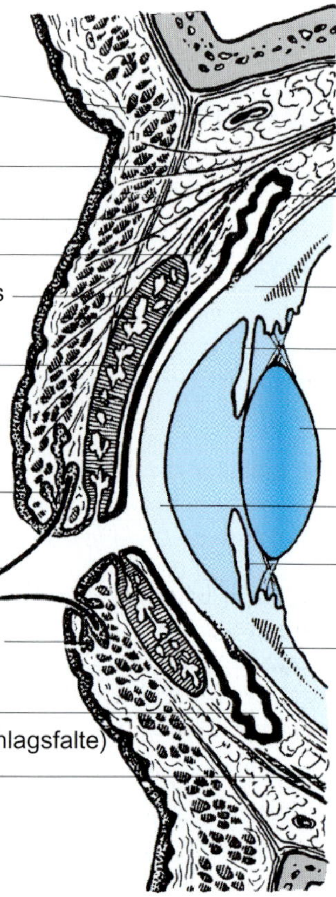

Abb. 1.1 Aufbau des vorderen Augenabschnitts [1]

- **Durchführung:** Untersucher hält manuell das Lid offen und beobachtet bei Lidschluss die Rotation des Bulbus

Levatorfunktionsprüfung

- Überprüfung des M. levator palpebrae, wichtig für Ptosisoperation (➤ Kap. 1.4)
- **Durchführung** (➤ Abb. 1.2):
  - 1. Fixierung der Augenbraue mit Daumen zur Ausschaltung der Funktion des M. frontalis, Zentimetermaß senkrecht an die Oberkante halten
  - 2. Patient nach oben blicken lassen und Wert ablesen (normal 15 mm; gut > 8 mm, mäßig 5–7 mm, schlecht < 4 mm)

Messung der Lidspaltenweite

- zur Bestimmung des Ptosisausmaßes (➤ Kap. 1.4)
- **Durchführung:** Zentimetermaß senkrecht an die Unterlidkante halten bei geradem Blick (leichte Ptosis: 2 mm des Hornhautrandes bedeckt, mäßige Ptosis: 3 mm, schwere Ptosis ≥ 4 mm)

Ektropionieren

(➤ Kap. 3.2)

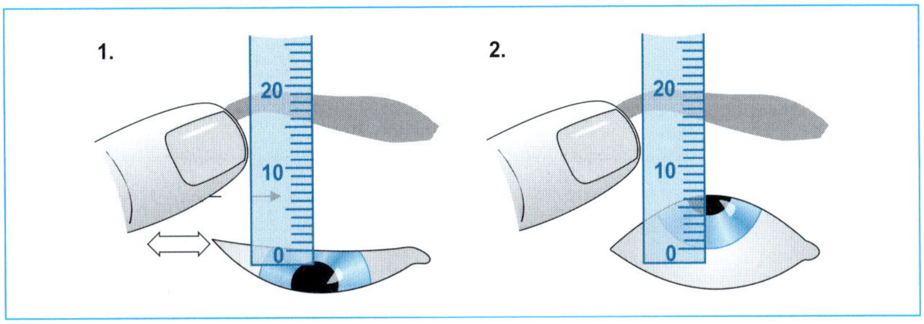

Abb. 1.2 Levatorfunktionsprüfung

1.3 Lidanomalien

1.3.1 Angeborene Lidanomalien

Lidkolobom • Epikanthus • Blepharophimose • Ankyloblepharon

Lidkolobom

- Seltene **Spaltbildung** des Lids. Meist einseitiger, in der Regel dreieckförmiger Oberliddefekt.
- **Ätiologie:** kongenital (Hemmungsfehlbildung mit fehlerhaftem Augenbecherverschluss) oder erworben (z.B. durch Trauma)
- **Klinik:** Assoziation mit Dysplasia mandibulofacialis Franceschetti oder Dysplasia auriculoocularis Goldenhar möglich (➤ Kap. 14.3)
- **Diagnostik:** Inspektion → Defektbasis meist an Lidkante, Verbindung zur Orbita über narbiges Band möglich, evtl. Hornhautkomplikationen
- **Therapie:** chirurgische Defektdeckung

Epikanthus (Mongolenfalte)

- Halbmondförmige **Lidfalte,** die den inneren Lidwinkel verdeckt und sich zwischen Ober- und Unterlid ausspannt (meist beidseitig).
- **Klinik:**
  - physiologisch bei ostasiatischen Völkern, auch bei Säuglingen
  - Assoziation mit Trisomie 21
  - **Pseudostrabismus:** vorgetäuschtes Innenschielen, jedoch ohne Einstellbewegung und mit parallelen Hornhautreflexbildern
- **Diagnostik:** Inspektion

Blepharophimose

- Autosomal-dominant vererbte oder erworbene (z.B. durch Narbenschrumpfung) **Verengung** und **Verkürzung** der Lidspalte.
- **Klinik:** oft assoziiert mit Ptosis congenita und Epikanthus
- **Diagnostik:** Inspektion → beidseitige Lidspaltenverengung und -verkürzung
- **DD:** Ptosis (➤ Kap. 1.4), Epikanthus (➤ Kap. 1.3.1)
- **Therapie:** chirurgische Korrektur bei schwerer Ptosis (Amblyopiegefahr!)

Ankyloblepharon

- **Verwachsung** von Ober- und Unterlid am äußeren oder inneren Kanthus, Horizontalverkürzung der Lidöffnung
- **Klinik:** oft assoziiert mit unterentwickeltem Bulbus oder anderen Fehlbildungen des Schädels
- **Diagnostik:** Inspektion → horizontale Verkürzung der Lidöffnung
- **Therapie:** chirurgische Lidkorrektur (nur bei intaktem Bulbus)

1.3.2 Erworbene Lidanomalien

Trichiasis

Ätiologie: Narbenbildung nach Trauma
Klinik: Fremdkörpergefühl • Epiphora • Bindehautentzündung • Komplikationen
Diagnostik: Spaltlampe
Therapie: Wimpernepilation • Kryotherapie • Laserkoagulation • Elektrolyse

Definition **Einwärtskehrung der Wimpern,** die zu einer Reizung der Hornhaut durch Reiben führen kann.

Ätiologie Lidkantenfehlstellung aufgrund von **Narbenbildung** nach Trauma (Verbrennung, Verätzung)

Klinik

- **Fremdkörpergefühl, Epiphora** (vermehrtes Tränenträufeln), chronische Bindehautentzündung
- **Komplikationen:** Erosio, Ulcus und Pannus corneae

KLINIK

Pannus corneae: fibrovaskuläres Gewebe, das sich zwischen Bindehaut und Bowman-Membran bildet.
Districhiasis: zusätzliche Wimpernreihe, kongenital oder erworben.

Diagnostik Spaltlampe

Therapie

- **Konservativ:** therapeutische Kontaktlinse zum temporären Hornhautschutz
- **Chirurgisch: Wimpernepilation** alle 2–6 Wochen, **Kryotherapie** (Verödung der Zilienwurzeln), **Laserkoagulation** am Austrittsort der fehlstehenden Wimpern, **Elektrolyse** des Wimpernschaftes

Entropium

Ätiologie: kongenital • narbenbedingt • altersbedingt • mechanisch • spastisch
Klinik: Fremdkörpergefühl • Epiphora • Komplikationen
Diagnostik: Spaltlampe
Therapie: operativ

Definition **Einwärtsdrehung** des Lidrandes, vorwiegend des Unterlids (→ Foto 1).

Ätiologie

- **Kongenital:** Hypertrophie der dem Lidrand vorgelagerten Haut
- **Narbenbedingt:** nach Trauma, Trachom, Stevens-Johnson-Syndrom
- **Altersbedingt:** Schwächung der Unterlidretraktoren, Tarsusatrophie, Atrophie orbitalen Fettgewebes
- **Mechanisch:** Enophthalmus, Phthisis bulbi (Augapfelschrumpfung), Abulbie
- **Spastisch:** Blepharospasmus, okuläre Irritationen (chronische Entzündungen, Fremdkörper)

! MERKE
Das **kongenitale** Entropium verursacht meist **keine Beschwerden** und bildet sich normalerweise innerhalb der ersten beiden Lj. spontan zurück.

Klinik

- Fremdkörpergefühl, Epiphora
- **Komplikationen:** Erosio, Ulcus und Pannus corneae

Diagnostik

Spaltlampe

Therapie

- **Konservativ:** vorübergehend Zügelpflaster zur Lidretraktion
- **Operativ:** Legen einer einzelnen **Zügelnaht** (Schöpfernaht); horizontale **Lidverkürzung** mit Abschwächung der prätarsalen Orbikularisfasern inkl. vertikaler Hautverkürzung

Ektropium

Ätiologie: kongenital • narbenbedingt • altersbedingt • mechanisch • spastisch • paralytisch
Klinik: Epiphora
Diagnostik: Spaltlampe
Therapie: Behandlung der Grunderkrankung • operativ

Definition

Auswärtsdrehung des Lidrandes, vorwiegend des Unterlids (➤ Foto 2).

Ätiologie

- **Kongenital:** oft assoziiert mit anderen Fehlbildungen (Franceschetti-Syndrom)
- Narbenbedingt: nach Trauma
- Altersbedingt: Erschlaffung der Lidhaut sowie der medialen und lateralen Lidbändchen, Schwächung der prätarsalen Orbikularisanteile
- Mechanisch: Konjunktivahypertrophie durch z.B. Trachom, Lidschwellung, Tumoren, Exophthalmus, Buphthalmus (= kongenitales Glaukom ➤ Kap. 9.3.3)
- Spastisch: Lidspasmen
- Paralytisch: Orbikularisschwäche meist als Folge einer Fazialisparese

! MERKE
Beim **paralytischen** Ektropium ist eine **spontane Besserung** möglich.

Klinik

- **Epiphora** durch Eversio puncti lacrimalis (unteres Tränenpünktchen taucht nicht mehr in Tränensee), Rötung der Konjunktiva
- **Komplikation:** Erosio und Ulcus cornea

Diagnostik

Spaltlampe

Therapie

- **Konservativ:** Behandlung der **Grunderkrankung,** Tränenersatzmittel
- **Operativ:** verschiedene Möglichkeiten
  - **temporäre Tarsorrhaphie** (Lidspaltenverkürzung) bei Lagophthalmus
  - **Lidplastik** bei Narbenektropium
  - **Tarsuskeilexzision** mit horizonatler Hautstraffung bei seniler Form
  - **Tarsalzungenplastik:** laterales Tarsusende wird neu am Periost verankert

1

KLINIK

Lagophthalmus: Kompletter Lidschluss ist schwierig oder unmöglich → Expositionskeratitis (Keratitis e lagophthalmo ➤ Kap. 4.5.1); z.B. bei peripherer Fazialisparese, paralytischem Ektropium oder Exophthalmus.

Blepharospasmus (Lidkrampf)

Ätiologie: idiopathisch • sekundär
Klinik: Lidkontraktion • Tieferstand der Augenbrauen
Diagnostik: Spaltlampe
Therapie: Behandlung der Ursache • Muskelrelaxantien • Botulinustoxin

Definition Unwillkürliche, beidseitige Kontraktion der Mm. orbiculares oculi (innerviert vom N. facialis).

Ätiologie
- **Essentieller Blepharospasmus:** idiopathisch, vermutet wird eine supranukleäre Läsion
- **Sekundärer Blepharospasmus:** als Reaktion auf Entzündung/Reizung der vorderen Augenabschnitte (z.B. FK, Keratitis, Uveitis) mit Abwehrtrias Photophobie + Epiphora + Bleparospasmus; Blepharospasmus bei extrapyramidalen Erkrankungen

Klinik Lidkontraktion mit Tieferstand der Augenbrauen

Diagnostik Spaltlampe

Therapie
- Behandlung der Ursache
- In leichten Fällen: **Muskelrelaxantien**
- **Botulinustoxin**-Injektion in den M. orbicularis oculi
- **Operativ:** Durchtrennung der zum M. orbicularis ziehenden Fasern des N. facialis

! MERKE
Der essentielle Blepharospasmus ist nur schwer therapierbar.

1.4 Ptosis

Definition **Ptosis/Ptose** = Herabhängen des Lides (ein- oder beidseitig)

1.4.1 Ptosis congenita

Ätiologie: Ausfall des N.-oculomotorius-Kerngebiets
Klinik: Kopfzwangshaltung • Komplikationen
Diagnostik: Inspektion • Levatorfunktionsprüfung • Ptosisausmaß • DD
Therapie: operativ

Ätiologie
- autosomal-dominant
- Ausfall des **Kerngebiets des N. oculomotorius** (III) und dadurch Parese des M. levator palpebrae

Klinik
- **Beidseitige Ptosis:** kompensatorische Kopfzwangshaltung mit Kopfrückwärtsneigung und Anspannung der Stirnmuskulatur

- **Komplikationen:** Amblyopie, Astigmatismus durch unphysiologischen Liddruck

Diagnostik

- **Inspektion:**
  - Herabhängen des Oberlids > 2 mm über oberen Limbus cornea,
  - Typisch: **„lid lag"** bei Abblick (Oberlid bleibt zurück)

! MERKE
Ein „lid lag" findet sich nicht bei erworbenen Ptosisformen!

- **Levatorfunktionsprüfung** (entscheidend für OP)
- Bestimmung des **Ptosisausmaßes**

Differentialdiagnose

kongenitales Horner-Syndrom, Marcus-Gunn-Syndrom

KLINIK
Marcus-Gunn-Syndrom (mandibulopalpebrale Synkinesie): Angeborene innervatorische Koppelung von gleichseitigem M. pterygoideus lateralis und M. levator palpebrae → Hebung des ptotischen Lides bei Mundöffnung und bei Unterkieferbewegung zur Gegenseite.

Therapie

Operativ: Korrektur mittels **Levatorresektion** im Vorschulalter (zeitnahe Operation bei ständiger Pupillenverdeckung aufgrund der Amblyopiegefahr!)

1

1.4.2 Ptosis sympathica

Ätiologie: Schädigung des Halssympathikus
Klinik: Herabhängen des Lides • Hornerkomplex
Diagnostik: Inspektion
Therapie: Ptosisbrille • Levatorresektion

Ätiologie

angeborene oder erworbene **Schädigung des Halssympathikus** (Struma-[OP], Neoplasien wie z.B. Bronchialkarzinom der Lungenspitze) und Lähmung des M. tarsalis

Klinik

- einseitiges Herabhängen des Lides
- Teilsymptom des Hornerkomplexes (Ptosis, Miosis, Enophthalmus)

Diagnostik

Inspektion

Therapie

- kausale Therapie, wenn nicht möglich: **Ptosisbrille** (Brille mit Steg, der das Oberlid hochhält)
- **Levatorresektion** oder -faltung

1.4.3 Ptosis paralytika

Ätiologie: Schädigung des N. oculomotorius
Klinik: Mydriasis • Herabhängen des Lides • Komplikationen
Diagnostik: Inspektion
Therapie: Ptosisbrille • operativ

Ätiologie

Lähmung des M. levator palpebrae durch **Schädigung des N. oculomotorius** (z.B. Diabetes mellitus, Durchblutungsstörungen im Gehirn auf Basis einer Arteriosklerose oder Hypertonie)

Klinik

- Mydriasis, uni- oder bilaterales Herabhängen des Lides, evtl. Diplopie (vgl. externe und komplette Okulomotoriusparese ➤ Kap. 16.4.3)
- **Komplikationen:** Amblyopie bei Kindern

Diagnostik

Inspektion (Klinik)

Therapie

- **Ptosisbrille,** Okklusion bei Diplopie
- **Operativ:** bei fehlender Spontanremission innerhalb von 6–12 Monaten

1.4.4 Myogene Ptosis

Ätiologie: Myasthenia gravis • myotone Dystrophie
Klinik: Herabhängen des Lids • Ermüdbarkeit der äußeren Augenmuskeln
Diagnostik: Simpson-Test • Tensilon-Test
Therapie: Ptosisbrille • Ptosis-OP

Ätiologie

bei **Myasthenia gravis** (Autoantikörper gegen Acetylcholinrezeptoren der neuromuskulären Endplatte) oder **myotoner Dystrophie**

Klinik

- uni- oder bilaterales **Herabhängen des Lids,** Seitenunterschiede möglich
- Bei Myasthenie: abnorm schnelle **Ermüdbarkeit** der quer gestreiften äußeren Augenmuskeln; Zunahme der Ptosis im Tagesverlauf

Diagnostik

- **Simpson-Test:** Patient wird aufgefordert, einige Minuten nach oben zu blicken → Absinken der Lider
- **Tensilon-Test:** i.v.-Injektion des Cholinesterasehemmers (Edrophoniumchlorid) → Anhebung des Lids

KLINIK

Ist die Ptosis ursächlich nicht eindeutig zuzuordnen und sind die Pupillenreaktionen normal, muss immer eine Myasthenie ausgeschlossen werden.

Therapie

- **Ptosisbrille,** Behandlung der Grunderkrankung (Immunsuppressiva, Kortikosteroide)
- **Ptosis-OP**

1.4.5 Weitere Ptosisformen

Tab. 1.1 Weitere Ptosisformen.

Form	Ätiologie	Therapie
Ptosis senilis (häufigste Form)	Atrophie des Levatoransatzes am Tarsus	Lidheberverkürzung
Ptosis traumatica	traumatische Verletzungen	oft spontan reversibel, Lidheberverkürzung
Pseudoptosis	Lidentzündung/-schwellung Verkleinerung des Orbitainhalts (Nanophthalmus, Phthisis) überschüssige Haut (Blepharo/Dermatochalasis)	Ursachenbehandlung, Hautexzision

KLINIK

Blepharochalasis: atrophische Lidveränderung, einhergehend mit gefäßreicher, dünner, vorgewölbter Oberlidhaut, Angioödem.
Dermatochalasis: Faltenbildung durch überschüssige Haut des Oberlids.

1.5 Entzündungen und Infektionen

1.5.1 Blepharitis

Ätiologie: infektiös • nicht-infektiös • begünstigende Faktoren
Klinik: Augenbrennen • FK-Gefühl • Lidkrusten
Diagnostik: Spaltlampe
Therapie: Lidrandhygiene • Lidkantenmassage

Definition

Entzündung der Lidränder.

Ätiologie

- **Infektiös:** meist **Staphylokokken,** auch HSV, VZV, Pediculosis
- **Nicht-infektiös:** Seborrhoe, Liddrüsenhypersekretion
- **Begünstigende Faktoren:** Staub, Wind, Kälte, Hitze, Rauch, Chemikalien

KLINIK

Pediculosis: Befall der Lidränder durch Filzläuse, deren Nissen an den Lidrändern haften und eine juckende Blepharitis erzeugen. Behandlung durch mechanische Entfernung, Pilocarpin-Öl oder 2%ige Quecksilberpräzipitatsalbe.

Klinik

- Augenbrennen/-jucken, FK-Gefühl, Lidkrusten
- Bei Befall von Zeis- und Moll-Drüsen: seborrhoische Dermatitis

Diagnostik

Spaltlampe: Hyperämie, Telenagiektasie, Schuppenbildung, Ulzerationen

Therapie

- **Lidrandhygiene:** Krustenentfernung, feuchte Kompressen
- **Lidkantenmassage** (um verstopfte Drüsen zu reinigen)
- evtl. antibiotische Salben, schwache topische Steroide

> **! MERKE**
> Handelt es sich um keine reine Staphylokokkenblepharitis, ist nur eine Besserung, aber keine Erkrankungsbeseitigung möglich.

1.5.2 Lidödem

> **Ätiologie:** entzündlich • nicht-entzündlich
> **Klinik:** Lidschwellung • ggf. Rötung und Schmerzen
> **Therapie:** Behandlung der Ursache

Definition Lidschwellung mit Flüssigkeitsansammlung im Unterhautgewebe.

Ätiologie

- **Entzündlich (meist einseitig):** Hordeolum, Lidabszess, Erysipel, Ekzem, Dakryozystitis/-adenitis, Orbitaphlegmone, Affektionen der NNH, Endophthalmitis
- **Nicht-entzündlich (meist beidseitig):** bei Erkrankungen von Herz, Niere oder Schilddrüse, Allergie (Quinkeödem)

> **! MERKE**
> Der lockere Aufbau des Unterhautgewebes des Lides prädisponiert für eine Wasseraufnahme bei allergischen oder infektiösen Prozessen.

1

Klinik

- **Lidschwellung** (oftmals morgens verstärkt)
- **Rötung** und **Schmerzen** bei entzündlicher Genese

Therapie Behandlung der Ursache

1.5.3 Chalazion

Syn.: Hagelkorn

> **Ätiologie:** Sekretstau
> **Klinik:** schmerzloser, tarsaler Knoten
> **Diagnostik:** Inspektion • DD
> **Therapie:** operative Ausschälung

Definition **Chonische,** granulomatöse Entzündung (Lidgranulom) innerhalb des Tarsus.

Ätiologie **Sekretstau** der **Meibom-Drüse**

Klinik derber, **schmerzloser Knoten** im Tarsus

> **! MERKE**
> Bei rezidivierenden Befunden ist an eine **Systemerkrankung** wie Diabetes mellitus zu denken.

Diagnostik Inspektion (👁 > Foto 3)

Differentialdiagnose Hordeolum (> Kap. 1.5.4), Talgdrüsenkarzinom (> Kap. 1.6.2)

Therapie

- **Konservativ:** entzündungshemmende Augentropfen/-salbe

- **Operativ:** bei Persistenz und kosmetisch störendem Befund → Inzision von innen senkrecht zur Lidkante oder von außen lidkantenparallel (Vermeidung eines Narbenektropiums) und Ausschälung mit scharfem Löffel

1.5.4 Hordeolum

Syn.: Gerstenkorn

Ätiologie: Staphylococcus aureus • Hordeolum externum/internum
Klinik: schmerzhafter Lidknoten
Diagnostik: Inspektion • DD
Therapie: antibiotisch • Rotlicht

Definition

Akute, bakterielle Liddrüsenentzündung. **Hordeolosis** ist die gleichzeitige Entzündung mehrerer Drüsen.

Ätiologie

- Erreger: **Staphylococcus aureus**
- **Hordeolum externum:** Zeis- oder Moll-Drüsen betroffen
- **Hordeolum internum:** Meibom-Drüse betroffen

! MERKE
Gerstenkörner sind oftmals mit **Diabetes mellitus** oder **Acne vulgaris** assoziiert.

Klinik

- rötlicher, **schmerzhafter Lidknoten** mit zentralem Eiterpunkt
- **Hordeolum externum:** Lokalisation am Lidrand (➤ Foto 4)
- **Hordeolum internum:** sichtbar nach Ektropionieren (Umstülpung der Augenlider); oft begleitet von konjunktivaler Reaktion, Chemosis

KLINIK
Das Hor**d**eolum ist druck-**d**olent, das Chala**z**ion ist druck-**i**ndolent.

Diagnostik

Inspektion (Klinik)

Differentialdiagnose

Chalazion (➤ Kap. 1.5.3), Tränendrüsenentzündung (➤ Kap. 2.3)

Therapie

antibiotische Augentropfen/-salben, Rotlicht

1.5.5 Lid-Dermatitis

Ätiologie: atopische Dermatitis • Kontaktdermatitis
Klinik: Erythem • Ödem • Papeln • Bläschen • Krusten
Diagnostik: Inspektion • DD
Therapie: Allergietestung • Agensbeseitigung • Kortisonsalbe

Definition

Erythem der Lidhaut mit Brennen und Jucken.

Ätiologie

- **atopische Dermatitis**
- Kontaktdermatitis: Kosmetika, Pflaster, Augentropfen/-salben oftmals mit Konservierungsmitteln, Nickel

Klinik

Erythem, Ödem, Papeln, Bläschen, Krusten

Diagnostik Inspektion (Klinik)

Differentialdiagnose Blepharitis (➤ Kap. 1.5.1)

Therapie
- **Allergietestung,** Desensibilisierung, **Agensbeseitigung**
- **Kortisonsalbe** (zeitlich begrenzt)

1.5.6 Herpes zoster ophthalmicus

Ätiologie: Reaktivierung des persistierenden Varizella-zoster-Virus
Klinik: einseitiger Hautausschlag • Schmerzen • Komplikationen
Diagnostik: Inspektion • Hornhautsensibilität • DD
Therapie: Virostatika • Mydriatika

Definition Viruserkrankung durch Reaktivierung von **Varizella-zoster-Viren (VZV),** die nach Erstinfektion im Ganglion Gasseri persistieren.

Ätiologie Erstmanifestation mit Windpocken, bei **Reaktivierung** Zoster ophthalmicus

! MERKE
Meist sind **abwehrgeschwächte Personen** betroffen. Daher ist eine mögliche Grunderkrankung zu eruieren.

Klinik
Symptomatik
- einseitiger makulopapulärer, später pustulärer **Ausschlag** mit verkrusteten Hautulzera im Bereich des N. ophthalmicus (V_1) und N. maxillaris (V_2)
- **Schmerzen** im Bereich von V_1 und V_2

Komplikationen Konjunktivitis, **Keratitis** (herabgesetzte Hornhautsensibilität), Iritis, Episkleritis, Optikusneuritis, Choroiditis, Sekundärglaukom

KLINIK
Befall des N. ciliaris (Ast von V_1): Erkennbar am **Hutchinson-Zeichen** (isolierte Entzündung der Nasenspitze). Sehr gefährlich, da Befall des Augeninneren möglich!

Diagnostik
- **Inspektion:** typische Hautläsionen (Klinik)
- **Testung der Hornhautsensibilität** (➤ Kap. 4.2)

Differentialdiagnose Blepharitis (➤ Kap. 1.5.1), Lid-Dermatitis (➤ Kap. 1.5.5), Keratitis (➤ Kap. 4.5), Konjunktivitis (➤ Kap. 3.5), Iritis (➤ Kap. 7.5), Neuritis nervi optici (➤ Kap. 12.6), Glaukom (➤ Kap. 9), Episkleritis (➤ Kap. 5.4.1)

Therapie
- **Virostatika** (lokal und systemisch z.B. Aciclovir)
- **Mydriatika** (zur Ruhigstellung der Pupille)

1.5.7 Herpes simplex der Lider

Ätiologie: HSV-Aktivierung
Klinik: gruppierte, schmerzhafte Bläschen
Diagnostik: Inspektion
Therapie: Virostatika

Definition Akute, meist einseitige Lidentzündung durch **Herpes-simplex-Viren (HSV).**

Ätiologie Aktivierung (z.B. durch UV-Strahlung) von HSV im Gewebe (Ggl. trigeminale)

Klinik
- gruppiert stehende, **schmerzhafte Bläschen** (mit seröser Flüssigkeit gefüllt)
- Lokalisation: besonders am **Übergang von Haut zu Schleimhaut**

Diagnostik Inspektion (Klinik)

Therapie **Virostatika** lokal (z.B. Aciclovir)

1.5.8 Lidabszess

Ätiologie: lokale/fortgeleitete Entzündungen • Verletzungen
Klinik: druckschmerzhafte Schwellung • Rötung • Komplikationen
Diagnostik: Inspektion • DD
Therapie: Antibiotika • chirurgisch

Definition Umschriebene Eiteransammlung im Lid.

Ätiologie
- **Lokale Entzündungen:** z.B. Blepharitis, Hordeolum
- **Fortgeleitete Entzündungen:** z.B. Entzündungen in Tränendrüse/-wegen oder NNH
- **Verletzungen,** Fremdkörper

Klinik
- druckschmerzhafte **Schwellung** und **Rötung** des Lids
- **Komplikationen:** Ausbreitung in die Orbita **(Orbitaphlegmone)** oder nach kranial **(Sinus-cavernosus-Thrombose)**

Diagnostik Inspektion (Klinik), evtl. tastbare Fluktuation

Differentialdiagnose Hordeolum, Blepharitis, Lid-Dermatitis (➤ Kap. 1.5.5)

Therapie
- stationäre Aufnahme, Ruhigstellung
- **Breitband-Antibiotika** lokal und systemisch
- **Chirurgisch:** lidrandparallele Abszessinzision und Drainage

1.6 Tumoren

1.6.1 Benigne Tumoren

Tab. 1.2 Benigne Tumoren der Lider.

Tumoren	Ätiologie/ Epidemiologie	Klinik	Therapie/Prognose
seborrhoische Keratose epidermaler Tumor	ab 50. Lj.	bräunliche, mehrlappige, verruköse Plaques („speckige" Oberfläche)	chirurgische Exzision
aktinische Keratose epidermaler Tumor	ab 50. Lj. Lichtexposition	schuppige, keratotische Lidläsion kann als Cornu cutaneum erscheinen (Hauthorn)	chirurgische Exzision *Cave:* maligne Entartung
Xanthelasma subkutane Lipoproteinablagerung	Fettstoffwechselstörung häufig bei Hyperlipidämie und Diabetes mellitus	gelbliche, scharf begrenzte, weiche Plaques meist bilateral im nasalen Lidwinkel	operative Entfernung häufig Rezidive
Molluscum contagiosum nicht-entzündliche Infektion	Infektion mit DNA-Viren (Pockenviren) v.a. bei Kindern	hautfarbenes Knötchen mit zentraler Eindellung oft Konjunktivitis	Entfernung mit „scharfem Löffel"
Keratoakanthom Tumor des Haarfollikels	ab 50. Lj. Lichtexposition	schnell wachsender Tumor mit zentralem Hornpfropf (DD Plattenepithelkarzinom!)	Rückbildungstendenz ggf. chirurgische Exzision
kapilläres Hämangiom Gefäßgeschwulst	angeboren häufiger Mädchen	rote, erhabene, erdbeerartige Läsion (meist Oberlider) Abblassung auf Druck	Rückbildungstendenz OP bei Amblyopiegefahr
Naevus flammeus Gefäßerweiterung	angeboren (bei Sturge-Weber-Syndrom)	hellrote, flache Läsion (später dunkelrot) keine Abblassung auf Druck	ggf. Argonlaser
Nävuszellnävus melanozytärer Tumor	angeboren oder später manifestiert	scharf begrenzte, flache bis wenig prominente, pigmentierte Läsion	Fotodokumentation, ggf. Exzision *Cave:* maligne Entartung
Neurofibrom bindegewebiger Tumor	Erstsymptom der Neurofibromatose von Recklinghausen	weiche, gestielte oder flächige Tumoren (meist Oberlid) Lisch-Knoten der Iris	operative Entfernung bei Einzeltumoren *Cave:* Neurofibrosarkome
Dermoid zystischer Tumor	angeboren Versprengung von epithelialem Gewebe	kugelige Vorwölbung am oberen, temporalen Orbitarand Hautverschieblichkeit über Zyste	operative Entfernung

1.6.2 Maligne und semimaligne Tumoren

Basaliom

Syn.: Basalzellkarzinom

Ätiologie: UV-Stahlung
Klinik: perlschnurartiger Saum • zentraler Krater • kleine Gefäße • Lokalisation
Diagnostik: Inspektion • DD
Therapie: chirurgisch

Definition
(Semi)maligner, fibroepithelialer Tumor, der von basalen Epidermiszellschichten ausgeht. Er wächst langsam lokal destruierend und metastasiert kaum. **Häufigster** maligner Lidtumor (85–95%).

Ätiologie
- genetische Disposition
- erhöhte **UV-Strahlung,** Karzinogene (z.B. Arsen)

Klinik
- **perlschnurartige** Begrenzung (Saum) mit zentralem Krater und oberflächlichen, kleinen Gefäßen (➤ Foto 5)
- **Lokalisation:** meist Unterlid
- **Ulcus rodens:** oberflächliche Ulzeration
- **Ulcus terebrans:** Infiltration in Tiefe

Diagnostik
Inspektion (Klinik)

Differentialdiagnose
Keratoakanthom (➤ Kap. 1.6)

! MERKE
Das Basaliom weist oberflächliche Gefäße auf, das Kerathoakanthom nicht.

Therapie
chirurgische Exzision im Gesunden

Plattenepithelkarzinom

Syn.: Spinaliom

Ätiologie: senile Keratose • de novo • nach Bestrahlung
Klinik: erhabene, indurierte Plaque • Lokalisation • Metastasierung
Diagnose: Inspektion
Therapie: chirurgisch

Definition
Maligner Hauttumor aus proliferierenden, infiltrierenden, atypischen Epithelzellen. Er wächst rasch destruierend. **Zweithäufigster** maligner Lidtumor (< 5%).

Ätiologie
- aus seniler Keratose
- de novo
- nach Bestrahlung

Klinik
- **erhabene, indurierte Plaque,** evtl. mit Ulzeration
- **Lokalisation:** meist Lidränder, Unterlid
- Metastasierung: in regionale LK möglich, selten Fernmetasen

Diagnostik Inspektion (Klinik)

Therapie **chirurgische Exzision**

Prognose
- Bei rascher Behandlung: seltene Metastasierung, gute Prognose
- Bei angrenzender Gewebeinvasion: LK-Beteiligung, Lebenserwartung < 5 J.

Talgdrüsenkarzinom

Klinik: derbe, schmerzlose Schwellung • Lokalisation • Metastasierung
Diagnostik: Inspektion • DD
Therapie: chirurgisch

Definition Sehr seltener, langsam wachsender Tumor, der von den Talgdrüsenzellen (Meibom- oder Zeisdrüsen) ausgeht (Adenokarzinom). 3–5% der malignen Lidtumoren.

Klinik
- **derbe, schmerzlose Schwellung,** mit Unterlage nicht verschieblich
- **Lokalisation:** meist Oberlid
- **Metastasierung:** in regionale LK möglich

Diagnostik Inspektion (Klinik)

Differentialdiagnose Chalazion (➤ Kap. 1.5.3)

Therapie vollständige, **chirurgische Entfernung**

Prognose Rezidive bei 33% der Fälle

Malignes Melanom der Lider

Klinik: Lentigo-maligna-Melanom • oberflächlich spreitendes Melanom • noduläres Melanom
Diagnostik: Inspektion
Therapie: chirurgische Exzision

Definition Maligner melanozytärer Tumor, der sich primär oder sekundär aus einem Nävuszellnävus entwickelt. 1% maligner Lidtumoren.

Klinik
- **Lentigo-maligna-Melanom (5%):** erhabene, dunkelbraune bis schwarze Läsion, die sich aus einem gelbbraunen, nicht-palpablen unregelmäßigen Fleck entwickelt
- **Oberflächlich spreitendes Melanom (70%):** kaum palpierbarer Fleck unterschiedlicher Färbung mit unregelmäßigem Rand, Papel- und Knötchenbildung bei Invasion.
- **Noduläres Melanom (16%):** kleiner, blauschwarzer oder amelanotischer, schnell wachsender, gestielter Knoten

Diagnostik Inspektion (Klinik)

Therapie chirurgische Exzision

Prognose abhängig vom Typ, 5-JÜR ca. 44–90%

KAPITEL

2 Tränenorgane

2.1 Grundlagen

Aufbau • Innervation • Tränenfilm • Tränenabfluss

Aufbau

tränenerzeugender Teil

- **Tränendrüse** (Glandula lacrimalis)
  - oberhalb des temporalen Augenwinkels in der Fossa glandulae lacrimalis des Stirnbeins
  - Unterteilung durch die Sehne des M. levator palpebrae in **orbitalen** (⅔) und **palpebralen Anteil** (⅓)
- **Akzessorische Tränendrüsen:** in der oberen Umschlagsfalte der Bindehaut
- **Tränenpünktchen** (Punctum lacrimale superior und inferior): am hinteren Rand der Lidkante, am Übergang vom wimperntragenden zum nicht-wimperntragenden Lid-Teil

tränenableitender Teil

- **Tränenkanälchen** (Canaliculus superior und inferior): gehen vom Lidrand aus und münden in Tränensack
- **Tränensack** (Saccus lacrimalis): in der Fossa lacrimalis, ca. 10 mm lang
- **Tränennasengang** (Ductus nasolacrimalis): Fortsetzung des Tränensacks, endet unterhalb der unteren Nasenmuschel, ca. 12 mm lang

Innervation

- **Sensibel:** N. lacrimalis

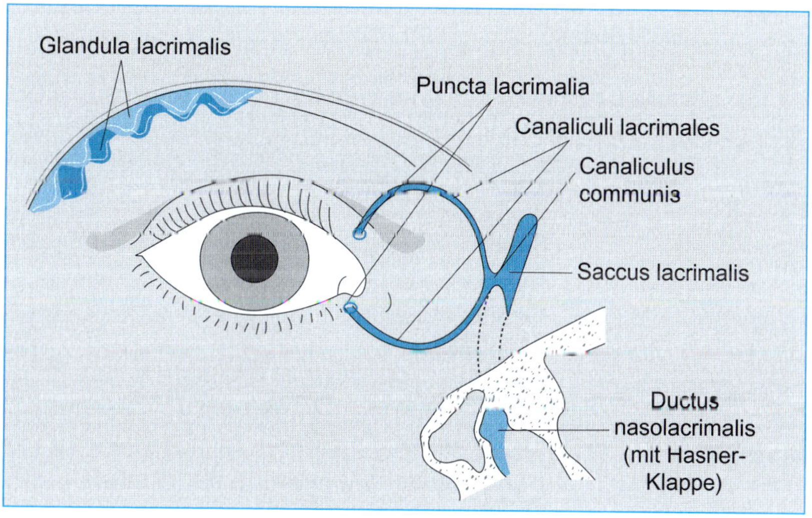

Abb. 2.1 Anatomie des Tränenwegsystems [2]

2

- **Sekretorisch:** parasympathische Fasern des N. intermedius (N. petrosus major → Ggl. pterygopalatinum → N. zygomaticus → Ramus communicans → N. lacrimalis)

Tränenfilm

Funktion

- **Reinigung** und **Benetzung** von Binde- und Hornhaut
- **Ernährung** und Entquellung der Hornhaut, Erhaltung der optischen Qualität der Hornhaut

Aufbau

3 Schichten:
- Oberflächliche **Lipidschicht** (hydrophob):
  - produziert von Meibom-Drüsen und Zeis-Drüsen
  - Funktion: Verhinderung zu schneller Verdunstung und Stabilisierung des Tränenfilms
- Mittlere **wässrige Schicht:**
  - produziert von Tränendrüse und akzessorischen Tränendrüsen
  - Funktion: Reinigung und Schutz der Hornhautoberfläche, Gleitfähigkeit
- Tiefe **Muzinschicht** (hydrophil):
  - produziert von Becherzellen der Bindehaut und der Tränendrüse
  - Funktion: Stabilisierung des Tränenfilms

! MERKE

Die Tränenflüssigkeit enthält **Proteine** (Lysozym, β-Lysin, Lactoferin, γ-Globulin) und besitzt dadurch **antimikrobielle** Eigenschaften.

Tränenabfluss

- Tränentransport durch den **Lidschlag** von temporal nach nasal zum inneren Lidwinkel
- **Tränenpünktchen** nehmen Tränen auf
- Weitertransport über die **Tränenkanälchen** in den **Tränensack** (Pumpwirkung der Canaliculi durch die Fasern des M. orbicularis)
- Mündung über den **Tränennasengang** unterhalb der **unteren Nasenmuschel**

2.2 Diagnostik

2.2.1 Untersuchung der Tränenbildung und Tränenfunktion

Schirmer-Test • Basissekretionstest • Tränenfilmaufrisszeit

Schirmer-Test

- **Prinzip:** Bestimmung der Tränenproduktion mit **Lackmuspapier**
- **Durchführung:** Einlage eines Teststreifens in das temporale Unterliddrittel und Ablesen nach ca. 5 min
- **Beurteilung:**
  - normal ≥ 15 mm Anfeuchtung (blau gefärbt)
  - pathologisch ≤ 5 mm Anfeuchtung

Basissekretionstest

- **Prinzip:** Bestimmung der Tränenproduktion ohne Reizung der Bindehaut
- **Durchführung:** Tropfanästhesie der Bindehaut, nach 60 s Einlage des Teststreifens und Ablesen nach 5 min
- **Beurteilung:** normal ≥ 10 mm Anfeuchtung

Tränenfilmaufrisszeit

- **Prinzip:** Testung der Stabilität des Tränenfilms mit Fluoreszeinlösung
- **Durchführung:** Anfärben des Tränenfilms mit Fluoreszeinlösung und Beobachtung (Spaltlampe mit Blaufilter) der ersten „Aufrisse" bei unterdrücktem Lidschlag, sog. **Break-up-Time (BUT)**
- **Beurteilung:** normal mind. 10 s

2.2.2 Untersuchung des Tränenabflusses

Inspektion/Palpation • Fluoreszeinprobe • Tränenwegssondierung • Tränenwegsspülung • Bildgebung

Inspektion und Palpation

- **Sekretaustritt** aus dem unteren Tränenpünktchen bei Druck auf den Tränensack (Hinweis auf eine Entzündung)
- **Fehlstellung** der Tränenpünktchen (Eversio puncti lacrimalis) → oft ursächlich für eine Abflussstörung

Fluoreszeinprobe

- **Prinzip:** Prüfung der spontanen Tränenwegsdurchgängigkeit
- **Durchführung:** Eintropfen einer Fluoreszeinlösung in die untere Bindehautumschlagsfalte
- **Beurteilung:** Durchgängigkeit vorhanden bei Farbstoffnachweis nach Schnäuzen in ein Papiertaschentuch

Tränenwegssondierung

Lokalisation von Stenosen (Ertastung eines Hindernisses und evtl. Beseitigung mittels dünner, stumpfer Sonde)

Tränenwegsspülung

- **Durchführung:** Erweiterung des Tränenpünktchens mittels konischer Sonde nach Tropfanästhesie, Einspritzung von Kochsalzlösung in den **unteren** Tränenweg
- **Indikation:** bei V.a. Tränenwegsstenose
- **Beurteilung:**
  - Normal: Durchgängigkeit vorhanden bei salzigem Geschmack
  - Bei Stenosen: Rückfluss durch den oberen oder unteren Tränenweg je nach Lokalisation der Stenose (➤ Abb. 2.2)

Bildgebung

- **Röntgenkontrastdarstellung:** Beurteilung der ableitenden Tränenwege (z.B. bei V.a. Stenosen, präoperativ)
- Digitale Dakryozystographie: Röntgenkontrastdarstellung der ableitenden Tränenwege in Bildsequenzen

2

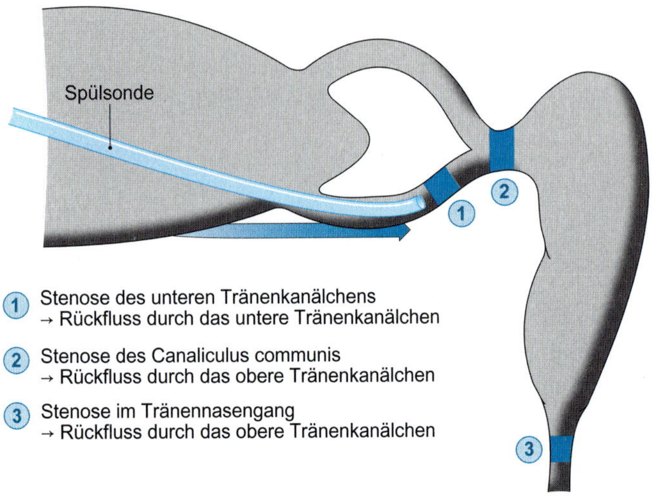

Abb. 2.2 Stenosen der ableitenden Tränenwege

2.3 Erkrankungen der Tränendrüsen

2.3.1 Akute Dakryoadenitis

Ätiologie: Infektionskrankheiten
Klinik: Rötung • Schwellung • Schmerzen • Komplikationen
Diagnostik: Inspektion • Palpation • DD
Therapie: Wärme • Antibiose

Definition
Seltene, meist **einseitige,** druckempfindliche Entzündung der Tränendrüse.

Ätiologie
- **Infektionskrankheiten**, insbesondere Mumps, auch Masern, Scharlach, Diphtherie, Grippe
- Infektion mit Pneumokokken, Staphylokokken, selten Streptokokken

Klinik
- **Rötung, Schwellung** und **Schmerzen** im Bereich der Tränendrüse
- evtl. allgemeine Krankheitszeichen, Schwellung der regionären LK
- **Komplikationen:** Abszessbildung

Diagnostik
- **Inspektion:** Entzündungszeichen, **Paragraphenform** des Oberlids
- **Palpation:** Druckschmerz

Differentialdiagnose
Hordeolum (➤ Kap. 1.5.4), Orbitaphlegmone (➤ Kap. 14.5.1), Lidabszess (➤ Kap. 1.5.8), Stirnbeinosteomyelitis, eitrige Konjunktivitis (➤ Kap. 3.5.2)

Therapie
- **Wärmebehandlung,** desinfizierende Umschläge
- lokale, systemische **Antibiotika**
- Bei Abszessbildung: Spaltung

2.3.2 Chronische Dakryoadenitis

Ätiologie: akute Dakryoadenitis • Assoziation mit Grunderkrankungen
Klinik: geringe Symptomatik • keine Schmerzen
Diagnostik: Inspektion • Ausschluss Grunderkrankung • DD
Therapie: Behandlung der Grunderkrankung

Definition

Ein- oder beidseitige, länger dauernde, druckempfindliche Entzündung der Tränendrüse.

Ätiologie

- Folge einer nicht ausgeheilten **akuten Dakryoadenitis**
- Assoziation mit **Grunderkrankungen** (u.a. spezifische Entzündungen, Systemerkrankungen): z.B. Sarkoidose, Tbc, Leukämie, Lues oder Mikulicz-Syndrom (schmerzlose Schwellung beider Tränen- und Speicheldrüsen)

Klinik

- **geringere Symptomatik** als bei akuter Form
- meist **keine Schmerzen**

Diagnostik

- **Inspektion:** geringere Entzündungszeichen, **Paragraphenform** des Oberlids
- **Ausschluss einer Grunderkrankung:** Serologie, Röntgen-Thorax, Tuberkulin-Hauttest

Differentialdiagnose

Liddermoid (➤ Tab. 1.2), Osteomyelitis, Tumoren der Tränendrüse (➤ Kap. 2.3.3)

Therapie

- Behandlung der Grunderkrankung
- evtl. Kortikoidgabe

2.3.3 Tumoren der Tränendrüse

Klinik: Verdrängung des Augapfels • Doppelbilder
Diagnostik: Testung der Bulbusmotilität • Bildgebung • Probebiopsie • DD
Therapie: Exstirpation

Definition

Tumoren der Tränendrüse machen etwa 5–7% aller Orbitaltumoren aus (bei Kindern deutlich seltener).

Man unterscheidet:

- **Benigne:** am häufigsten pleomorphes Adenom (maligne Entartung möglich)
- **Maligne:** adenoidzystisches Karzinom, pleomorphes Adenokarzinom, Mukoepidermoide, Mischzelltumoren
- Verhältnis benigne : maligne = 10 : 1

! MERKE

Die ungünstigste Prognose hat das adenoidzystische Karzinom (5-JÜR von 21–71%).

Klinik

- **Verdrängung des Augapfels** nach nasal unten
- **Doppelbilder,** Einschränkung der Bulbusmotilität
- Lidschwellung

Diagnostik

- **Testung der Bulbusmotilität**
- Bildgebung: CT, MRT, Ultraschall (Ausdehnung des Tumors)
- Probebiopsie (Dignität, Tumorart)

Differentialdiagnose
Orbitatumoren (➤ Kap. 14.7), Liddermoid (➤ Tab. 1.2), Osteomyelitis

Therapie
Exstirpation in toto, ggf. Exenteratio orbitae (➤ Kap. 14.7.1)

2.4 Erkrankungen der Tränenwege

2.4.1 Kongenitale Dakryostenose

Klinik: Epiphora
Diagnostik: Inspektion/Untersuchung • DD
Therapie: Tränensackmassage • Überdruckspülung • Tränenwegssondierung

Definition
Verschluss des Tränengangausgangs in der Nase bei Neugeborenen durch fehlende spontane Öffnung der dort befindlichen Hasner-Klappe (➤ Abb. 2.1).

Klinik
von Geburt an **Epiphora** (vermehrter Tränenfluss)

Diagnostik
Inspektion und Untersuchung: evtl. Austritt von eitrigem Sekret aus dem Tränenpünktchen bei Druck auf den Tränensack 2–6 Wochen postnatal **(Dacryocystitis neonatorum)**

Differentialdiagnose
Konjunktivitis (➤ Kap. 3.5), kongenitales Glaukom (➤ Kap. 9.3.3)

Therapie
- meist spontane Öffnung vor dem 1. Lj. (95%)
- **Tränensackmassage** → Öffnung der Hasner-Membran
- Bei Persistenz: **Überdruckspülung** oder **Tränenwegssondierung** in Kurznarkose

2.4.2 Akute Dakryozystitis

Ätiologie: Tränenwegsstenose • Infektion
Klinik: Rötung • Schwellung • Begleitödem • Dakryophlegmone
Diagnostik: Bildgebung • DD
Therapie: Antibiose • Inzision • Dakryozystorhinostomie

Definition
Starke, druckempfindliche Entzündung im Bereich des Tränensacks, meist bei Frauen mittleren Alters.

Ätiologie
Tränenwegsstenose unterhalb des Tränensacks → Tränenstau → **Infektion** mit Pneumokokken, Staphylokokken, Pseudomonas

Klinik
- druckschmerzhafte **Rötung** und **Schwellung** im Bereich des Tränensacks, oft **Begleitödem** (👁 ➤ Foto 6)
- **Dakryophlegmone:** Ausbreitung der Entzündung auf die Umgebung mit der Gefahr einer Sepsis und Thrombose des Sinus cavernosus (lebensgefährlich!)

Diagnostik
Bildgebung: röntgenologische Darstellung des Abflusshindernisses

! MERKE
Keine Tränenwegsspülungen in der akuten Phase, da Gefahr einer Keimverschleppung!

Differentialdiagnose

Hordeolum (> Kap. 1.5.4), Orbitaphlegmone (> Kap. 14.5.1), Kanalikulitis (> Kap. 2.4.4), Entzündung von Ethmoidal- oder Frontalsinus

Therapie

- gezielte lokale und systemische **Antibiose,** desinfizierende Umschläge, Wärmebehandlung, HNO-Konsil
- Bei starker Schwellung: **Inzision** des Tränensacks → Abfluss des Eiters
- Behandlung der Grunderkrankung
- **Dakryozystorhinostomie** nach Toti (langfristiger Erfolg nach akuter Phase): Schaffung einer direkten Verbindung von Tränensack und Nasenschleimhaut mittels Durchbohrung der seitlichen knöchernen Nasenwand unter Umgehung des Ductus nasolacrimalis.

2.4.3 Chronische Dakryozystitis

Ätiologie: akute Dakryozystitis • Morbus Wegener
Klinik: Epiphora • keine Schmerzen
Diagnostik: Inspektion/Untersuchung
Therapie: Behandlung Grunderkrankung • lokale Antibiose • Dakryozystorhinostomie

Definition

Länger dauernde druckempfindliche Entzündung der Tränensackgegend.

Ätiologie

- Folge der akuten Dakryozystitis
- bei Morbus Wegener (Wegener-Granulomatose)

Klinik

- **Epiphora** (vermehrtes Tränenträufeln)
- keine Schmerzen

KLINIK

Das bestehende Keimreservoir kann leicht ein **Hornhautgeschwür** (Ulcus serpens corneae) verursachen.

Diagnostik

Inspektion und Untersuchung: kein Druckschmerz, evtl. Sekretaustritt (mukös bis eitrig) bei Druck auf den vergrößerten Tränensack

Therapie

- Behandlung der Grunderkrankung
- lokale **Antibiose**
- **Dakryozystorhinostomie** nach Toti (s.o.)

2.4.4 Kanalikulitis

Ätiologie: Infektion
Klinik: Schwellung • Rötung • Druckschmerzhaftigkeit • Dakryolithen
Diagnostik: Inspektion
Therapie: Antibiose • operativ

Definition

Meist **einseitige** Entzündung des Tränenkanälchens.

Ätiologie

Infektion durch Viren, Pilze, Bakterien (v.a. Aktinomyzeten)

Klinik

- **Schwellung, Rötung, Druckschmerzhaftigkeit**
- Typisch: Bildung von steinharten Konglomeraten (Dakryolithen), die zu Aussackungen der Tränenkanälchen führen

Diagnostik

Inspektion (Klinik)

Therapie

- gezielte **Antibiose** (Augentropfen/-salben) nach Abstrich
- **Operativ:** Entfernung der Konglomerate, evtl. Schlitzung des Kanalikulus

2.4.5 Tumoren des Tränensacks

Klinik: einseitige Schwellung • Epiphora
Diagnostik: Bildgebung • DD
Therapie: Exstirpation

Definition

Primäre Tumoren sind selten, aber meist maligne. Meist handelt es sich um Adenokarzinome des Nasenrachenraumes und Basaliome, die in den Tränensack eindringen. Man unterscheidet:

- **Epithelial** (häufiger): z.B. Papillom, Plattenepithelkarzinom
- **Nicht-epithelial:** z.B. Angiosarkom, malignes Melanom, Lymphom

Klinik

- **einseitige Schwellung** im Bereich des Tränensacks
- oft konsekutive Tränengangsstenose, **Epiphora,** blutige Absonderung (Malignitätszeichen!)

Diagnostik

Bildgebung: Röntgenkontrastdarstellung (unregelmäßige Form), Ultraschall, CT, MRT, Probebiopsie

Differentialdiagnose

chronische Dakryozystitis(➤ Kap. 2.4.3), Mukozele der Ethmoidalzellen (➤ Kap. 14.7)

Therapie

Exstirpation in toto

Prognose

- **Papillome:** Rezidive bei 40% der Fälle, maligne Entartung möglich
- **Maligne Tumoren:** 5-JÜR ca. 46%

2.5 Tränenfunktionsstörungen

2.5.1 Keratokonjunktivitis sicca

Syn.: trockenes Auge

Ätiologie: verminderte Tränenproduktion • veränderte Tränenfilmzusammensetzung
Klinik: Brennen • Rötung • Fremdkörpergefühl
Diagnostik: Schirmer-Test • BUT • Spaltlampe • DD
Therapie: Tränenersatzmittel • Verschluss/Verödung der Tränenpünktchen

Definition

Nicht-infektiöse Keratopathie mit Benetzungsstörung von Horn- und Bindehaut, meist bei Frauen mittleren Alters.

Ätiologie

- **Verminderte Tränenproduktion:**
  - **Sjögren-Syndrom** (trockenes Auge, trockener Mund, chronische Polyarthritis)

- Atrophie oder **Destruktion** des Tränengewebes
- Fazialisparese, Trigeminusläsion
- **Medikamentös:** Betablocker, Anästhetika, Atropin, lokale Kortikoide, Ovulationshemmer

- **Veränderte Tränenfilmzusammensetzung:**
  - Vitamin-A-Mangel (Xerophthalmie)
  - Umwelteinflüsse (Nikotin, Smog)

Klinik

- **Brennen** und **Rötung** der Augen, **Fremdkörpergefühl**
- Juckreiz, Photophobie
- evtl. Verschwommensehen, tränende Augen bei leichten äußeren Reizen (Wind)

Diagnostik

- **Schirmer-Test:** < 5 mm bei ungenügender Sekretion der wässrigen Phase
- **BUT:** verkürzt (< 5 s) bei vermindertem Muzinanteil
- **Spaltlampe:** konjunktivale Rötung, Epithelfäden (Keratitis filiformis), lidkantenparallele konjunktivale Falten, punktförmige Hornhauttrübungen (Keratitis superficialis punctata)

Differentialdiagnose

Xerophthalmie, Blepharitis, Konjunktivitis, Keratitis

Therapie

- **Tränenersatzmittel** (bei allergischer Disposition konservierungsmittelfrei), Brille mit Seitenschutz
- temporärer **Verschluss** der Tränenpunktchen mittels Silikonstöpsel
- chirugische **Verödung** der Tränenpünktchen

KLINIK

Kortisonhaltige oder vasokonstriktive Augentropfen verstärken die Trockenheit.

2.5.2 Epiphora

Syn.: vermehrter Tränenfluss

Ätiologie: Hypersekretion • Tränenabflussstörung

Definition

Vermehrtes Tränen infolge einer Hypersekretion oder einer Tränenabflussstörung.

Ätiologie

Tab. 2.1 Ursachen für Epiphora.

Hypersekretion	• psychische Erregung • äußere Reize (Fremdkörper, Staub, Rauch, Verletzung) • im Rahmen der Abwehrtrias Blepharospasmus, Photophobie, Epiphora • Entzündungen des Auges • zentrale Störung („psychisches Weinen") • Trigeminusneuralgie • nervale Fehlregeneration bei Speichelproduktion z.B. nach Trauma („Krokodilstränen")
Störung des Tränenabflusses	• Stenosen oder Strikturen der Tränenwege • Lidfehlstellung (Ektropium, Entropium, Eversio puncti lacrimalis) • Aplasie oder Atresie der Tränenpunktchen

2

KAPITEL

3 Bindehaut (Conjunctiva)

3.1 Grundlagen

Aufbau • Innervation • Gefäßversorgung • Funktionen

Aufbau

- **Conjunctiva bulbi:** vom Limbus corneae zur oberen und unteren Umschlagsfalte
- **Fornix conjunctivae:** obere und untere Umschlagsfalte
- **Conjunctiva tarsi:** Bindehaut der Lidinnenseite
- **Plica semilunaris:** bewegliche Schleimhautduplikatur im nasalen Lidwinkel
- **Karunkel:** „Tränenwärzchen" nasal der Plica semilunaris
- **Histologie:** mehrschichtiges Zylinderepithel mit Becherzellen, Plasmazellen und Lymphfollikeln außerdem dichtes Blutgefäßnetz

Innervation

Sensibel:
- **Oberlid:** N. lacrimalis und N. frontalis aus N. ophthalmicus
- **Unterlid:** N. maxillaris

Gefäßversorgung

- **Arteriell:** Aa. palpebrales mediales und laterales (aus A. ophthalmica), Aa. ciliares anteriores (aus A. ophthalmica)
- **Venös:** Vv. ciliares anteriores, Vortexvenen (in Vv. ophthalmicae superior und inferior)

Funktionen

- **Bindehaut:** fast reibungsfreies Gleiten des Augapfels gegenüber den Lidern
- **Becherzellen:** Sekret ermöglicht die Haftung des Tränenfilms auf der Hornhaut
- **Akzessorische Tränendrüsen:** Benetzung der Bindehautoberfläche
- **Abwehr:** durch Interferone, Prostaglandine, Immunglobuline, bakterizide Substanzen im Bindehautsack

3.2 Diagnostik

Inspektion • Ektropionieren • doppeltes Ektropionieren • Bindehautabstrich

Inspektion

- **Gefäßinjektionen** (➤ Abb. 3.1):
  - **Konjunktivale Injektionen:** Bindehautgefäße sind normal kaum sichtbar, werden aber bei Reizung der Binde- oder Hornhaut (z.B. Fremdkörper, allergisch, Verletzungen) **ziegelrot**, v.a. im Fornixbereich; evtl. Pannusbildung, irreguläre Gefäßverzweigung (➤ Kap. 7.2)
  - **Ziliare Injektionen:** blau-rote Färbung der episkleralen Limbusgefäße; radiäre, reguläre Verzweigung der Gefäße (vom Limbus ausgehend)
  - **Gemischte Injektionen:** konjunktivale und ziliare Injektion

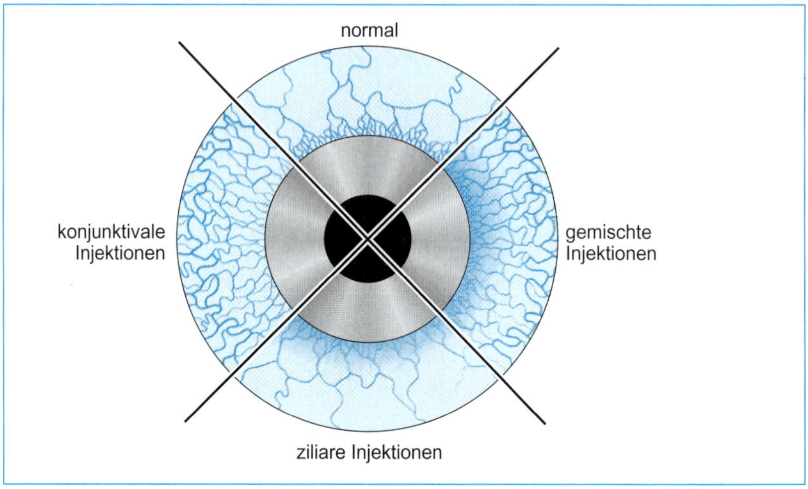

Abb. 3.1 Gefäßinjektionen

- **Chemosis:** glasige Schwellung der Bindehaut (bei entzündlicher Reizung)
- **Hyposphagma:** subkonjunktivale Blutung (z.B. bei Verletzungen, Husten, erhöhtem Blutdruck, Antikoagulation), insgesamt harmlos, Spontanresorption

KLINIK

DD rotes Auge: Konjunktivitis (➤ Kap. 3.5), Skleritis/Episkleritis (➤ Kap. 5), Glaukomanfall (➤ Kap. 9.3.2), Allergie, Iritis/Iridozyklitis (➤ Kap. 7.5.1).

Ektropionieren

einfaches Ektropionieren (➤ Abb. 3.2)

- **Prinzip:** Umklappen des Oberlids mittels Watteträger oder Glasstab
- **Durchführung:** Patient muss nach unten blicken, Untersucher fasst mit Daumen und Zeigefinger die Oberlidwimpern und klappt rasch unter leichtem Zug das Oberlid mit einem Glasstab oder Watteträger (= Drehpunkt) um
- **Indikationen:** zur Beurteilung der tarsalen Bindehaut, Suche nach Fremdkörpern (häufig nahe der Lidkante), zur Reinigung bei Verätzungen

! MERKE

Das Ektropionieren sollte jeder Arzt beherrschen, um rasche Hilfe bei Fremdkörpern oder Verätzungen leisten zu können!

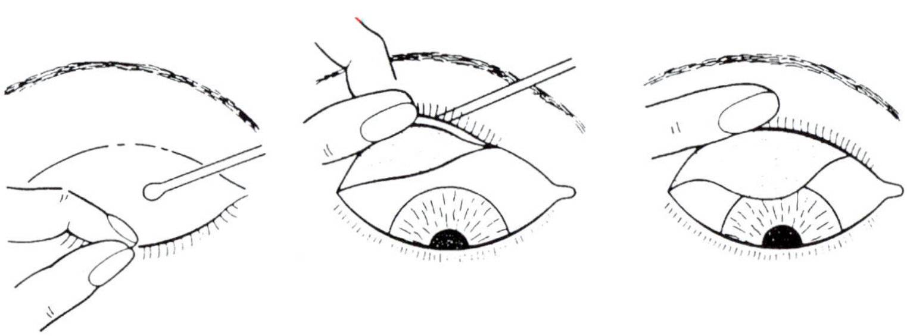

Abb. 3.2 Einfaches Ektropionieren des Oberlids [1]

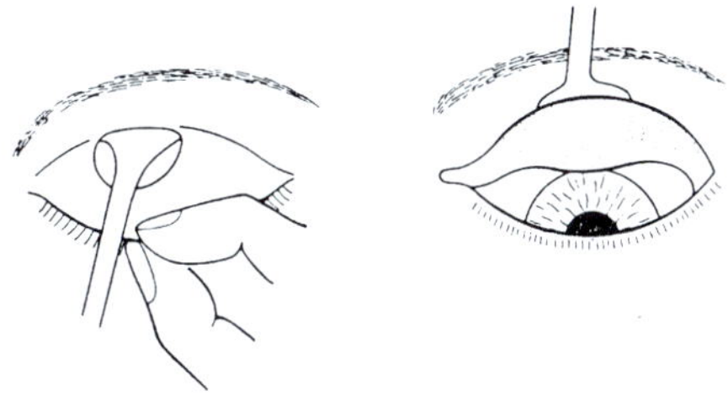

Abb. 3.3 Doppeltes Ektropionieren des Oberlids [1]

doppeltes Ektropionieren (➤ Abb. 3.3)

- **Prinzip:** doppeltes Umwenden des Oberlids mittels Desmarres-Lidhaken
- **Indikationen:** Sichtbarmachen der oberen Umschlagsfalte bei V.a. Fremdkörper, zur Reinigung bei Verätzungen

! MERKE

Bei **Blepharospasmus,** der häufig bei Verätzungen vorkommt, muss zunächst der Spasmus durch ein **Tropfanästhetikum** gelöst werden.

Bindehautabstrich

- **Prinzip:** Ektropionieren des Unterlids und Auswischen des Fornix conjunctivae mit sterilem Wattestäbchen ohne Berührung von Lidrand und Wimpern
- **Indikation:** Infektionen der Bindehaut

3.3 Degenerationen

Pinguecula • Pterygium • Narbenpterygium • Xerosis conjunctivae • Kalkinfarkte

Pinguecula (Lidspaltenfleck)

Gelbliche Verdickung des Bindehautepithels im Lidspaltenbereich (häufigste Bindehautveränderung).
- **Ätiologie:** höheres Lebensalter, exogene Reize wie UV-Stahlung oder Wind
- **Klinik/Diagnostik:** Verdickung bei 3 und 9 Uhr am Limbus
- **Therapie:** nicht erforderlich, chirurgische Entfernung bei Malignitätsverdacht

Pterygium (Flügelfell)

Dreieckförmiges, verdicktes, gefäßreiches Bindegewebe, welches langsam auf die Hornhaut wächst (häufig in südlichen Ländern).
- **Ätiologie:** UV-Licht, Wind, Rauch, Staub, höheres Lebensalter
- **Klinik/Diagnostik:** dreieckförmige limbale Veränderung (👁 ➤ Foto 7), evtl. Visusbeeinträchtigung, Astigmatismus (durch Zugkräfte)
- **Therapie:** chirurgische Entfernung bei Visusbeeinträchtigung und kosmetisch störendem Befund, Rezidive bei 30–40% der Fälle

Narbenpterygium

Feste Verwachsung narbig veränderter Bindehaut mit der Hornhaut.
- **Ätiologie:** Verletzung, Verätzung, Verbrennung
- **Klinik/Diagnostik:** Schmerzen, Doppelbilder
- **Therapie:** chirurgische Entfernung

Xerosis conjunctivae

Austrocknung der Bindehaut (häufiger in Entwicklungsländern).
- **Ätiologie:** Vitamin-A-Mangel
- **Klinik/Diagnostik:** Bitot-Flecken (abgestorbene Epithelzellen, die sich im Lidspaltenbereich sammeln), Nachtblindheit, Keratomalazie
- **Therapie:** Vitamin-A-Substitution; erfolgt diese nicht, droht Erblindung!

Kalkinfarkte

Verkalkung akzessorischer Bindehautdrüsen (meist bei älteren Menschen).

- **Klinik/Diagnostik:** FK-Gefühl; weiße Pünktchen in der Bindehaut, die beim Ektropionieren sichtbar werden
- **Therapie:** Entfernung in Tropfanästhesie

3.4 Bindehauteinlagerungen und -verfärbungen

Tab. 3.1 Bindehauteinlagerungen und -verfärbungen.

Bezeichnung	Beschreibung
adenochromes Pigment	schwarz-braune, kugelige Gebilde, besonders in tarsaler Konjunktiva; bei längerer Anwendung adrenalinhaltiger AT
Eisenablagerungen	besonders im Bereich der Bindehaut von Frauen durch Bestandteile von Schminke
Argyrose	braun-schwarze Ablagerungen in der Bindehaut nach langer Anwendung silberhaltiger Augentropfen
Ochronose (Alkaptonurie)	gelb-bräunliche Pigmentablagerung in Bindehaut, Lidhaut, Sklera und Limbus corneae
Sklerenikterus	hell- bis dunkelgelbe Verfärbung der Konjunktiva ab einem Serumbilirubin von 2–4 mg %
Addison-Krankheit	Ablagerung von Melanin epithelial und subepithelial
Gaucher-Krankheit	braune Veränderungen im Lidspaltenbereich temporal und nasal, ähnlich Pinguecula
Zystinose	Ablagerung von Zystinkristallen im Hornhautstroma (auch in Retina, Uvea)

3.5 Entzündungen (Konjunktivitis)

Definition

Entzündlicher Prozess der Bindehaut, gekennzeichnet durch Gefäßerweiterung, zelluläre Infiltration und Exsudation.

3.5.1 Nicht-infektiöse Konjunktivitis

Keratokonjunktivitis sicca (➢ Kap. 2.5.1)

Conjunctivitis simplex

Ätiologie: verminderte Tränenproduktion • äußere Reize
Klinik: Fremdkörpergefühl • Epiphora • Hyperämie
Diagnostik: Inspektion
Therapie: Tränenersatzmittel • vasokonstriktive, adstringierende Augentropfen

Ätiologie

- **verminderte Tränenproduktion**
- **Äußere Reize:** z.B. Rauch, Staub, Hitze, Kälte, Wind, UV-Licht
- auch Stellungsanomalien von Wimpern und/oder Lidern, unkorrigierte Refraktionsfehler und Überanstrengungen

Klinik

- Fremdkörpergefühl, Epiphora (vermehrtes Tränenträufeln)
- Brennen, Jucken, Hyperämie

Diagnostik

Inspektion (Klinik)

Therapie

- gezielte Beseitigung der Ursachen
- **Tränenersatzmittel**
- **Adstringierende** und **vasokonstriktive Augentropfen:** nur vorübergehend, da bei längerer Anwendung eine reaktive Hyperämie erfolgt

> **! MERKE**
> **Keine kortisonhaltigen Augentropfen** bei der einfachen Konjunktivitis, weil sie die Trockenheit des Auges verstärken, für bakterielle Infekte prädisponieren sowie Glaukom und Katarakt nach längerer Anwendung verursachen können.

Allergische Konjunktivitis

> **Ätiologie/Klinik:** Conjunctivitis allergica • Conjunctivitis vernalis • Riesenpapillenkonjunktivitis • Conjunctivitis phlyctaenulosa et scofulosa
> **Klinik:** Jucken • Brennen • Epiphora • Hyperämie
> **Diagnostik:** Inspektion • Bindehautabstrich
> **Therapie:** Agensvermeidung • kortisonhaltige Augentropfen

Ätiologie/Klinik

- **Conjunctivitis allergica:**
  - **Ätiologie:** erhöhte Empfindlichkeit gegenüber Antigenen, z.B. Pollen (Rhinokonjunktivitis), Staub, Gase, Nahrungsstoffe, Medikamente, Parasiten, Bakterientoxine
  - **Klinik:** Jucken, Lidchemosis, wässrige Sekretion
- **Conjunctivitis vernalis („Frühjahrskatarrh"):**
  - **Ätiologie:** häufig atopische Genese, oft bei Kindern oder Jugendlichen
  - **Klinik:** beidseitige papilläre Hypertrophie mit pflastersteinartigem Bild (Ektropionieren, ➤ Foto 8), evtl. Hornhautbeteiligung mit Erosion
- **Riesenpapillenkonjunktivitis (Conjunctivitis gigantopapillaris):**
  - **Ätiologie:** durch häufiges Tragen von Kontaktlinsen, Glasauge
  - Klinik: Jucken, Brennen, Hyperämie, Riesenpapillen
- **Conjunctivitis phlyctaenulosa et scrofulosa:**
  - **Ätiologie:** allergische Reaktion vom verzögerten Typ auf mikrobielle Proteine, Toxine, gehäuft bei Atopikern
  - **Klinik:** Bindehautknötchen, die auf die Hornhaut überwachsen (Phlyktänen), Blendung, Epiphora (wichtig: Tbc-Ausschluss!)

Diagnostik

- **Inspektion** (Klinik)
- **Bindehautabstrich:** eosinophile Granulozyten bei Conjunctivitis allergica und Conjunctivitis vernalis

Therapie

- **Conjunctivitis allergica, vernalis:** Agensvermeidung, Desensibilisierung, kurzfristig adstringierende oder kortisonhaltige Augentropfen, langfristig Cromoglicinsäure-Augentropfen (Mastzellenstabilisator)

- **Riesenpapillenkonjunktivitis:** in der Entzündungsphase Verzicht auf Kontaktlinsen/Kunstauge, danach Wechsel bzw. Neuanpassung
- **Conjunctivitis phlyctaenulosa et scrofulosa:** Grunderkrankung behandeln, kortisonhaltige Augentropfen

KLINIK

Weitere Formen der nicht-infektiösen Konjunktivitis:
- **Stevens-Johnson-Syndrom** und **Lyell-Syndrom** (beide lebensbedrohliche Erkrankungen!): allergische membranöse Konjunktivitis, die mehrfach täglich aus dem Bindehautsack ausgestrichen werden muss, um Verwachsungen zu vermeiden.
- **Okuläres Pemphigoid:** Schrumpfung des Bindhautsacks → Symblephora (Verwachsungen der Bindehautblätter). Therapie mit Steroiden und Immunsuppressiva.
- Konjunktivale Reizerscheinungen bei **endokriner Orbitopathie,** Gicht, Rosazea, Neurodermitis, Erythema multiforme, Sjögren- und Reiter-Syndrom.

3.5.2 Infektiöse Konjunktivitis

Bakterielle Konjunktivitis

Ätiologie: Staphylokokken • Streptokokken • Pneumokokken
Klinik: Hyperämie • Chemosis • eitrige Sekretion
Diagnostik: Inspektion • Bindehautabstrich
Therapie: Antibiotika

Ätiologie

Infektion mit Staphylokokken, Streptokokken, Pneumokokken

Klinik

- meist beidseitig
- **Hyperämie, Chemosis, eitrige Sekretion**
- evtl. Membran- und Pseudomembranbildung (v.a. bei Streptokokken)

Diagnostik

- **Inspektion** (Klinik)
- **Bindehautabstrich:** erst bei schweren, unklaren Fällen und bei Therapieresistenz indiziert

Therapie

- **Antibiotika**
- Kombinationspräparat von Antibiotikum und Kortison

Chlamydienkonjunktivitis

Syn.: Einschlusskörperchenkonjunktivitis, Paratrachom, Schwimmbadkonjunktivitis

Ätiologie: okulogenitale Chlamydieninfektion
Klinik: Hyperämie • mukopurulentes Sekret • Epiphora • Follikel • Ophthalmia neonatorum
Diagnostik: Anamnese • Inspektion • Bindehautabstrich • DD
Therapie: Antibiotika

Definition

Sehr häufige Bindehautentzündung mit nachweisbaren Einschlusskörperchen in Bindehautepithelzellen.

Ätiologie

- **okulo-genitale** Infektion mit **Chlamydia trachomatis** (Serotypen D–K)
- Übertragung in Schwimmbädern möglich

Klinik

- **Hyperämie, mukopurulentes Sekret** (Foto 9), präaurikuläre Lymphadenopathie, **Epiphora,** verklebte Lider (morgens)
- typische **Follikel** (herdförmige Lymphozytenansammlung) am Ober- und Unterlidtarsus
- Bindehautüberwachsung des oberen Hornhautlimbus (Pannus)
- Bei Neugeborenen: **Ophthalmia neonatorum**

Diagnostik

- **Anamnese:** Vaginitis, Urethritis, Zervizitis?
- **Inspektion** (Klinik)
- **Bindehautabstrich:**
  - **Chlamydien-Nachweis** durch Gewebekultur oder Immunfluoreszenztest
  - typische, basophile, intrazytoplasmatische **Einschlusskörperchen**

Differentialdiagnose

Konjunktivitis epidemica, Gonoblenorrhoe, Konjunktivitis und Ophthalmia neonatorum anderer Genese (Gonokokkenkonjunktivitis)

Therapie

- lokale und systemische **Antibioka** (Tetracyclin, Erythromycin)
- Mitbehandlung des Sexualpartners

Trachom

Ätiologie: Chlamydia trachomatis
Klinik: Stadien
Diagnostik: Inspektion • Ektropionieren
Therapie: Antibiotika • chirurgisch

Definition

Chronisch rezidivierende Hornhaut- und Bindehauterkrankung, die vorwiegend in tropischen Ländern vorkommt (häufigste Erblindungsursache).

Ätiologie

- **Chlamydia trachomatis** (Serotypen A–C), Übertragung durch Schmierinfektion und Fliegen
- v.a. bei Kindern

! MERKE
Eine Vermeidung der Erkrankung kann nur durch die allgemeine **Verbesserung der hygienischen Bedingungen** erreicht werden.

Klinik

Die Erkrankung läuft in 4 Stadien ab:

Tab. 3.2 Stadienverlauf des Trachoms.

Stadium I	**lymphoide Hyperplasie** mit Epiphora, Hyperämie, Schwellung des Lids und Sekretabsonderung
Stadium II	**floride Entzündung** mit Follikelbildung und Pannus
Stadium III	**Rückgang** der Symptome, **Vernarbung** von Mukosa und Submukosa
Stadium IV	**abgeheiltes Trachom** mit Entropium, Trichiasis, Symblepharon, Hornhautulzera

Diagnostik

- **Inspektion** (Klinik)
- **Ektropionieren:** weiße Narben der palpebralen Konjunktiva

Therapie

- lokale oder systemische **Antibiotika** (Tetracyclin oder Erythromycin)
- **chirurgische** Therapie bei Trichiasis und Entropium

Gonokokkenkonjunktivitis

Syn.: Gonoblennorrhoe (Blennorrhoe = reichliche schmierig-eitrige Schleimhautabsonderung)

Ätiologie: Neisseria gonorrhoae
Klinik: reichlich purulentes Sekret • Chemosis • Hyposhagma • Komplikationen
Diagnostik: Inspektion • Bindehautabstrich
Therapie: Antibiotika • Credé-Prophylaxe

Definition

Akute eitrige Bindehautentzündung durch Neisseria gonorrhoae.

Ätiologie

Neisseria gonorrhoae, Übertragung beim Erwachsenen durch Schmierinfektion, bei Neugeborenen während der Geburt

Klinik

- **reichlich purulentes Sekret, Chemosis**, Hyposhagma
- Komplikationen: Hornhautulkus mit Einschmelzung, Beteiligung des Urogenitaltrakts (Abklärung!)

KLINIK

Ophthalmia neonatorum
Infektion bei Neugeborenen während der Geburt mit
- **Gonokokken** (Erkrankungsbeginn 1.–3. Lebenstag),
- **Chlamydien** (Erkrankungsbeginn 5.–14. Lebenstag),
- **Hämophilus, Staphylokokkus aureus, Streptokokkus pneumoniae** (Erkrankungsbeginn 4.–5. Lebenstag),
- **Herpes simplex-Virus (HSV)** (Erkrankungsbeginn 5.–7. Lebenstag)
- und dadurch ausgelöste Neugeborenenkonjunktivitis.

Diagnostik

- **Inspektion** (Klinik)
- **Bindehautabstrich** für Kultur (gramnegative Diplokokken), Antibiogramm

! MERKE

Aufgrund der hohen Infektionsgefahr, die von herausspritzendem Sekret ausgeht, ist bei der Untersuchung bei V.a. Gonoblennorrhoe eine **Schutzbrille** zu tragen.

Therapie

- **Antibiotika:** wässriges Penicillin G systemisch, lokal Gentamicin
- **Credé-Prophylaxe:** Eintropfen 1%iger Silbernitrat- oder -azetatlösung bei Neugeborenen zur Verhinderung bakterieller Entzündungen (heute i.d.R. antibiotische Augentropfen wie Erythromycin oder PVP-Jod-Lösungen).

! MERKE

Chlamydieninfektionen können durch die Credé-Prophylaxe *nicht* verhindert werden. Durch das Medikament kann ebenfalls eine **toxische Konjunktivitis** (Erkrankungsbeginn nach Stunden) ausgelöst werden, die nach 1–2 Tagen spontan verschwindet.

Keratoconjunctivitis epidemica

Ätiologie: Adenoviren
Klinik: Epiphora • seröse Sekretion • FK-Gefühl
Diagnostik: Inspektion • Spaltlampe • DD
Therapie: symptomatisch • Prophylaxe

Definition Häufige hochkontagiöse virale Infektion von Horn- und Bindehaut.

Ätiologie **Adenoviren** (meist Typ 8 oder 19), Übertragung durch Schmierinfektion

> **! MERKE**
> Aufgrund der **hohen Kontagiosität** müssen zum Schutz anderer Patienten hygienische Regeln beachtet werden: Desinfektion von Türklinken, keine Druckmessung, Austausch von Handtüchern etc.

Klinik

- **Epiphora, seröse Sekretion, FK-Gefühl,** Blepharospasmus
- Schwellung von Karunkel und Plica semilunaris (Bindehautfalte im medialen Augenwinkel)
- häufig leichter, grippaler Infekt und präaurikuläre Lymphadenopathie

Diagnostik **Inspektion, Spaltlampe:** Hornhaut mit subepithelialen münzförmigen Trübungen **(nummuläre Keratitis)**

Differentialdiagnose Chlamydienkonjunktivitis, HSV-Konjunktivitis

Therapie

- Ausheilung nach 2 Wochen
- **Symptomatische Behandlung:** Tränenersatzmittel, kühle Umschläge
- **Prophylaxe:** Aufklärung über hohe Ansteckungsgefahr und Hygienemaßnahmen

Konjunktivitis durch Parasiten und Pilze

Onchozerkose • Loa Loa • Conjunctivitis nodosa • Mykosen

Onchozerkose (Flusskrankheit)

- **Ätiologie:** Mikrofilarien (Onchocerca volvolus), häufigste Erblindungsursache in Afrika
- **Klinik:** Konjunktivitis, Keratitis, Iridozyklitis, Uveitis, evtl. Netzhautbeteiligung
- **Therapie:** systemisch mit Ivermectin (Behandlung über Jahre)

Loa Loa

- **Ätiologie:** Mikrofilarien (Filaria loa)
- **Klinik:** Konjunktivitis, Erreger unter Bindehaut sichtbar
- **Therapie:** chirurgische Entfernung des Parasiten

Conjunctivitis nodosa

- **Ätiologie:** Raupenhaare, selten
- **Klinik:** Konjunktivitis mit Granulomentstehung, Erblindungsgefahr bei Eindringen ins Augeninnere!
- **Therapie:** Entfernung der Raupenhaare

Mykosen

- **Ätiologie:** meist Candida albicans

- **Klinik:** Pilzhyphen im Ausstrich, oft ausgehend von mykotischer Entzündung des Tränenkanälchens oder in Kombination mit mykotischer Keratitis
- **Therapie:** Nystatin, Amphotericin B

3.6 Tumoren

3.6.1 Benigne Tumoren

Dermoid

Klinik: gelblich-weißer Tumor • limbales Dermoid
Diagnostik: Inspektion
Therapie: Tränenersatzmittel • chirurgisch

Definition

Angeborener benigner Tumor, der von den pluripotenten Zellen der 3 Keimblätter ausgeht.

Klinik

- **gelblich-weißer**, umschriebener **Tumor**
- Assoziation mit Goldenhar-Syndrom (okuloaurikuläres Syndrom) möglich
- **Limbales Dermoid:** evtl. Behinderung des Lidschlusses
- Hautanhangsgebilde oder Haare können enthalten sein

Diagnostik

Inspektion (Klinik)

Therapie

- **Tränenersatzmittel:** bei Benetzungsstörungen und gestörtem Lidschluss; evtl. Dexpanthenol (Augensalbe)
- **Chirurgische Exzision:** bei Hornhautbeteiligung oder kosmetisch störendem Befund

Weitere benigne Tumoren

Tab. 3.3 Weitere benigne Bindehauttumoren.

Tumor	Eigenschaften	Therapie
Hämangiom	kleines, kavernöses Blutschwämmchen	spontane Rückbildung oder Exzision
Bindehautzyste	harmlose, flüssigkeitsgefüllte Einschlüsse konjunktivalen Gewebes (postoperativ, posttraumatisch oder spontan)	Entfernung bei FK-Gefühl
Bindehautnävus	pigmentierter oder nicht-pigmentierter Tumor meist limbusnah, oft mit Bindehautzysten	Kontrolluntersuchungen (maligne Entartung möglich) ggf. chirurgische Exzision

! MERKE
Bindehautnävi können zu Bindehautmelanomen entarten: ca. 50% der Melanome entwickeln sich aus einem Nävus.

3.6.2 Maligne/potentiell maligne Tumoren

Plattenepithelkarzinom

Ätiologie: Präkanzerose
Klinik: exophytisch wachsender Knoten • Lokalisation
Diagnostik: Inspektion
Therapie: chirurgisch

Definition Maligner, vom Epithel ausgehender Tumor; meist bei älteren Patienten.

Ätiologie entsteht meist aus epithelialer Dyplasie **(Präkanzerose)**

Klinik

- **exophytisch wachsender Knoten**
- **Lokalisation:** perilimbal oder interpalpebral
- Oberflächeninvasion und Ausbreitung auf Hornhaut möglich

Diagnostik **Inspektion** (Klinik)

Therapie chirurgische Exzision (breite Sicherheitszone)

Melanosis conjunctivae

Klinik: irreguläre, diffuse Pigmentierung • Verschieblichkeit
Diagnostik: Inspektion • Fotodokumentation • DD
Therapie: chirurgisch

Definition Seltene pigmentierte Verdickung des Bindehautepithels, die meist nach dem 40. Lj. auftritt.

Klinik

- **irreguläre, diffuse Pigmentierung**
- Verschieblichkeit mit Bindehaut auf Bulbus

Diagnostik **Inspektion** (Klinik), Fotodokumentation

! MERKE
Halbjährliche **Kontrolluntersuchungen** sind aufgrund der Gefahr maligner Entartung nötig (50% der Bindehautmelanome entwickeln sich aus Melanosis conjunctivae)!

Differentialdiagnose **Kongenitale Melanose:** gutartige subepitheliale (im Bereich der Episklera), bläulich-graue Pigmentierung, *nicht* mit der Bindehaut darüber verschieblich!

Therapie

- **chirurgische Exzision** und Kryokoagulation umgebender Melanosis, evtl. radiologische Nachbestrahlung
- **Exenteratio orbitae** (Entfernung des gesamten Inhalts der Augenhöhle): bei Invasion tieferer Orbitaanteile

Malignes Melanom der Bindehaut

Klinik: schnelles Wachstum • Metastasierung
Diagnostik: Inspektion
Therapie: chirurgisch

Definition Melanozytärer, maligner Tumor, der aus einem **Nävus,** einer **Melanosis conjunctivae** oder auch **primär** entstehen kann.

Klinik

- pigmentiertes (braun, schwarz, grau) Knötchen der Bindehaut
- **schnelles Wachstum**
- neigt zur **Metastasierung**

Diagnostik **Inspektion** (Klinik)

Therapie

- **chirurgische Exzision**
- Exenteratio orbitae: bei Vorwachsen auf die Lider

Prognose häufig Rezidive, da komplette Exzision schwierig

Weitere maligne/potentiell maligne Tumoren

Tab. 3.4 Weitere maligne/potentiell maligne Bindehauttumoren.

Tumor	Eigenschaften	Diagnostik/Therapie
Bindehautlymphom	lachsfarbene, prominente Verdickung, meist in der unteren Umschlagsfalte Anzeichen einer Erkrankung des lymphatischen Systems	Biopsie (Malignitätsgrad) meist Strahlen- und Chemotherapie
Kaposi-Sarkom	hell- bis dunkelroter, prominenter Tumor im Fornix oder palpebral Hinweis auf AIDS	Verdachtsdiagnose AIDS abklären antiretrovirale Therapie, Bestrahlung, evtl. Exzision

KAPITEL

4 Hornhaut (Cornea)

4.1 Grundlagen

(Abb. 4.1) • Form • Aufbau • Innervation • Physiologie

Form

- **Uhrglasform** mit Randfurche (= **Limbus corneae**)
- Hornhaut (HH) ist stärker gekrümmt als die sich anschließende Sklera
- **HH-Durchmesser:** 10–13 mm (bei Neugeborenen 8–11 mm)
- **HH-Dicke:** zentral 0,52 mm, peripher 0,67 mm

Aufbau

Die Hornhaut setzt sich aus 5 Schichten zusammen (von außen nach innen):

- **Epithel:** mehrschichtiges, nicht verhornendes Plattenepithel (regenerationsfähig)
- **Bowman-Membran:** verdickte Basalmembran (nicht regenerationsfähig)
- **Stroma:** regelmäßiges Kollagengewebe (bradytroph)
- **Descemet-Membran:** Basalmembran des Endothels (regenerationsfähig), bildet Abgrenzung zur Vorderkammer (gemeinsam mit dem Hornhautendothel)
- **Endothel:** hohe Zelldichte, wichtig für die Entquellung bzw. Transparenz der Hornhaut (nicht regenerationsfähig)

! MERKE

Ein intaktes Hornhautepithel ist für die **Abwehr von Keimen** notwendig. Defekte im Epithelverband erleichtern Erregern das Eindringen.
Die Hornhaut ist in der Regel **gefäßfrei!** Ist sie vaskularisiert, wird beispielsweise ein Hornhauttransplantat gehäuft abgestoßen.

Innervation

Sensibel: N. ophthalmicus (1. Trigeminusast)

Physiologie

- **Funktion der Hornhaut:** größter Anteil an der Gesamtbrechkraft des Auges (**43 dpt** von insgesamt ca. 63 dpt, ➤ Kap. 15.1)
- **Glattung und Reinigung:** durch Tränenfilm (wichtig für optische Funktionstüchtigkeit des Auges)
- **Ernährung:** durch Tränenfilm, Kammerwasser, Randschlingennetz der seitlichen Bindehautgefäße sowie Sauerstoff der Luft

KLINIK

Kontaktlinsen stören die Sauerstoffzufuhr der Hornhaut. Weiche Kontaktlinsen bedecken den Hornhautrand, wodurch es zur Gefäßeinsprossung in die Hornhaut aus dem Randschlingennetz kommen kann.

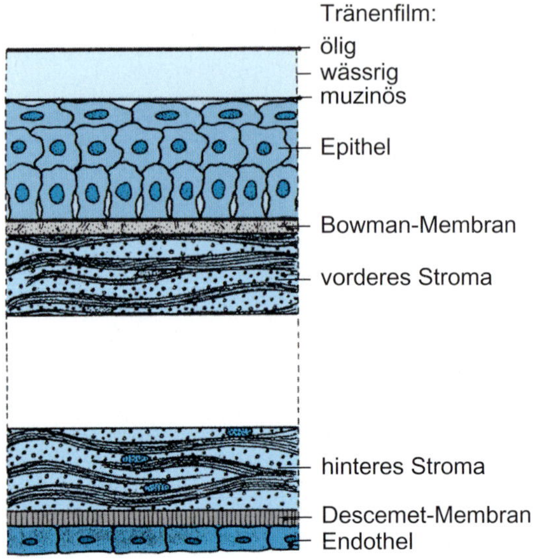

Abb. 4.1 Aufbau der Hornhaut [3]

4.2 Diagnostik

Spaltlampenuntersuchung • Sensibilitätsprüfung • Placidoscheibe • Ophthalmometer • Hornhauttopographie • Hornhautpachymetrie • Endothelzellzählung

Spaltlampenuntersuchung

! MERKE

Normale Hornhaut ist **klar, glatt** und **glänzend.** Bei Entzündungen, Verletzungen oder Narben kann sie trübe, uneben und matt erscheinen.

- **Spaltlampe:** binokulares Untersuchungsmikroskop, das ein spaltförmiges Lichtbündel aus Parallelstrahlen auf das Auge wirft zur Beurteilung des **vorderen Augenabschnitts,** mit Zusatzoptiken auch des Kammerwinkels und des Augenhintergrunds
- **Direkte Beleuchtung:** Beurteilung von größeren Läsionen (Dicke und Tiefe)
- **Indirekte Beleuchtung:** Lichteinfall seitlich vom Limbus corneae aus, Beurteilung von leichteren Läsionen (feine Trübungen und Hornhautödeme)
- **Retrograde Beleuchtung:** von Iris reflektiertes, senkrecht einfallendes Licht beleuchtet Hornhaut von hinten, Beurteilung von Epithel- und Endothelbeschlägen sowie kleineren Gefäßen

KLINIK

Anfärben der Hornhautoberfläche: Mittels Fluoreszein oder Bengalrosa-Lösung lassen sich **Epitheldefekte** sichtbar machen; blaues Licht verstärkt die Fluoreszierung.
Sonnenuntergangsphänomen: teilweises Versinken der unteren Cornea hinter das Unterlid bei kindlichem Hydrozephalus oder physiologisch bei Frühgeborenen mit Megazephalus.

Sensibilitätsprüfung

- **Durchführung:** grobe Testung mittels fein ausgezogenem **Wattetupfer** im Seitenvergleich (z.B. bei Verdacht auf virale Keratitis); genauere Messung mittels **Ästhesiometer** möglich
- **Indikation:** Keratitis neuroparalytica, HSV-/VZV-Keratitis

> **! MERKE**
> Die zentrale Hornhaut besitzt die höchste Empfindlichkeit.

Placidoscheibe

- **Prinzip:** runde Scheibe mit **konzentrischen schwarzen** und **weißen Ringen,** mittiges Loch für das Untersucherauge
- **Beurteilung:** Die **Spiegelbilder** auf der Hornhaut des Patienten erlauben eine Beurteilung der Regelmäßigkeit der Hornhautoberfläche (verzerrte Ringe bei Astigmatismus).
- **Indikation:** Keratokonus, Astigmatismus

Ophthalmometer

- **Prinzip:** Gerät zur Messung der **zentralen Hornhautkrümmung** (Brechkraft)
- **Durchführung:** 2 Messfiguren müssen zur Deckung gebracht werden. Eine Skala im Gerät erlaubt das Ablesen der Achsen der Hauptmeridiane, der Hornhautkrümmung in mm und die Brechkraft in dpt.
- **Beurteilung:** Differenz beider Ergebnisse der Hauptmeridiane = Astigmatismus
- **Indikation:** Keratokonus, Astigmatismus

Hornhauttopographie

- **Prinzip:** computergesteuerte **Feinbeurteilung der Oberflächenregelmäßigkeit** der Hornhaut
- **Beurteilung:** Die Brechungswerte der einzelnen Hornhautareale werden mit unterschiedlichen Farben wiedergegeben (je nach Dioptrienstärke).

Endothelzelldichte

- **Prinzip:** grobe Beurteilung an der Spaltlampe bei seitlicher Beleuchtung, exakte Zählung mittels **Hornhautendothelzell-Mikroskop**
- **Indikation:** niedrig scheinende Endothelzellzahl bei Spaltlampenuntersuchung und geplanter Katarakt-OP (niedrige Zelldichte → erhöhtes Risiko für eine postoperative Hornhaut-Dekompensation → ggf. OP mit gleichzeitiger Hornhaut-Transplantation)

> **KLINIK**
> **Cornea guttata:** Verdickungen der Descemet-Membran mit umschriebenen Kollagenansammlungen bei verminderter Endothelzellzahl. Hinweis auf frühe Fuchs-Dystrophie.

Hornhautpachymetrie

- **Prinzip:** Messung der Hornhautdicke, Korrelation von Hornhautdicke und gemessenen Augeninnendruck (IOD)-Werten
- Bedeutend auch für refraktive Hornhautchirurgie (➤ Kap. 15.6)

Konfokale Hornhautmikroskopie

- **Prinzip:** flächenhafte Abtastung der Hornhaut
- **Beurteilung von:** zellulären Strukturen, die an der Spaltlampe nicht exakt sichtbar sind (Hornhautnerven, Keratozyten, Amöben, Pilzhyphen)

4.3 Fehlbildungen

4.3.1 Keratokonus

Ätiologie: genetisch • Assoziation mit Trisomie 21
Klinik: irregulärer Astigmatismus • Sehverschlechterung • akuter Keratokonus
Diagnostik: Placidoscheibe • Ophthalmometer • Munson-Zeichen
Therapie: harte Kontaktlinsen • perforierende Keratoplastik

Definition

Kegelförmige Hornhautvorwölbung (➤ Foto 10) mit Hornhautverdünnung und Parenchymtrübung. Frauen sind häufiger betroffen.

Ätiologie

- wahrscheinlich **genetisch** bedingt
- Assoziation mit **Trisomie 21** und atopischer Dermatitis

Klinik

- **irregulärer myoper Astigmatismus,** meist beidseitig → **Sehverschlechterung**
- **Akuter Keratokonus:** Einreißen der Descemet-Membran durch permanente Dehnung → Hornhautquellung mit plötzlichem Visusverlust, starken Schmerzen, Photophobie, Epiphora
- evtl. Fleischer-Ring (Eisenablagerung an der Basis des Kegels)

Diagnostik

- **Placidoscheibe** oder **Ophthalmometer** (➤ Kap. 4.2): irreguläre Reflexbilder
- **Munson-Zeichen:** Untersucher setzt sich hinter Patient, hebt die Oberlider an und lässt ihn nach unten blicken → sichtbare Ausbuchtung der Unterlidkante

Therapie

- Brille, **harte Kontaktlinsen** (nur bis zu einem bestimmten Grad möglich)
- **perforierende Keratoplastik** (KPL)

4.3.2 Weitere Fehlbildungen

Tab. 4.1 Hornhautfehlbildungen.

Fehlbildung	Beschreibung
Keratoglobus	angeborene oder erworbene, kugelförmige Vorwölbung der Hornhaut durch Kollagenschwäche
Cornea plana	Abflachung der Hornhaut
Mikrokornea	HH-Durchmesser < 10 mm stärkere Hyperopie, Prädisposition für Winkelblockglaukom
Makrokornea/ Megalokornea	HH-Durchmesser: 13–15 mm durch erhöhten Augeninnendruck beim Kleinkind/Säugling möglich (Buphthalmus)

4.4 Ablagerungen, Dystrophien, Degenerationen

4.4.1 Hornhautablagerungen

Tab. 4.2 Hornhautablagerungen.

Formen	Charakteristika
Arcus senilis	grau-weiße, ringförmige, limbale Lipoid-Ablagerungen (meist beidseitig) meist in höherem Alter (vor dem 50. Lj. an Stoffwechselstörung denken!)
Cornea verticillata	beidseitige, symmetrische, grau-bräunliche, wirbelförmige Ablagerungen im Epithel medikamentenassoziiert (Resochin, Amiodaron) oder bei Morbus Fabry (Glykolipidose)
Argyrose, Chrysiasis	Silber- bzw. Goldablagerung in tiefen Hornhautschichten
Eisenablagerung	bei Fremdkörper (rostfarbener Ring um Fremdkörper) bei Pterygium, Keratokonus, Filterkissen, nach radialer Keratotomie Eisenlinien (physiologische Eisenablagerung)
Kayser-Fleischer-Ring	goldbrauner bis gelbgrüner Hornhautring in der Descemet-Membran Kupfereinlagerung bei Morbus Wilson
Pigmentdispersions-syndrom (> Kap. 9.4.2)	Melaninablagerung am Endothel (vertikale spindelförmige Ablagerung, sog. Krukenberg-Spindel)

4

4.4.2 Hornhautdystrophien

Ätiologie: genetisch
Klinik: Visusverschlechterung • Formen
Diagnostik: Spaltlampe
Therapie: perforierende Keratoplastik

Definition

Stoffwechselstörungen der Hornhaut, die mit beidseitigen, nicht-vaskularisierten Trübungen der Hornhautschichten einhergeht. Am häufigsten kommt die Fuchs-Dystrophie vor.

Ätiologie

- **genetisch** bedingt
- Manifestation meist 10.–20. Lj. (Fuchs-Dystrophie 40.–50. Lj.)

Klinik

zunehmende **Visusverschlechterung**

Formen

- **Epitheliale Dystrophien:** oft schmerzhafte, rezidivierende HH-Erosionen
- **Stromale Dystrophien:** oft schmerzhafte, rezidivierende HH-Erosionen
  - **granulär** (Hyalinablagerungen)
  - **gittrig** (Amyloidablagerungen)
  - **makulär** (Ablagerung von sauren Mukopolysacchariden)

- **Endotheliale Dystrophien:**
  - **Fuchs-Dystrophie:** Endothelzellverlust *Frühstadium* mit **Cornea guttata** (Verdickungen der Descemet-Membran), *Spätstadium* mit **bullöser Keratopathie** (Korneahydratation mit Stromaödem und Abhebung des Hornhautepithels)

Diagnostik — **Spaltlampe** (Klinik)

Therapie — perforierende Keratoplastik

4.4.3 Hornhautbanddegeneration

Ätiologie: chronische Polyarthritis • chronische Uveitis • Phthisis bulbi
Klinik: Sehbeeinträchtigung • Reiz- und Fremdkörpergefühl
Diagnostik: Spaltlampe
Therapie: Kalklösung (Na-EDTA)

Definition — Kalkablagerungen in Höhe der Bowman-Membran (selten).

Ätiologie
- oft bei **chronischer Polyarthritis**
- Folge einer **chronischen Uveitis** oder Keratitis
- bei **Phthisis bulbi**

Klinik
- Sehbeeinträchtigung
- später Reiz- und Fremdkörpergefühl

Diagnostik — **Spaltlampe:** quer verlaufende Trübungszone im Bereich der Lidspalte, Limbusaussparung (👁 ➤ Foto 11)

Therapie — **Kalklösung** mittels Natrium-EDTA-Puffer

4.5 Entzündungen (Keratitis)

4.5.1 Nicht-infektiöse Keratitis

Keratoconjunctivitis sicca (➤ Kap 2.3)

Keratitis punctata superficialis

Ätiologie: Fremdkörper • Kontaktlinsen • Ektropium • Entropium • Verblitzung
Klinik: Fremdkörpergefühl • Epiphora • Brennen
Diagnostik: Fluoreszeinfärbung • BUT • Schirmer-Test
Therapie: Tränenersatzmittel

Definition — Sehr häufige, punktförmige, oberflächliche Hornhautläsion bei Benetzungsstörung.

Ätiologie
- subtarsale Fremdkörper, Kontaktlinsen, medikamentenassoziiert (z.B. Kortikosteroide, Konservierungsmittel)
- Ektropium, Entropium
- Verblitzung (Keratopathia photoelectrica ➤ Kap. 17.4.1)

Klinik
- **Fremdkörpergefühl, Epiphora** (vermehrtes Tränenträufeln)
- **Brennen,** Schmerzen, Blepharospasmus

4

Diagnostik

- **Fluoreszeinfärbung:** das Muster der Anfärbung erlaubt Rückschlüsse auf die Ätiologie, z.B. Anfärbung der unteren Hornhautanteile bei Entropium oder Ektropium
- **Break-up-Time (BUT)**, Schirmer-Test (➤ Kap. 2.2): evtl. reduzierte BUT, verminderte Anfeuchtung des Teststreifens beim Schirmer-Test

Therapie

Tränenersatzmittel

Keratitis e lagophthalmo

Ätiologie: Fazialisparese • Exophthalmus • Ptosis-OP
Klinik: Brennen • Epiphora • Fremdkörpergefühl • Schmerzen • Komplikationen
Diagnostik: Fluoreszeinfärbung
Therapie: Gele • Salben • Uhrglasverband • Tarsorrhaphie

Definition

Keratitis bei mangelndem Lidschluss (Lagophthalmus).

Ätiologie

Insuffizienter Lidschluss (Expositionskeratitis) bei:

- Fazialisparese
- Exophthalmus (endokrine Orbitopathie)
- Ptosisoperation
- insuffiziente Augenpflege bei beatmeten Patienten

Klinik

- Brennen, Epiphora, einseitig Fremdkörpergefühl, Schmerzen
- **Komplikationen:** Eine unzureichende Pflege der Hornhaut kann zu Erosion, bakterieller Superinfektion, Ulkus und Perforation der Hornhaut führen.

Diagnostik

Fluoreszeinfärbung: Läsionen im unteren Hornhautdrittel

Therapie

- hochvisköse **Gele, Salben** (antibiotische Augensalbe bei Superinfektion)
- **Uhrglasverband** (verhindert Austrocknen), therapeutische Kontaktlinse
- **Laterale Tarsorrhaphie:** bei längerem Bestehen

Keratitis neuroparalytica

Ätiologie: Läsion des Ganglion Gasseri
Klinik: Hyperämie • Komplikationen
Diagnostik: Spaltlampe • Sensibilitätsprüfung
Therapie: Brille • mit Seitenschutz • Salbe • Uhrglasverband

Definition

Keratitis infolge einer Lähmung des 1. Trigeminusastes.

Ätiologie

Ausfall des 1. Trigeminusastes bei **Läsion des Ganglion Gasseri** (Trauma, Akustikusneurinom, Z.n. OP etc.) → sinkende Frequenz des Lidschlags → Austrocknung des Auges

Klinik

- **Hyperämie,** evtl. geringes Fremdkörpergefühl, Lidschwellung
- **Komplikationen:** Superinfektion → Ulkus, Vernarbung und Perforation

Diagnostik

- **Spaltlampe:** punktförmige Hornhauterosionen
- Sensibilitätsprüfung: aufgehobene Sensibilität

Therapie

- **Brille mit Seitenschutz, Salbe** und **Uhrglasverband** zur Nacht

- Partielle Tarsorrhaphie (temporär): bei Ulcus corneae
- Antibiotische Augentropfen: bei Superinfektion

4.5.2 Infektiöse Keratitis

Bakterielle Keratitis (Ulcus corneae)

Ätiologie: Staphylokokken • Pneumokokken • Pseudomonas aeruginosa • Moraxella
Klinik: Schmerzen • Photophobie • Epiphora • Sehverschlechterung • eitriges Sekret • Komplikationen
Diagnostik: Inspektion/Spaltlampe • Erregernachweis
Therapie: Antibiotika • therapeutische Mydriasis • Keratoplastik

Definition

Durch Bakterien hervorgerufene Entzündung der Hornhaut.

Ätiologie

- häufig **Staphylokokken** (aureus und epidermidis), **Pneumokokken, Pseudomonas aeruginosa, Moraxella**
- Voraussetzung: **Hornhautläsion,** durch die der Erreger ins Gewebe eindringen kann (nur Gonokokken und Diphtheriebakterien können intaktes Hornhautepithel überwinden)

Klinik

Symptomatik

- **Schmerzen** (nicht bei Moraxella!), Photophobie, Epiphora
- **Sehverschlechterung**
- eitriges Sekret

Komplikationen

- Einschmelzen des Hornhautstromas → **Descemetozele** (Vorwölbung der Descemet-Membran)
- **Perforation** der Descemet-Membran **(perforierendes Ulkus)**

! MERKE

Bei Keratitis durch **Pseudomonas aeruginosa** ist eine Perforation innerhalb von 48 h möglich.

- **Irisprolaps** (Irisvorfall in entstandene Öffnung), **Iris leucoma adhaerens** (Anwachsen der Iris und damit Perforationsverschluss → weiße Hornhautnarben)

KLINIK

Ulcus serpens (griech.: kriechend): Rasch fortschreitendes Hornhautulkus, das früh zur intraokulären Beteiligung (Panophthalmitis) mit Hypopyon (Eiteransammlung am Vorderkammerboden) und Descemetozele sowie rasch zum Verlust der Augen führen kann.

Diagnostik

- **Inspektion/Spaltlampe:** Hyperämie, eitriges Sekret, evtl. intraokuläre Beteiligung (Hypopyon, Zellen in der Vorderkammer)
- Abstrich und Kultur (Erregerbestimmung)

! MERKE

Durch **Bakterien** verursachte Keratitiden sind durch **eitriges Sekret** gekennzeichnet, **virale** Keratitiden durch ein **wässriges Sekret.**

Therapie

- **Antibiotika** (nach Antibiogramm, vorher Breitbandantibiotika z.B. Ofloxacin)
- **Therapeutische Mydriasis:** bei intraokularer Reizung zur Ruhigstellung von Iris und Ziliarkörper
- **Keratoplastik à chaud** (Notfallkeratoplastik): bei drohender Perforation
- **Bindehaut- oder Amnionmembrandeckung:** bei großen oberflächlichen Defekten

! MERKE

Aufgrund der Perforationsgefahr ist ein Hornhautulkus ein **augenärztlicher Notfall.**

Herpes-simplex-Keratitis

Ätiologie: Herpes-simplex-Viren • Rezidiv
Klinik: Schmerzen • Photophobie • Epiphora • Lidchemosis • Formen
Diagnostik: Sensibilitätsprüfung • Spaltlampe
Therapie: Virostatika • Kortison

Definition

Durch Herpes-simplex-Viren hervorgerufene Entzündung der Hornhaut.

Ätiologie

Herpes-simplex-Viren (HSV)

- **Primärinfektion** (als Blepharitis, Konjunktivitis am Auge, kleine Bläschen der Lidhaut)
- **Rezidiv** als Hornhautinfektion durch äußere Reize (UV-Bestrahlung, Stress, fiebrige Infekte), ausgehend vom Ganglion Gasseri

Klinik

Symptomatik

- **heftige Schmerzen, Photophobie, Epiphora, Lidchemosis**
- evtl. Sehverschlechterung (abhängig von Befundlokalisation)
- meist einseitig

! MERKE

Ein **einseitiger** Befall deutet stets auf eine **virale** Infektion hin!

Diagnostik

- **Sensibilitätsprüfung:** herabgesetzte Sensibilität
- **Spaltlampe** (➤ Tab. 4.3)

KLINIK

Kirchenfensterphänomen: bei HSV-Befall der Iris erkennbarer, sektorförmiger Verlust des Irispigmentblatts; an der Spaltlampe besonders bei regredientem Licht zu beobachten.

Therapie

- **Epitheliale Form:** virostatische Augentropfen/-salbe (z.B. Aciclovir, Trifluorthymidin), lokale Antibiotika zur Prophylaxe von Superinfektionen

Tab. 4.3 Formen der Herpes-simplex-Keratitis.

Form	Beschreibung	Diagnostische Kennzeichen	Komplikationen
Keratitis dendritica (👁 ➤ Foto 12)	meist einseitiger, oberflächlicher Befall des Hornhautepithels	**bäumchenartig verzweigte Epithelläsion,** die mittels Fluoreszein anfärbbar ist typische **„Knospen"** an den Enden	Übergang in Keratitis disciformis
Keratitis disciformis	umschriebene Trübung des Hornhautstromas bei intaktem Hornhautepithel (wenn nicht aus Keratitis dendritica entwickelt)	**scheibenförmige Hornhautinfiltrate,** Epithelödem (Läsion nicht anfärbbar, da Hornhautepithel i.d.R. nicht betroffen) **Hornhaut-Endothelpräzipitate** bei Mitreaktion der Vorderkammer	Hornhaut-Vaskularisationen bei gehäuften Rezidiven
endotheliale Keratitis (Endotheliitis)/ Uveitis	Befall des Endothels durch HSV im Kammerwasser	**Endothelzellschwellung** und Trübung der darüber liegenden Hornhaut Entzündungs-/Pigmentzellen in der Vorderkammer, Endothelbeschlag (Entzündungszellen, Fibrin), „Kirchenfensterphänomen"	Sekundärglaukom durch Beteiligung der Kammerwinkelendothelzellen
akutes retinales Nekrosesyndrom	HSV-Retinitis	➤ Kap. 11.8.4 bei immunsupprimierten Patienten	Netzhautablösung, Erkrankung des 2. Auges

- **Stromale und tiefer liegende Form:** Aciclovir (lokal, systemisch), Kortison-Augentropfen (möglichst kurz)

! MERKE

Steroide sind **bei oberflächlicher, epithelialer HSV-Keratitis kontraindiziert,** da sie die Ausbreitung der Viren beschleunigen und die Epithelregeneration behindern!

Prognose

25% der Patienten erleiden innerhalb von 5 Jahren ein **Rezidiv.**

Varizella-zoster-Keratitis

Ätiologie: Reaktivierung von Varizella-zoster-Viren
Klinik: ähnlich HSV-Keratitis • Formen
Diagnostik: Hornhautsensibilität • Spaltlampe
Therapie: Virustatika • lokale Antibiotika • ggf. Kortison • therapeutische Mydriasis

Definition

Durch Varizella-zoster-Viren (VZV) hervorgerufene Entzündung der Hornhaut.

Ätiologie/Klinik

Reaktivierung von **Varizella-zoster-Viren** (➤ Kap. 1.5.6)

Symptomatik

ähnlich HSV-Keratitis

Formen

- **Epitheliale Keratitis:** disseminierte, punkt-/fleckförmige Epithelläsionen
- **Stromale Keratitis, Keratouveitis:** schwierigere Form mit evtl. Sekundärglaukom durch Trabekulitis, Iridozyklitis, Entzündung des N. opticus, Läsionen der Augenmuskelnerven

! MERKE

Oftmals können **Hornhautnarben** zurückbleiben!

4

Diagnostik

- **Sensibilitästestung:** herabgesetzt
- **Spaltlampe** (Klinik)

Therapie

- **Virustatika** (Aciclovir) systemisch und lokal
- **lokale Antibiotika** zur Prophylaxe von Superinfektionen
- **Kortison** bei intaktem Hornhautepithel
- therapeutische Mydriasis

Mykotische Keratitis

Ätiologie: Candida albicans • Aspergillus • begünstigende Faktoren
Klinik: geringe Beschwerden
Diagnostik: Spaltlampe • mikroskopischer Erregernachweis • Pilzkultur
Therapie: Antimykotika

Definition

Durch Pilze ausgelöste Entzündung der Hornhaut.

Ätiologie

- **Candida albicans, Aspergillus**
- Begünstigende Faktoren: häufig nach Langzeittherapien mit Antibiotika, Immunsuppressiva oder Kortikosteroiden, nach Kontamination mit potenziellen Auslösern (z.B. Verletzung durch Äste), bei Immunschwäche

Klinik

meist nur **geringe Beschwerden** (Schmerzen, Photophobie, Visusreduktion, Epiphora,), langsam fortschreitend

Diagnostik

- **Spaltlampe:**
  - oberflächliche Hornhautulzeration mit satellitenartigen Infiltraten
  - weißliche Stromainfiltrate
  - Hypopyonbildung bei Durchdringen der Descemet-Membran
- **mikroskopischer Erregernachweis** (schwierig), **Pilzkultur** (Abkratzpräparat vom Ulkusrand)
- bessere Beurteilung mittels konfokaler Hornhautmikroskopie (falls verfügbar)

Therapie

- **Antimykotika** (Nystatin, Amphotericin B)
- evtl. Keratoplastik

Akanthamöben-Keratitis

Ätiologie: Akanthamöben • Risikofaktoren
Klinik: starke Schmerzen • Photophobie • Epiphora • Visusreduktion • Hyperämie
Diagnostik: Spaltlampe • Nachweis von Amöbenzysten • Kultur
Therapie: Ketokonazol • Zykloplegie • Propamidin

Definition

Schwere schmerzhafte Entzündung der Hornhaut durch Akanthamöben, die häufig bei Kontaktlinsenträgern gefunden wird.

Ätiologie

- **Akanthamöben** (Vorkommen in Luft, Wasser, Schwimmbädern, Mundhöhle)
- **Risikofaktoren:** mangelhafte Hygiene im Umgang mit Kontaktlinsen, besonders in Verbindung mit Traumata und feuchter Umgebung (Sauna, Schwimmbad)

Klinik

- **starke Schmerzen** (wichtiges Leitsymptom)
- Photophobie, Epiphora, Visusreduktion, Hyperämie

4

Diagnostik

- schwierig, da bakterielle, mykotische und herpetische Keratitis klinisch ähnlich
- **Spaltlampe:** dendritisches subepitheliales Infiltrat, intrastromale disziforme Trübung oder Ringabszess der Hornhaut, Perforation möglich
- **Nachweis von Amöbenzysten** in exzidierter Hornhaut
- **Materialentnahme zur Kultur** (Kontaktlinsen, Reinigungsflüssigkeit und -behälter mit einsenden)
- bessere Beurteilung mittels konfokaler Hornhautmikroskopie (falls verfügbar)

Therapie

- **Ketokonazol** bei schweren Verläufen
- **Zykloplegie** zur Ruhigstellung von Pupille und Ziliarkörper
- **Propamidin** (antibakteriell, interagiert mit chemischen Prozessen in der Zelle, die für das Überleben und die Vermehrung von Bakterien und Pilzen essentiell sind)
- ggf. Keratoplastik

4.6 Operative Methoden

Perforierende Keratoplastik • Lamelläre Keratoplastik • Phototherapeutische Keratektomie

Perforierende Keratoplastik

Prinzip

Transplantation einer *alle* Hornhautschichten umfassenden Spenderhornhaut

! MERKE

Vor Transplantation erfolgt eine Überprüfung des Spenders auf HIV, Hepatitis und CMV.

Indikationen

- Hornhautnarben (Verätzung, Herpeskeratitis)
- Hornhaut-Dystrophien/-Degenerationen
- Keratokonus, Keratoglobus
- perforierendes Hornhautulkus (als Keratoplastik à chaud = Notfall-Keratoplastik)

Komplikationen

- Transplantatreaktion mit ggf. Transplantatabstoßung
- Rückkehr der Grunderkrankung im Transplantat (z.B. bei Herpeskeratitis)

KLINIK

Prognose: Insgesamt gut, da die Hornhaut nicht vaskularisiert ist und nur selten eine Immunreaktion entsteht.

Abstoßungsreaktion: Ist die erkrankte Hornhaut vaskularisiert, besteht eine erhöhte Wahrscheinlichkeit für eine Abstoßungsreaktion. Durch **Immunsuppresiva** (z.B. Ciclosporin A) kann diese unterdrückt werden.

HLA-Typisierung: Auswahl der Spenderhornhaut nach gleichem oder nahezu gleichem Gewebetyp (v.a. B- und DR-Locus). Damit kann die Wahrscheinlichkeit einer Immunreaktion vermindert werden.

Lamelläre Keratoplastik

Prinzip

Transplantation *einer* Hornhautschicht (Ersatz der oberflächlichen Hornhautschicht, des Stromas oder der inneren Hornhautanteile)

Indikationen

- Trübungen, Narben des oberflächlichen tiefen Hornhautstromas

Komplikationen
- Hornhautendothelerkrankungen (z.B. Fuchs-Dystrophie)
- Transplantatabstoßung
- Infektionen

Phototherapeutische Keratektomie (PTK)

Prinzip
Abdampfung *oberflächlicher* Hornhautanteile mittels Excimer-Laser

Indikationen
- sehr oberflächlich gelegene Trübungen der Hornhaut (obere 20%)
- rezidivierende Hornhauterosionen

Komplikation
meist hyperopisierender Effekt

KAPITEL

5 Lederhaut (Sklera)

5.1 Grundlagen

Aufbau • Innervation • Gefäßversorgung • Funktion

Aufbau

- **Sklera:** weiße, derbe, fast zellfreie Bindegewebsschicht **(gefäßarm)**
- **Episklera:** feine elastische Schicht zwischen Sklera und Bindehaut **(gefäßreich)**
- **Begrenzungen und Besonderheiten:**
  - **Lamina cribrosa:** siebartige Öffnung für den Durchtritt der Sehnervenfasern
  - Übergang in die Durahülle am Sehnervenrand
  - Übergang am Limbus corneae in das Hornhautstroma
  - Bildung von Trabekelwerk und Schlemmkanal im Kammerwinkel

Innervation

durch von hinten nach vorn verlaufende **Ziliarnerven**

Gefäßversorgung

- **Arteriell:** Versorgung durch vordere und hintere kurze Ziliararterien
- **Venös:** Vortexvenen treten in Äquatorgegend durch die Sklera und führen Blut vom Augeninnern in die Orbitavenen.

Funktion

- bildet **feste, formstabile Außenhülle** des Auges
- Ansatz der Augenmuskeln

5.2 Diagnostik

Inspektion: Spaltlampe
Indirekte Methoden: Echographie • Diaphanoskopie

Inspektion

Spaltlampe: Untersuchung der Bereiche **vor** dem **Äquator**

KLINIK

Verfärbungen der Skleren:
Rötlich: konjunktivale und/oder ziliare Injektion bei Entzündungen
Bläulich: Durchscheinen der Aderhaut bei sehr dünner Sklera z.B. bei Osteogenesis imperfecta, Ehlers-Danlos-Syndrom oder Atrophie als Entzündungsfolge; normaler bläulicher Schimmer bei Neugeborenen
Gelblich: gelbliche Färbung der Konjunktiven bei Ikterus
Bräunlich: bei Alkaptonurie (Ochronose), Hämochromatose, fokale Rostfärbung bei länger im Auge verbliebenen metallischen Fremdkörpern
Altersbedingte Veränderungen: hyaline Plaques, gelbliche Lipideinlagerungen, Kalkeinlagerungen

Indirekte Methoden

Echographie oder **Diaphanoskopie** (➤ Kap. 7.2): Untersuchung der Bereiche **hinter** dem **Äquator**

5.3 Skleraektasie und Sklerastaphylom

Ätiologie: hohe Myopie • hoher IOD • Marfan-Syndrom
Diagnostik: Inspektion • Ophthalmoskopie
Therapie: evtl. chirurgisch

Definition

Skleravorwölbung **mit (Staphylom)** oder **ohne (Ektasie)** Uveabeteiligung durch Skleraverdünnung.

Ätiologie

- **hohe Myopie** (meist am hinteren Pol = Staphyloma posticum) → Bulbusvergrößerung mit Wanddehnung
- nach abgelaufenen **Entzündungen** (Skleritis)
- **hoher Augeninnendruck (IOD)**
- Ehlers-Danlos-Syndrom, **Marfan-Syndrom**

Diagnostik

- **Inspektion/Ophthalmoskopie:** Vorwölbung von verdünnter Sklera und Uvea nach außen mit scharfen Rändern, dunkel pigmentiert

Therapie

evtl. chirurgische Therapie

5.4 Entzündungen

5.4.1 Episkleritis

Ätiologie: idiopathisch • entzündlich-rheumatische Erkrankungen • Infektionen
Klinik: Rötung • einfache/noduläre Form • Schmerzen
Diagnostik: Spaltlampe • Ausschluss einer Systemerkrankung • DD
Therapie: Spontanheilung • NSA • Steroide

Definition

Harmlose, umschriebene Entzündung des Bindegewebes zwischen Sklera und Bindehaut. Kein Übergang in eine Skleritis.

Ätiologie

- meist **idiopathisch** (evtl. durch Stress provoziert)
- gelegentlich im Rahmen **entzündlich-rheumatischer Erkrankungen,** z.B. Dermatomyositis, Wegener-Granulomatose, rheumatoide Arthritis
- **Infektionen,** z.B. Borreliose, Syphilis

Klinik

- **umschriebene** oder **diffuse Rötung** (durch episklerale Gefäßdilatation)
- **einfache** oder **noduläre Form**
- evtl. mäßige Schmerzen und geringer Druckschmerz
- **Rezidivneigung!**

Diagnostik

- **Spaltlampe** (Klinik)
- Ausschluss einer Systemerkrankung (Immun- und Infektionsserologie)

Differentialdiagnose

Skleritis, Konjunktivitis (➤ Kap. 3.5)

! MERKE

Die **episkleralen** Gefäße liegen **radiär** in der Tenon-Kapsel, Bindehautgefäße oberflächlich. Bei Gabe vasokonstringierender Augentropfen verschwinden die Bindehautgefäße, während die episklerale Injektion bestehen bleibt (DD Konjunktivitis und Episkleritis).

Therapie

- meist **Spontanheilung** innerhalb von 1–2 Wochen (länger bei nodulärer Form)
- evtl. Versuch mit lokalen **NSA** (z.B. Diclofenac) oder **Steroiden**

5.4.2 Skleritis

Ätiologie: entzündlich-rheumatische Erkrankungen • Infektionen
Klinik: starke Schmerzen • Rötung • Formen
Diagnostik: Spaltlampe • ggf. Ultraschall/CT • Ausschluss einer Systemerkrankung • DD
Therapie: NSA • Steroide • chirurgisch

Definition

Seltenere diffuse oder lokale, schmerzhafte Entzündung der Sklera.

Ätiologie

- häufig (50%) im Rahmen **entzündlich-rheumatischer Erkrankungen** (Episkleritis)
- seltener **Infektionen**
- idiopathisch

Klinik

- meist starke spontane **Schmerzen** und heftiger Druckschmerz
- Chemosis, **Rötung**
- variable Visusreduktion

Formen

- 95% **Scleritis anterior** (vor dem Äquator gelegene Entzündung)
  - 85% **nicht-nekrotisierend:** *nodulär* (nicht verschiebbare Knötchen) oder *diffus*
  - 13% **nekrotisierend:** *mit Entzündung* (weiß-gelbliche Nekroseknoten, später Skleraverdünnung und Staphylome) oder *ohne Entzündung* (**Scleromalacia perforans** → Ablauf ohne Schmerzen)
- 2% **Scleritis posterior** (hinter dem Äquator gelegene Entzündung)
  - Schmerzen oft einziges Symptom
  - Exophthalmus und Motilitätsstörungen bei entzündlicher Orbitabeteiligung, evtl. exsudative Netzhaut-/Aderhautablösung, häufig Makula-/Papillenödem

Diagnostik

- **Spaltlampe** (Klinik)
- **Ultraschall oder CT:** Skleraverdickung bei posteriorer Form
- Ausschluss einer Systemerkrankung (Immun- und Infektionsserologie)

Differentialdiagnose

Episkleritis, Konjunktivitis (➤ Kap. 3.5)

Therapie

- lokale/systemische **NSA**
- systemische **Steroide** zur Schmerzlinderung
- evtl. Einsatz von Immunsuppressiva und Zytostatika
- **chirurgisch:** bei drohender Perforation

KAPITEL

6 Linse (Lens cristallina)

6.1 Grundlagen

➢ Abb. 6.1 • Aufbau • Ernährung • Entwicklung • Alterung

Aufbau

- Von außen nach innen: Linsenkapsel, Linsenrinde, Embryonalkern, Alterskern
- **Zonula Zinni (Fibrae zonulares):** Fasern zwischen Ziliarkörper und Linsenäquator (Aufhängeapparat der Linse)
- **glasklar, gefäß**- und **nervenfrei** (→ keine Entzündung, keine Schmerzen)
- **bikonvexe** Form, Hinterfläche stärker gekrümmt als Vorderfläche

! MERKE
Die Linse hat eine **Brechkraft** von ca. **15 dpt**.

Ernährung

- über das **Kammerwasser** durch Diffusion
- Vermittlung des Ionengleichgewichts durch Linsenepithelzellen (aktiver Transport: Kalium in die Linse, Natrium ins Kammerwasser)

! MERKE
Der Erhalt der Homöostasis ist für die Transparenz der Linse von entscheidender Bedeutung.

Entwicklung

- Entwicklung aus dem **Ektoderm** über dem Augenbecher
- **Umgekehrtes Wachstum:** die jüngsten Zellen der Linse befinden sich an der Oberfläche, die ältesten in der Linsenmitte
- **Embryonalkern:** Wachstum primärer Linsenfasern
- **Fetalkernbildung** (abgeschlossen mit Geburt): Epithelzelldifferenzierung im Äquatorbereich zu Linsenfasern, welche die ursprunglichen Fasern zum Zentrum hin verdrängen
- **Alterskern:** Bildung während der 3. Lebensdekade

Alterung

Abnahme des Wassergehalts der Linse und **Anstieg der unlöslichen Linsenproteine** → Linse wird härter und weniger elastisch (→ Akkomodationsverlust bzw. Presbyopie, Transparenzverlust)

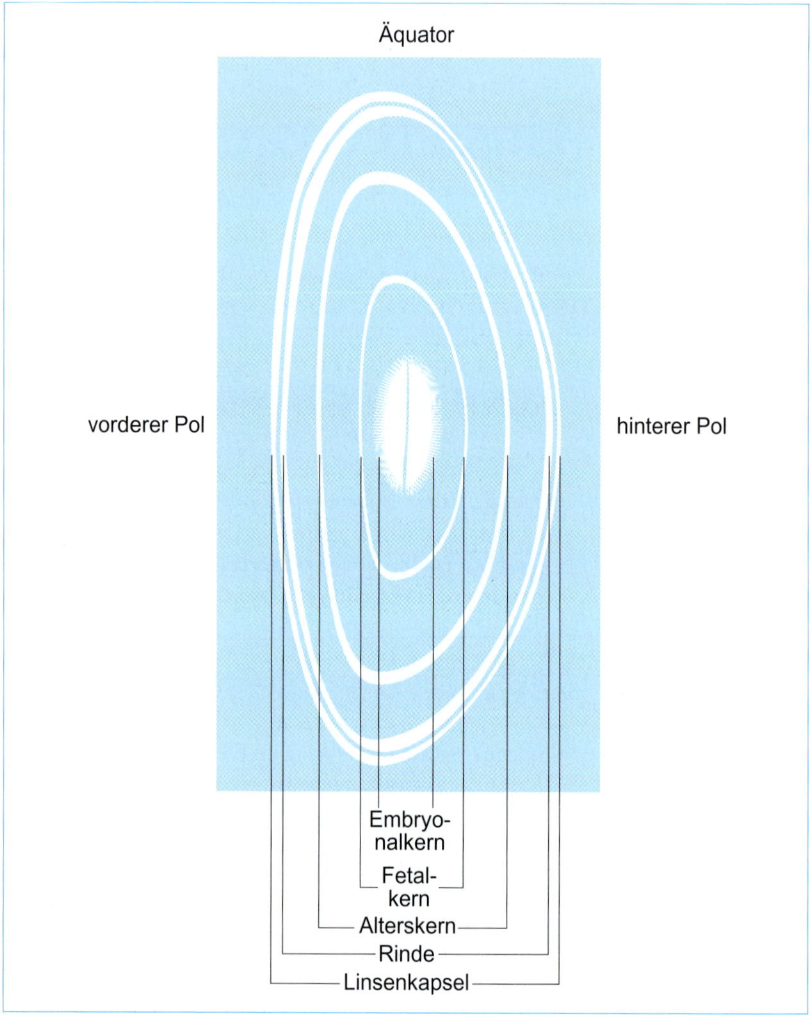

Abb. 6.1 Aufbau der Linse [3]

! MERKE

Die **Kernsklerose** ist eine Altersveränderung der Linse, die durch eine Kompression der zentralen Fasern im Alter und konsekutive Degeneration bedingt ist. Der Übergang in eine pathologische Kerntrübung ist fließend. Die leicht gelbliche Färbung bei der Katarakt ist Ausdruck der Kernsklerose.

6.2 Diagnostik

Spaltlampenuntersuchung • Brückner-Test • Retinometer • Aderfigur

Spaltlampenuntersuchung

- Beurteilung einzelner **Linsenschichten**
- Charakterisierung der **Kataraktformen** unter Mydriasis

6

Brückner-Test

- **Prinzip:** Durchleuchtung (regredientes Licht) des weit getropften Auges
- **Beurteilung:** Linsentrübungen erscheinen im durchscheinenden Licht als dunkle Flecken vor dem Fundusrot

> **! MERKE**
> Ein erschwerter Einblick ins Auge durch eine stark getrübte Linse erfordert eine Ultraschalluntersuchung zum Ausschluss von Erkrankungen tieferer Augenabschnitte.

Retinometer

- **Prinzip:** Bestimmung der potentiellen retinalen Sehleistung unabhängig von der Transparenz der brechenden Medien → Aufschluss über postoperatives Sehen (nach Katarakt-OP)
- **Durchführung:** Projektion unterschiedlich breiter Interferenzstreifen mittels Laser auf die Netzhaut, Patient gibt Verlauf der schrittweise kleiner werdenden Linien an

Aderfigur der Netzhautgefäße

- **Prinzip:** Testung der potentiellen retinalen Sehleistung bei sehr starker Trübung der optischen Medien
- **Durchführung:** Netzhautbeleuchtung in allen 4 Quadranten direkt mit einer Lichtquelle auf der Sklera, die hin- und herbewegt wird
- **Beurteilung:** intakte Netzhaut → Patient nimmt Schatten der eigenen Netzhautgefäße wahr → potentielle retinale Sehleistung von mind. 0,1 (entoptisches Phänomen)

6.3 Lage- und Formveränderungen

6.3.1 Ektopia lentis

> **Ätiologie:** angeboren • erworben
> **Klinik:** monokulare Doppelbilder • Sehverschlechterung • Komplikationen
> **Diagnostik:** Spaltlampe
> **Therapie:** chirurgische Linsenentfernung

Definition

Angeborene oder erworbene Lageveränderung der Linse. Man unterscheidet totale **(Luxation)** oder partielle Verlagerung (**Subluxation,** > Foto 13).

Ätiologie

- **Angeboren:**
  - Marfan-Syndrom (Bindegewebserkrankung mit u.a. Arachnodaktylie, Hochwuchs, Trichterbrust, Herzfehler)
  - Weill-Marchesani-Syndrom (Bindegewebserkrankung mit u.a. Brachydaktylie, Kleinwuchs)
  - Homozystinurie (Stoffwechselerkrankung mit u.a. Katarakt, Hochwuchs, Schwachsinn)
- **Erworben:**
  - Abriss der Zonulafasern (Iridodialyse) durch Trauma
  - Linsenverlagerung aufgrund eines Ziliarkörpertumors
  - Zonulaschwäche durch gelockerte Faserverbindungen zur Linse bei Pseudoexfoliatio lentis
  - Zonuladefekte durch überdimensioniertes Längenwachstum bei hoher Myopie oder Buphthalmus

KLINIK

Pseudoexfoliatio lentis: Ablagerung von grauweißem, fibrillogranulärem, extrazellulärem, amyloidähnlichem Material auf der vorderen Linsenkapsel, Ziliarkörper, Iris und Trabekelwerk.

Klinik

- **monokulare Doppelbilder**
- **Sehverschlechterung (lentikuläre Myopie)**
- **Komplikationen:** sekundäres **Winkelblockglaukom** durch Irisvorwölbung oder Linsenluxation in die Vorderkammer

Diagnostik

Spaltlampe: evtl. Linsen- **(Phakodonesis)** oder Irisschlottern **(Iridodonesis)**

Therapie

chirurgische Linsenentfernung bei Luxation

6.3.2 Formveränderungen der Linse

Formen: Lentikonus • Lentiglobus • Mikrophakie

Definition

Angeborene oder Syndrom-assoziierte Veränderung der Linsenform.

Formen

- **Lentikonus:** umschriebene, konische Vorwölbung des vorderen (**Lenticonus anterior:** Assoziation mit Alport-Syndrom) oder hinteren (**Lenticonus posterior:** ggf. mit Linsentrübung) Linsenpols
- **Lentiglobus:** umschriebene, kugelige Vorwölbung des vorderen oder hinteren Pols mit Myopie und reduziertem Visus
- **Mikrophakie:** Linsendurchmesser kleiner als normal, evtl. assoziiert mit Weill-Marchesani-Syndrom

6.4 Katarakt

Syn.: grauer Star

6.4.1 Kongenitale Katarakt

Katarakt infolge intrauteriner Infektion

Ätiologie: Röteln • Masern • Toxoplasmose • Zytomegalie-Virus (ZMV) • Varizella-zoster-Virus (VZV)
Klinik: beidseitige Leukokorie
Diagnostik: Spaltlampe
Therapie: Kataraktextraktion

Definition

Durch einen **Virusinfekt** innerhalb der ersten 3 Schwangerschaftsmonate hervorgerufene Katarakt.

! MERKE

Die Linsenanlage erfolgt in der 5.–8. Schwangerschaftswoche.

Ätiologie

Röteln, Masern, Toxoplasmose, ZMV, VZV (aufgrund der noch nicht gebildeten Linsenkapsel können Viren das Linsengewebe direkt befallen)

KLINIK

Gregg-Syndrom: Fehlbildungen aufgrund einer Rötelninfektion mit Linsentrübung, offenem Ductus Botalli und Innenohrschwerhörigkeit.

Klinik

- meist **beidseitige,** dichte, weiße Linsentrübung
- **Leukokorie:** weiße Pupillen

Diagnostik

Spaltlampe (Klinik)

Therapie

Kataraktextraktion (> Kap. 6.5.2)

! MERKE

Eine beidseitige, dichte Katarakt behindert die zerebrale Sehfähigkeitsentwicklung und muss früh operiert werden.

Vererbte kongenitale Katarakt

Ätiologie: autosomal-dominant
Klinik: meist keine optische Beeinträchtigung • Formen
Diagnostik: Spaltlampe
Therapie: evtl. Kataraktextraktion

Definition

Genetisch fixierte Fehlbildung der Linse.

Ätiologie

meist **autosomal-dominante** Vererbung (auch autosomal-rezessiv oder X-chromosomal)
meist **keine optische Beeinträchtigung**, Linsentrübung nicht progressiv

Klinik
Formen

- **Cataracta zonularis:** Trübungen in einer Linsenfaserschicht
- **Cataracta nuclearis:** Form der Cataracta zonularis, anfangs nur äußere Schicht des Embryonalkerns betroffen
- **Cataracta coronaria:** radiäre Trübungen im Äquatorbereich
- **Cataracta coerulea:** runde bis keulenförmige, bläuliche, periphere Linsentrübungen
- **Cataracta polaris anterior et posterior:** die Linsenkapsel einbeziehende Trübung

! MERKE

Eine angeborene Katarakt kann eine **Amblyopie** (irreversible Schwachsichtigkeit) zur Folge haben.

Diagnostik

Spaltlampe: Art der Linsentrübung erkennbar (Klinik)

Therapie

evtl. Kataraktextraktion (innerhalb der ersten 3 Lebensmonate)

6.4.2 Erworbene Katarakt

Cataracta senilis

Ätiologie: ungeklärt
Klinik: Visusverschlechterung • Reduktion von Kontrastwahrnehmung und Farbensehen • erhöhte Blendempfindlichkeit • Formen • Stadien
Diagnostik: Spaltlampe
Therapie: Kataraktextraktion

Definition

Im Alter auftretende Linsentrübung (ca. 90% aller Katarakte).

Ätiologie

- **ungeklärt**
- vermutet werden: Enzymdefekte des Linsenstoffwechsels, Mangelernährung und UV-Licht

! MERKE
In Indien ist die Häufigkeit der Katarakte deutlich höher als in Europa und tritt früher auf.

Klinik

Symptomatik

- ggf. **Visusverschlechterung** (abhängig von Lokalisation der Trübung)
- Reduktion von **Kontrastwahrnehmung** und **Farbensehen,** Nebelsehen
- erhöhte **Blendempfindlichkeit,** Halos

Formen

Je nach **Morphologie** unterscheidet man 3 Formen:

Tab. 6.1 Kataraktformen.

Form	Charakterisierung	Symptomatik
Cataracta corticalis	radiäre Speichen und Wasserspalten in der Linsenrinde, Vakuolen	monokulare Diplopie wegen Hyperopisierung ist der Fernvisus weniger beeinträchtigt als der Nahvisus
Cataracta subkapsularis posterior	Rindentrübung: beginnt in der optischen Achse und schreitet scheibchenförmig nach peripher fort Kernbeteiligung bei Zunahme der Trübung	wegen Nahmiosis ist der Nahvisus häufig schlechter als der Fernvisus
Cataracta nuclearis	Linsenverhärtung, besonders des Kerns grün-braune Kernsklerose (Cataracta brunescens)	Linsenmyopie durch Brechkraftzunahme

! MERKE
Die Rindenkatarakt schreitet schneller fort als die Kernkatarakt.

Stadien

Je nach **Reife** unterscheidet man verschiedene Stadien:

Tab. 6.2 Stadien der Kataraktbildung.

Stadium	Charakterisierung
Cataracta incipiens	beginnende Trübung
Cataracta provecta	fortgeschrittene Trübung
Cataracta preamatura/immatura	Kombination von Kern-, Rinden-, Kapseltrübung
Catataracta intumescens	hohe Flüssigkeitsaufnahme der Linse, Zunahme der Linsendicke, Abflachung der Vorderkammer
Cataracta matura	vollständige Eintrübung (👁 ➤ Foto 14)
Cataracta hypermatura	Rindenverflüssigung, Absinken des Linsenkerns, evtl. phakolytisches Glaukom

KLINIK

Phakolytisches Glaukom: Die Linsenkapsel wird für die verflüssigte Linsensubstanz durchlässig. Die austretenden Linsenproteine führen zu einem intraokularen Reizzustand. Makrophagen verstopfen das Trabekelwerk und führen zum Anstieg des Augeninnendrucks (IOD) → notfallmäßige Extraktion der Linse.

Diagnostik

Spaltlampe: Differenzierung der unterschiedlichen Kataraktformen und -stadien (Klinik)

Therapie

Kataraktextraktion (➤ Kap. 6.5.2)

Katarakt bei Allgemeinerkrankungen

Ätiologie und Klinik: Diabetes mellitus • Galaktosämie • Dialyse • myotone Dystrophie • Tetanie • Hauterkrankungen • Linsentrübungen unterschiedlicher Lokalisation
Diagnostik: Spaltlampe
Therapie: Kataraktextraktion

Ätiologie und Klinik

- **Diabetes mellitus (Cataracta diabetica):** subkapsuläre, schneeflockenartige Trübungen meist der vorderen Rinde, bei schlecht eingestelltem juvenilen Diabetes

KLINIK

Bei Diabetikern tritt die Cataracta senilis **5-mal häufiger** und **2–3 Jahre früher** auf als bei Gesunden.

- **Galaktosämie:** tiefe, hintere Rindentrübung
- **Niereninsuffizienz (Dialysekatarakt):** Störung des osmotischen Gleichgewichts und daraus resultierende Linsenrindentrübung
- **Myotone Dystrophie (Cataracta myotonica):** 30.–50. Lj., zunächst leichte Trübung der vorderen Linsenrinde, später auch subkapsular der hinteren Rinde; **viele, kleine, einzelne Trübungspunkte sind pathognomonisch**
- **Tetanie (Cataracta tetanica):** breitere Trübungszone (viele, graue Punkte) unter vorderer Linsenkapsel bei niedrigem Kalziumspiegel, mechanischer Übererregbarkeit bei Beklopfen des Fazialisstammes (Chvostek-Phänomen), Erb- und Trousseau-Zeichen

6

- **Hauterkrankungen:** vordere, schildförmige Verdickung der Kapselmitte bei Neurodermitis

KLINIK
Eine Katarakt kann auch bei Mannosidose, Morbus Fabry, Morbus Wilson sowie Lowe-, Down- und Alport-Syndrom auftreten.

Diagnostik

Spaltlampe (Klinik)

Therapie

Kataraktextraktion: abhängig von Visus und Beschwerdebild

! MERKE
Die Katarakt bei Galaktosämie spricht als einzige Kataraktform auf eine konservative Therapie (galaktosefreie Diät) an.

Cataracta secundaria

Syn.: Nachstar

Klinik: Visusverschlechterung
Diagnostik: Spaltlampe
Therapie: YAG-Laser-Kapsulotomie

Definition

Hinterkapseltrübung nach extrakapsulärer Kataraktextraktion. Entweder durch Proliferation persistierender Linsenepithelzellen **(regeneratorischer Nachstar)** oder durch Fibrosierung der Kapselreste **(fibrotischer Nachstar).**

6

Klinik

Visusverschlechterung

KLINIK
Bis zu **50%** der Patienten entwickeln innerhalb von 5 Jahren postoperativ einen Nachstar.

Diagnostik

Spaltlampe: Hinterkapseltrübung

Therapie

YAG-Laser-Kapsulotomie, ggf. Nachstarexzision

Weitere erworbene Kataraktformen (➤ siehe Tab 6.3)

! MERKE
Nach Operationen am Auge tritt am operierten Auge oftmals früher eine Katarakt auf als am nicht-operierten Auge.

Tab. 6.3 Weitere erworbene Kataraktformen.

Kataraktform	Charakterisierung
Cataracta traumatica	Kontusionsrosette an vorderer oder hinterer Kapsel nach Prellung Perforationskatarakt mit Linsenquellung (Linsenkapseleröffnung → Eintritt von Kammerwasser → Linsenquellung und -eintrübung; evtl. Perforationsrosette bei kleineren Defekten) Cataracta siderotica: durch Eisensplitter hervorgerufene, bräunlich-rostige Linsentrübung Chalcosis lentis: durch intraokularen Fremdkörper hervorgerufene, grünliche, intrakapsuläre Kupferablagerungen (Sonnenblumenform); Kupfer-Fremdkörper lösen außerdem eine schwere intraokulare Entzündung aus
Cataracta complicata	hintere Schalentrübung infolge meist chronischer intraokulärer Erkrankungen (z.B. Iridozyklitis, Glaukomanfall, lange bestehende Netzhautablösung, Retinitis pigmentosa)
Kortisonkatarakt	schalenförmige, hintere Poltrübungen nach längerer Kortisontherapie
Strahlenstar	1–2 Jahre nach Bestrahlung der Linse (mit > 6 Gy) beginnt mit Rindentrübungen am hinteren Pol
Cataracta electrica	nach Starkstromverletzung oder Blitzschlag bei Stromverlauf durch das Auge
Katarakt durch Infrarotlicht	scheibenförmige hintere Rindentrübung Feuerlamelle bei Glasbläsern: Ablösung einer zonulären Lamelle der vorderen Linsenkapsel

6.5 Operative Methoden

6.5.1 Allgemeines

Indikationen • Kontraindikationen • Vorbereitung • Komplikationen

Indikationen

- **Visusreduktion, Blendungsempfindlichkeit**
- Amblyopievermeidung bei angeborener Katarakt
  - **Einseitige Katarakt:** Operation innerhalb der ersten 3 Lebensmonate, um eine Amblyopie zu vermeiden
  - **Beidseitige Katarakt:** Operation so früh wie möglich
- **Verhinderung eines phakolytischen Glaukoms** bei maturer Katarakt
- **Schaffung klarer optischer Medien** zur Beurteilung von Augenhintergrunderkrankungen oder Durchführung von Laserkoagulation (diabetische Retinopathie)

Kontraindikationen

- Vorliegen einer anderen visusbeeinträchtigenden Erkrankung (z.B. AMD, Ablatio retinae)
- okulärer Entzündungszustand (z.B. Uveitis)
- erhohter IOD

KLINIK

Eine **Prognose** über den postoperativ zu erwartenden Visus kann mittels **Retinometer** und Prüfung der **Aderhautfigur** getroffen werden. Visusbeeinträchtigende Erkrankungen wirken sich negativ aus und können somit das gewünschte funktionelle Ergebnis der Kataraktoperation infrage stellen.

Vorbereitung

- **Voruntersuchungen:**
  - Visustestung
  - spaltlampenmikroskopische Untersuchung (z.B. Cornea guttata [> Kap. 4.2] weist auf Endothelfehlfunktion hin und prädisponiert zu Dekompensation durch OP-Trauma)
  - Messung des IOD
  - Beurteilung des Fundus
  - **Biometrie:** Bestimmung der **Kunstlinsenstärke** für die gewünschte postoperative Refraktion (i.d.R. Normalsichtigkeit oder geringe Kurzsichtigkeit, damit eine Brille nur für das Nahsehen benötigt wird). Dabei werden computerisiert verschiedene Parameter wie z.B. **Hornhautbrechkraft** und **Achsenlänge** des Auges bei der Berechnung berücksichtigt. Das A-Bild des Ultraschalls dient der Bestimmung der Achsenlänge des Auges vor einer Kataraktoperation.

! MERKE

Mehr als 2–3 dpt Refraktionsunterschied zwischen beiden Augen sind zu vermeiden, da dabei Probleme mit dem binokularen Sehen entstehen können (**Aniseikonie** = ungleiche Bildgröße auf Netzhaut).

- **Anästhesie:**
  - i.d.R. **Lokalanästhesie** (Retrobulbäranästhesie, Parabulbäranästhesie, Tropfanästhesie mittels z.B. Kokain)
  - **Intubationsnarkose** bei sehr ängstlichen, tauben, geistig behinderten Patienten sowie bei Morbus Parkinson und Rheuma

! MERKE

Meist erfolgt erst die Operation eines Auges und nach einem Intervall die des 2. Auges, um eventuelle Komplikationen auf beiden Augen gleichzeitig zu verhindern.

Komplikationen

- **Intraoperativ:**
  - **Vis a tergo:** erhöhter Glaskörperdruck, der zur Hinterkapselruptur mit oder ohne Glaskörperverlust führen kann (→ Kanthotomie mit Durchtrennung von Haut und Lidbändchen bis zur Orbita, Diamox, Mannit)
  - Verlust von Kern- oder Rindenfragmenten in den Glaskörperraum, Zonulolyse
- **Postoperativ:**
  - **Iriscapture:** Verlagerung der Optik einer Hinterkammerlinse vor die Iris (→ chirurgische Reposition oder Versuch mit Mydriasis)
  - **Zystoides Makulaödem:** entsteht durch Fortleitung von Entzündungsmediatoren über den Cloquet-Kanal vom vorderen Augenabschnitt zum hinteren Augenpol (**Irvine-Gass-Syndrom**)
  - Entzündungen, Hornhautödem, Ablatio retinae

6.5.2 Kataraktextraktionen (KE)

ECCE (extrakapsuläre KE) • ICCE (intrakapsuläre KE) • Phakektomie

ECCE (extrakapsuläre Kataraktextraktion)

Prinzip

Entfernung von Linsenkern- und -rinde sowie nur des zentralen Teils der Linsenvorderkapsel, **Belassen des Kapselsacks**

Durchführung

- Zugang über temporalen und nasalen korneoskleralen Schnitt
- Zwei Methoden zur Entfernung des Linsenkerns:
  - **Phakoemulsifikation:** Zertrümmerung (Emulsifikation) des Linsenkerns durch Ultraschall und Absaugung
  - **Kernexpression:** Entfernung des Linsenkerns in toto oder in mehreren manuell erzeugten Fragmenten durch den großen korneoskleralen Schnitt (7–8 mm) (Anwendung: bei sehr harten Linsenkernen); Wundverschluss mittels Naht nötig

! MERKE

Formal wird die Phakoemulsifikation aufgrund des Erhalts des Kapselsacks als extrakapsuläre Methode eingestuft; sie kann aber auch als eigenständige Methode betrachtet werden, da ein kleiner Hornhautschnitt (2,8–3 mm) ausreicht, der in der Regel selbstabdichtend ist **(kein Wundverschluss)**! Die Gefahr eines postoperativen **Astigmatismus** ist gering.

- anschließend Absaugung sämtlicher verbliebener Kern- oder Rindenanteile
- Implantation der Kunstlinse in den Kapselsack (**HKL** = Hinterkammerlinse)

Komplikationen

- Nachstar (aufgrund verbliebener Linsenkapsel)
- Hinterkapselruptur: bei Glaskörperprolaps muss dieser abgetragen werden (vordere Vitrektomie)

ICCE (intrakapsuläre Kataraktextraktion)

Prinzip

Selten angewandte Methode der Kataraktextraktion mit Entfernung der kompletten Linse **inklusive Kapselsack.**

Durchführung

- korneoskleraler Zugang
- Zerstörung der Zonulafasern mittels Zonulolyse (α-Chymotrypsin)
- Linsenentfernung mittels Kryosonde inklusive Kapselsack
- Nahtfixation einer **HKL** oder Implantation einer **VKL** (Vorderkammerlinse)

KLINIK

Starstich (bis ins 19. Jh.): Ursprünglich wurde die getrübte Linse mittels einer Nadel in den Glaskörperraum gedrückt. Dies führte häufig zu Komplikationen mit Erblindung.

Komplikationen

Glaskörperprolaps

Phakektomie (Kataraktoperation bei Kindern)

Prinzip

Entfernung von **Kern, Rinde** sowie **zentraler Vorder-** und **Hinterkapsel** (wichtig, da Nachstarentwicklung im kindlichen Auge innerhalb einer Woche)

Durchführung

- Eingriff mit Vitrektom über Pars-plana-Zugang (➤ Kap. 10.6)

- Durch die verbliebenen Kapselanteile ist eine spätere HKL-Implantation möglich.

Refraktionsausgleich

- meist keine IOL-Implantation, da sich das Auge noch im Wachstum befindet und sich die Brechkraft noch ändert
- später **Kunstlinsenimplantation** möglich (ab 3. Lj.)
- zeitweilige **Okklusion** des guten Auges, um das operierte Auge im Sehen zu üben
- Kontaktlinsen oder gelegentlich Starbrille

Komplikationen

Offenwinkelglaukom (Spätkomplikation) bei Phakektomie innerhalb der ersten 15 Lebensmonate

6.5.3 Postoperativer Refraktionsausgleich

Intraokularlinsen • Starbrille • Kontaktlinsen

Intraokularlinsen (IOL)

- **Vorderkammerlinse (VKL):** Abstützung im Kammerwinkel oder Sulcus ciliaris. Nachteil → Bildung von Gewebeveränderungen im Kammerwinkel und Hornhaut-Endothelschäden (Implantation nur, wenn Hinterkapsel nicht erhalten bleibt)
- **Hinterkammerlinse (HKL):** Implantation in erhaltene Linsenkapsel
- **Gelbe Blaufilterlinsen:** Reduktion der Häufigkeit von AMD nach Kataraktchirurgie durch Filterung von Blaulicht, das als AMD-fördernder Faktor gilt

! MERKE

Multifokale Linsen ermöglichen eine scharfe Abbildung von Objekten in der Nähe und der Ferne, **torische** Linsen eine Astigmatismuskorrektur.

KLINIK

Bei Patienten mit einer implantierten Kunstlinse besteht eine sog. **Pseudophakie**. Wenn keine Implantation einer Kunstlinse erfolgt und die eigene Linse entfernt wird, bezeichnet man dies als **Aphakie.**

Starbrille

- **Indikation:** nur in Ausnahmefällen als Korrektur einer beidseitigen Aphakie
- **Nachteil:** Brillenskotom durch Einengung des peripheren Gesichtsfelds (wie bei allen Brillen), kosmetisch unbefriedigend (sehr dicke Gläser)

Kontaktlinsen

- **Indikation:** für einseitige postoperative Korrektur geeignet (nicht bei trockenem Auge)
- **Nachteil:** ältere Menschen sind oft mit der Pflege und Handhabung überfordert

KAPITEL

7 Gefäßhaut (Uvea)

7.1 Grundlagen

Aufbau: Iris (Regenbogenhaut) • Corpus ciliare (Ziliarkörper) • Choroidea (Aderhaut) • **Innervation • Gefäßversorgung • Funktion •** ➤ Abb. 7.1

Aufbau

Iris (Regenbogenhaut)

- **Lage:** Grenzstruktur zwischen vorderer und hinterer Augenkammer
- **Bestandteile:**
  - **Vorderes Stromablatt:** lockeres Trabekelwerk, Chromatophoren (Pigmentzellen), zwei arterielle Gefäßkränze (Circulus arteriosus iridis minor und major), M. **sphincter** pupillae (konzentrisch)
  - **Hinteres Pigmentblatt:** zweischichtiges Irisepithel, lichtundurchlässig (Schutz vor übermäßigem Lichteinfall), M. **dilatator** pupillae (radiär)
- Gliederung in **Ziliarteil** (Außenrand/Irisrand) und **Pupillarteil** (Innenrand/Iriswurzel)

KLINIK

Chromatophoren: Deren Anzahl bestimmt die Farbe der Iris → wenige Pigmentzellen bei blauer Iris, viele bei dunkler Iris. Neugeborene haben wenig Pigmentzellen und somit eine blaue Iris (das Pigment entsteht in den ersten Lebensmonaten).

Corpus ciliare (Ziliarkörper)

- **Lage:** von Iriswurzel bis Ora serrata
- **Bestandteile:**
  - **Vordere Pars plicata:** Ziliarmuskel (M. ciliaris), Ziliarfortsätze (ragen in hintere Augenkammer) mit Zonulafasern (Zonula Zinni)
  - Hintere Pars plana (operativer Zugang zur Vitrektomie, ➤ Kap. 10.6)

Choroidea (Aderhaut)

- **Lage:** von der Sehnervenpapille bis zur Ora serrata, mittlere Bulbushülle (zwischen Sklera und Retina)
- **Bestandteile:**
  - außen → **Lamina vasculosa** und **Choriokapillaris** (sehr gefäßreich)
  - innen → **Lamina basilaris (Bruch-Membran)**

Innervation

Sensibel: Nn. ciliares breves et longi

! MERKE

Erkrankungen von Iris und Corpus ciliare sind meist **schmerzhaft,** da sie sensible Nervenfasern besitzen.

Gefäßversorgung

- **Arteriell:** A. ophthalmica

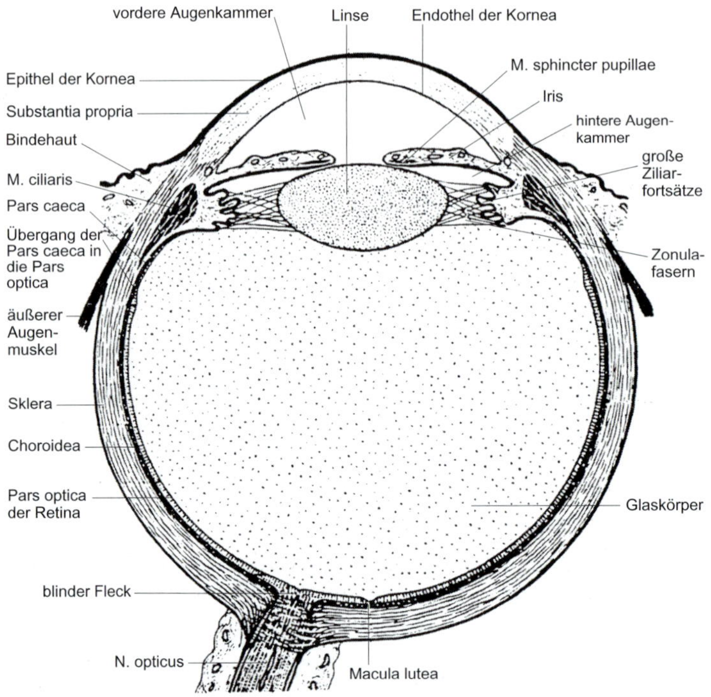

Abb. 7.1 Horizontalschnitt durch den Bulbus [1]

7

- Aa. ciliares posteriores breves (Choroidea)
- Aa. ciliares posteriores longae (Ziliarkörper und Iris); bilden Circulus arteriosus iridis major im Iriswurzelbereich und den Circulus iridis minor im Bereich der Iriskrause
- Aa. ciliares anteriores mit Verbindung zu den hinteren Ziliargefäßen

- **Venös:** 4–6 Vv. vorticosae (Wirbelvenen) → Vv. ophthalmicae superiores et inferiores

Funktion

- **Iris: Blende** des optischen Systems, die durch M. dilatator pupillae (sympathisch) und M. sphincter pupillae (parasympathisch) reguliert wird
- **Corpus ciliare:**
  - **Akkomodation** mittels M. ciliaris: Kontraktion → Spannung der Zonulafasern lässt nach → Linsenvorderfläche wölbt sich stärker durch Eigenelastizität → Zunahme der Brechkraft
  - **Kammerwasserproduktion:** durch zweischichtiges, den Ziliarkörper bedeckendes Epithel
- **Choroidea:** Temperaturregulierung und **Ernährung** der äußeren Netzhautschichten

7.2 Diagnostik

Spaltlampenuntersuchung • Gonioskopie • Fluoreszenzangiographie • Ophthalmoskopie • Echographie • Diaphanoskopie

Spaltlampenuntersuchung

Iris
- **Irisgefäße:** normal nicht sichtbar
  - sichtbar bei Irisatrophie, Entzündungen, Neovaskularisation (Rubeosis iridis)
  - DD: Irisgefäße verlaufen **radiär,** neugebildete Gefäße **unregelmäßig**
- **Defekte im Pigmentblatt** leuchten im regredienten Licht rot auf **(Kirchenfensterphänomen).**
- **Formveränderungen der Pupille** können Hinweise auf z.B. Subluxatio lentis, Tumoren oder Synechien sein.

! MERKE
Bei **Entzündung** der Iris kann eine sonst blaue Iris grün erscheinen.

Vorderkammer (VK)
- normal optisch leer
- **Trübungen und Zellen:** bei seitlicher, punktförmiger Beleuchtung sichtbar **(Tyndall-Phänomen)**
- **flache VK** → Hinweis auf ein Glaukom, **tiefe VK** → bei Aphakie und Linsenektopien

! MERKE
Bei **Entzündungen** werden die Irisgefäße erhöht permeabel, die Blut-Kammerwasser-Schranke bricht zusammen und Proteine können übertreten.

Gonioskopie

- **Gonioskopieglas:** Beurteilung der Iriswurzel und des Kammerwinkels
- **Dreispiegelkontaktglas:** Untersuchung der Pars plana des Ziliarkörpers

Fluoreszenzangiographie

Beurteilung von **Aderhaut** und Netzhaut (> Kap. 11.2)

Ophthalmoskopie

Beurteilung von **Aderhaut** und Netzhaut (> Kap. 11.2)

Echographie

- **Indikation:** V.a. Tumoren, Hämangiome
- **B-Bild:** Flächenschnittbild (zweidimensional)
- **A-Bild:** Echo-Amplituden werden als Ausschläge von der Null-Linie dargestellt (eindimensional)
- **Beurteilung:** Unterschiedliche Gewebe reflektieren die Ultraschallwellen unterschiedlich stark: Netzhaut reflektiert stark, Glaskörper kaum. Auch die Dignität von Tumoren kann beurteilt werden.

Diaphanoskopie

- **Prinzip:** Durchleuchtung des Auges mittels **Diaphanoskop** (Kaltlichtquelle), welches nach Tropfanästhesie auf den Bulbus gesetzt wird
- **Beurteilung:** Bei Tumoren oder Blutungen findet sich eine **Abschattung des Fundusrots** im Tumorbereich; bei einer Netzhautablösung dagegen erscheint das Fundusrot normal.

7.3 Fehlbildungen und Farbanomalien

7.3.1 Aniridie

Ätiologie: genetisch • traumatisch
Klinik: Photophobie • Assoziation mit Wilms-Tumor • Glaukom
Diagnostik: Spaltlampe
Therapie: Irisprothese • Glaukomtherapie

Definition

Teilweises oder komplettes Fehlen der Iris.

Ätiologie

- **genetisch** (autosomal-dominant oder sporadisch)
- **traumatisch**

Klinik

- **Photophobie** (starke Lichtempfindlichkeit)
- Assoziation mit **Wilms-Tumor** möglich (Miller-Syndrom) → Ausschluss!
- häufig in Kombination mit Nystagmus, Amblyopie, Buphthalmus, Katarakt, Foveahypoplasie (→ reduzierte Sehkraft)
- **Glaukom** in 50% der Fälle

Diagnostik

Spaltlampe: meist noch Ziliarzottenreste und Zonulafasern sichtbar

Therapie

- Implantation von **Irisprothesen**
- **Glaukomtherapie** (➤ Kap. 9)

7.3.2 Iriskolobom

Ätiologie: angeboren • erworben
Klinik: evtl. Visusreduktion • evtl. monokulare Diplopie
Diagnostik: Spaltlampe • Ophthalmoskopie
Therapie: ggf. operative Refixation

Definition

Defekt der Iris, der entweder angeboren oder erworben ist.

Ätiologie

- **Angeboren:** autosomal-dominant oder sporadisch (fehlender Verschluss der fetalen Augenbecherspalte in 6. SSW)
- **Erworben:** angelegt bei Operationen (z.B. Iridektomie bei Glaukom ➤ Kap. 9.5) oder traumatisch (durch Abriss der Iris am Ziliarkörper)

Klinik

- **Angeboren:** typischerweise **nasal unten** gelegen, Kombination mit Kolobomen der Ader- und Netzhaut möglich (→ evtl. **Visusreduktion**)
- **Traumatisch:** häufig entrundete Pupille, evtl. **monokulare Doppelbilder** bei unten gelegenem Defekt (nicht bedeckt durch Lid)
- **Brückenkolobome:** noch brückenartig erhaltene Reste der Iris oder Aderhaut

Diagnostik

- **Spaltlampe** (Klinik)
- **Ophthalmoskopie:** bei Aderhautkolobom → ausgedehnte, weiße Flecken, meist unterhalb der Papille

Therapie

ggf. **operative Refixation** an die Irisbasis

7.3.3 Heterochromie

Klinik: Iris bicolor • Heterochromia complicata Fuchs • Heterochromia sympathica
Diagnostik: Spaltlampe
Therapie: symptomatisch

Definition

Unterschiedliche Färbung der Iris, die meist angeboren ist.

Klinik

- **Iris bicolor:** 2 Areale verschiedener Färbung, ein- oder beidseitig, Assoziation mit Morbus Hirschsprung möglich
- **Heterochromia complicata Fuchs:** rezidivierende Iridozyklitis im Erwachsenenalter und Hornhaut-Endothelpräzipitate; häufige Komplikationen sind Linsentrübung und Glaukom; keine hinteren Synechien, äußerlich reizfreies Auge
- **Heterochromia sympathica:** Hellerwerden der betroffenen Iris durch einseitige Unterfunktion der sympathischen Innervation

! MERKE
Eine einseitige **Hellerfärbung der Iris** tritt auch nach Iridozyklitis, Glaukomanfall oder Vorderkammerblutungen auf.

Diagnostik

Spaltlampe (Klinik)

Therapie

symptomatisch (ggf. Behandlung einer Iridozyklitis oder möglicher Komplikationen)

7.3.4 Albinismus

Klinik: Photophobie • erhöhte Blendungsempfindlichkeit • Visusreduktion
Diagnostik: Spaltlampe • Ophthalmoskopie
Therapie: symptomatisch

Definition

Angeborene Störung der Melaninsynthese.

- **Okulärer Albinismus:** nur die Augen sind betroffen
- **Okulokutaner Albinismus:** Augen, Haut und Haare sind betroffen

Klinik

- **Photophobie,** erhöhte Blendungsempfindlichkeit
- **Visusreduktion** (da Fovea aplastisch)
- Nystagmus

Diagnostik

- **Spaltlampe:** Irisdurchleuchtbarkeit (rötliche Iris), helle, blau-graue Iris
- Ophthalmoskopie: verminderte Pigmentierung des Fundus → sichtbare Aderhautgefäße

! MERKE
Die rötlich scheinende Iris (reflektiertes Fundusrot) entsteht durch zusätzliches Fehlen des Hinterblattpigmentes der Iris.

Therapie

symptomatisch (z.B. Brille mit UV-Blockade)

7

7.4 Degenerationen

Tab. 7.1 Degenerationen der Choroidea.

Erkrankung	Charakteristika
Choroideremie	**Ätiologie:** vererbt (X-chromosomal-rezessiv) **Klinik:** Beginn mit Nachtblindheit und Gesichtsfeldausfällen in mittlerer Fundusperipherie (Ausbreitung der Aderhautatrophie nach peripher und zentral) **Therapie:** nicht möglich, Erblindung im Verlauf (20.–40. Lj.)
Atrophia gyrata	**Ätiologie:** vererbt (autosomal-rezessiv, Ornithin-Gammaaminotransferasemangel) **Klinik:** Beginn mit Nachtblindheit und peripheren Gesichtsfeldausfällen (peripher beginnend und nach zentral fortschreitende Aderhautatrophie) **Therapie:** hohe Dosen Pyridoxin (Vitamin B6), argininarme Diät

7.5 Entzündungen (Uveitis)

Einteilung

Die Uveitis (Entzündung von Choroidea, Ziliarkörper, Iris) unterteilt man in:
- **Vordere Uveitis (Uveitis anterior):** akute oder chronische Entzündung von Iris **(Iritis)** oder Entzündung von Iris und Pars plicata des Ziliarkörpers **(Iridozyklitis)**
- **Intermediäre Uveitis (Uveitis intermedia):** Entzündung der Pars plana des Ziliarkörpers (Pars planitis, Zyklitis)
- **Hintere Uveitis (Uveitis posterior):** Entzündung der Aderhaut (Chorioiditis), assoziiert mit Entzündung der Netzhaut (Retinochoroiditis)

Eine Entzündung der gesamten Uvea heißt **Panuveitis.**

7.5.1 Akute Iritis und Iridozyklitis (vordere Uveitis)

Ätiologie: endogen • exogen
Klinik: Schmerzen • Sehverschlechterung • Photophobie • Epiphora • Komplikationen
Diagnostik: Spaltlampe • Erregernachweis • DD
Therapie: Mydriatika • antibiotisch/antiviral • Steroide • Immunsuppressiva

Ätiologie

- **Endogen:**
  - **hämatogene Keimstreuung** bei Lues, Tbc, Toxoplasmose, Leptospirose, Bruzellose, Lepra, Viruserkrankungen (HSV, VZV, HIV)
  - **allergisch-hyperergische** Reaktion bei Tbc
  - Sarkoidose, Morbus Bechterew, Reiter und Behçet, rheumatoide Arthritis
- **Exogen:** perforierende Verletzung, Ulcus serpens corneae (➤ Kap. 4.5.2)

Klinik

Symptomatik

- **Schmerzen:** in den Augen oder im Bereich der Stirn, Akkomodationsschmerzen bei Iridozyklitis
- **Sehverschlechterung,** Photophobie, Epiphora

Komplikationen

- **Synechien:**
  - **Vordere Synechien:** Verwachsungen von Iris und Hornhautrückfläche

  - **Hintere Synechien:** Verwachsungen von Iris und Linse mit konsekutiver Pupillenentrundung → **Napfkucheniris** (Iris bombée)
- **sekundäres Offenwinkelglaukom** mit Anstieg des IOD
- **Chronische Iritis und Iridozyklitis:** ca. ¼ der akuten Iridozyklitiden
  - Symptome in abgeschwächter Form
  - **Pathognomonisch bei Lepra:** glitzernde Perlen auf Irisoberfläche am Pupillarsaum (Mykobakterien und Histiozyten)
  - evtl. Hornhautbanddegeneration (➤ Kap. 4.4.3)
  - **Komplikationen:** Cataracta complicata, Phtisis bulbi (Endstadium bei erfolglosen Therapieversuchen)

KLINIK

Napfkucheniris (Iris bombée): Irisvorwölbung bei ringförmigen, hinteren Synechien → Einengung des Kammerwinkels und Verklebungen sowie Cataracta complicata und Sekundärglaukom bei länger dauerndem Entzündungszustand.
Seclusio pupillae: *komplette* hintere Synechierung im Pupillarbereich → Kammerwasser kann nicht mehr zirkulieren → sekundäres Winkelblockglaukom bei Iris bombée
Occlusio pupillae: Fibrin bedeckt Linsenvorderfläche und Pupille

Diagnostik

- **Spaltlampe:**
  - **ziliare** oder **gemischte** (Bindehautbeteiligung) **Injektion** (➤ Kap. 3.2)
  - **Iris:** hyperämisch, Irisstrukturen verwaschen, Reizmiosis
  - **Vorderkammer:** Zellen, Fibrin- oder Eiweißansammlung **(Tyndall-Effekt), Hypopyon** (Ansammlung von Fibrin und Leukozyten am Boden der Vorderkammer), **Hyphäma** (Blutung in Vorderkammer) bei Virusinfektion
  - **Hornhaut:** dreieckförmige Präzipitatansammlung an unterer Hornhautrückfläche **(Arlt-Dreieck),** selten Hornhautödem
- **Erregernachweis** mittels Bindehautabstrich, Blutkultur bei Sepsis

Differentialdiagnose

akuter Glaukomanfall (➤ Kap. 9.3.2)

Tab. 7.2 DD Iritis – akuter Glaukomanfall.

Befund	Iritis	akuter Glaukomanfall
Symptome	dumpfer, stechender Schmerz, Photophobie	starke Schmerzen, Erbrechen
Bindehaut	ziliare, gemischte Injektion	gemischte Injektion
Hornhaut	klar	trüb, ödematös
Vorderkammer	Zellen, Fibrin normale Tiefe der Vorderkammer	flache bis aufgehobene Vorderkammer
Pupille	Reizmiosis	weit, entrundet
Druck (palpatorisch)	normoton	steinharter Bulbus
Iriszeichnung	verwaschen	verwaschen

Therapie

- **Mydriatika** (Atropin oder Scopolamin): zur Vermeidung von Synechien und Ruhigstellung des Ziliarmuskels (schmerzlindernd)

! MERKE

Keine Mydriatika bei engem Kammerwinkel, da sie einen Glaukomanfall auslösen können.

- **antibiotische** oder **antivirale** Therapie bei V.a. erregerbedingte Iridozyklitis (Hornhautulzera, perforierende Verletzung, Sepsis)

> **! MERKE**
> Eine sofortige antibiotische Therapie ist nötig, da die Erreger oftmals nicht nachgewiesen werden können.

- **Steroide:** wenn kein Erreger nachgewiesen werden konnte
- **Immunsuppressiva:** bei Versagen der Steroidtherapie
- evtl. Wärme (z.B. mit Rotlicht)
- ggf. Behandlung der Grunderkrankung und Komplikationen
- **Therapie der chronischen/Iridozyklitis:** zusätzlich
  - subkonjunktivale Dexamethason-Injektion
  - YAG-Laser-Iridotomie (➤ Kap. 9.5): bei Seclusio pupillae mit sekundärem Winkelblockglaukom
  - ggf. Kataraktextraktion im entzündungsfreien Intervall

7.5.2 Zyklitis (intermediäre Uveitis)

> **Ätiologie:** endogen • exogen
> **Klinik:** Sehverschlechterung • dumpfe Schmerzen • Komplikationen
> **Diagnostik:** Spaltlampe • Ophthalmoskopie
> **Therapie:** wie Iritis • Steroide

Ätiologie

endogen und **exogen** (vordere Uveitis)

Klinik

- **Sehverschlechterung** („Schwebeteilchen" vor dem Auge), dumpfe **Schmerzen**
- **Komplikationen:** bandförmige Keratopathie, Katarakt, Sekundärglaukom

Diagnostik

- **Spaltlampe:**
  - weißliche Ablagerungen im Glaskörper über der Pars plana und der äußeren Netzhautperipherie (**„Schneebälle"**, **„Schneewehen"**)
  - Vorderabschnitt des Auges meist reizfrei
- **Ophthalmoskopie:**
  - zellige Infiltration des übrigen Glaskörpers, meist weiße Schlieren sichtbar
  - Papillenschwellung, Makulaödem

Therapie

- Therapie wie Iritis
- **Steroide** (subkonjunktival oder systemisch): in schweren Fällen

Prognose

oft spontane Ausheilung, chronische Verläufe

7.5.3 Choroiditis/Chorioretinitis (hintere Uveitis)

> **Ätiologie:** Toxoplasmose • Sarkoidose • Lues • Morbus Behçet • Malignome • Histoplasmose • Toxocara
> **Klinik:** keine Schmerzen • Sehverschlechterung • Schleiersehen • Formen • Komplikationen
> **Diagnostik:** Ophthalmoskopie • DD
> **Therapie:** Behandlung der Grunderkrankung

Definitionen

- **Choroiditis:** primäre Aderhautentzündung
- **Chorioretinitis:** Entzündung geht primär von der Aderhaut aus und breitet sich auf die Retina aus
- **Retinochoroiditis:** Entzündung geht primär von der Netzhaut aus und breitet sich auf die Aderhaut aus

! MERKE

Bei **Chorioretinitis** finden sich **keine Zellen im Glaskörper**, hingegen liegt bei **Retinochoroiditis** eine **zellige Infiltration** des Glaskörpers vor.

Ätiologie

Toxoplasmose, Sarkoidose, Lues, Morbus Behçet, Malignome, Histoplasmose, Parasitosen (z.B. Toxocara)

Klinik

Symptomatik

- **keine Schmerzen** (keine sensiblen Nerven in der Aderhaut!)
- **Sehverschlechterung** (v.a. bei Beteiligung der Makula), **Schleiersehen**

Formen

- **Choroiditis disseminata:** häufigste Verlaufsform (v.a. bei Tbc, Lues)
- Retinochoroiditis juxtapapillaris (Jensen): seltene Form mit papillennahem Herd und Schädigung von Nervenfaserbündel (bei Toxoplasmose)
- Chorioretinitis centralis: sehr seltene Form, die schwere Sehstörungen verursacht durch zentralen Herd (häufig bei Histoplasmose)

KLINIK

Vogt-Koyanagi-Harada-Syndrom: exsudative Chorioiditis (häufig mit seröser Netzhautabhebung) mit wolkigen, erhabenen Herden in der Aderhaut und im Pigmentepithel; oft enzephalitische Symtome.
Chorioiditis serpiginosa: Entzündung des hinteren Pols beider Augen, die sich ausgehend von der Papille zentrifugal ausbreitet (serpiginös = fortschreitend). Hinterlässt atrophische unscharf begrenzte Narben. Neue Herde entstehen am Rand der alten Narben.

Komplikationen

rhegmatogene Netzhautablösung, Makulaödem, proliferative Vitreoretinopathie (PVR), Optikusatrophie

Diagnostik

Ophthalmoskopie:

- **Frischer Zustand:** weiße, unscharf begrenzte Herde der Aderhaut
- **Narbenstadium:** scharf begrenzte, besonders am Rand bräunlich pigmentierte Herde, evtl. Aderhautgefäße durch atrophische Narbe sichtbar
- **„Pfeffer-und-Salz"-Fundus (bei Lues):** kleinfleckige Vernarbung des gesamten Fundus (typische Trias: Taubheit, tonnenförmige Zähne, interstitielle Keratitis)

Differentialdiagnose

Retinitis mit zelliger Glaskörperinfiltration (meist durch Viren oder Toxoplasma gondii verursacht, ➤ Kap. 11.8)

Therapie

Behandlung der Grunderkrankung, entsprechend der Ätiologie Antibiotika oder Steroide

Prognose

Ausheilung innerhalb von 2–6 Wochen unter Bildung chorioretinaler Narben (→ **Skotome** im Narbenbereich)

7.5.4 Ophthalmia sympathica

Syn.: sympathische Ophthalmie

Ätiologie: nach OP • perforierende Verletzungen • Reizzustände
Klinik: eingeschränkte Akkomodationsbreite • Photophobie • Schmerzen
Diagnostik: Anamnese • Spaltlampe • DD
Therapie: Enukleation • Steroide • Immunsuppressiva

Definition

Seltene, granulomatöse Uveitis des Partnerauges, die nach intraokulärem Eingriff oder perforierender Verletzung des anderen Auges einsetzt. Die Gewebe des verletzten Auges wirken dabei als Antigene.

Ätiologie

- **intraokulare Eingriffe** (nach 2 Wochen bis 10 Jahren)
- **perforierende Verletzungen**
- längere **Reizzustände** des Auges

Klinik

- **eingeschränkte Akkomodationsbreite,** d.h. Nahpunkt rückt in die Ferne
- **Photophobie** (Lichtscheu)
- später **Schmerzen** und Visusverlust

Diagnostik

- **Anamnese** (Vorgeschichte)
- **Spaltlampe:**
  - gemischte Injektion
  - Zellen und Eiweiß in Vorderkammer und Glaskörper
  - Papillen- und Netzhautödem

Differentialdiagnose

Iridozyklitis (➤ Kap. 7.5.1), Choroiditis anderer Genese

Therapie

- **Enukleation** des meist erblindeten, verletzten Auges (damit Entfernung des Antigens)
- hochdosierte **Steroidtherapie,** evtl. in Kombination mit **Immunsuppressiva** (Cyclophosphamid, Azathioprin)

7

! MERKE
Eine **prophylaktische Enukleation** (Entfernung des Bulbus unter Erhaltung der Adnexe) eines verletzten Auges sollte bei Erblindung stets in Betracht gezogen werden.

7.6 Tumoren

7.6.1 Gutartige Neubildungen und Tumoren

Rubeosis iridis

Ätiologie: retinale Ischämie
Klinik: Neovaskularisation • Blutung • Komplikation
Diagnostik: Spaltlampe
Therapie: Lasertherapie • Zyklokryotherapie

Definition

Gefäßneubildung (Neovaskularisationen) auf der Irisvorderfläche.

Ätiologie

- **Retinale Ischämie:** diabetische Retinopathie, Zentralvenenverschluss, Karotisstenose, intraokuläre Tumoren
- Hypoxie führt zur Bildung von VEGF (vascular endothelial growth factor), der eine Gefäßneubildung anregt

Klinik

- **Neovaskularisation** typischerweise an Iriswurzel oder Pupillarsaum (➤ Foto 15)
- evtl. **Blutungen,** da die neu gebildeten Gefäße brüchig sind
- **Komplikation:** sekundäres Winkelblockglaukom durch Gefäßneubildungen im Kammerwinkel

Diagnostik

Spaltlampe (Klinik)

Therapie

- **Lasertherapie:** möglichst frühzeitige Behandlung der zugrunde liegenden Netzhauterkrankung mittels Laser
- **Zyklokryotherapie:** zur Senkung des Augendrucks bei sekundärem Winkelblockglaukom (➤ Kap. 9.4)

! MERKE

Eine Rubeosis iridis führt in der Regel zur **Erblindung,** daher sollte die Grunderkrankung sehr frühzeitig therapiert werden!

Aderhautnävus

Klinik: flache subretinale Veränderung • meist symptomlos
Diagnostik: Ophthalmoskopie • Tonometrie • Fluoreszenzangiographie • Echographie • DD
Therapie: Fotodokumentation

Definition

Gutartige Melanozytenansammlung im Aderhautstroma.

Klinik

- **flache,** graue, **subretinale Veränderung** (0,5–10 mm) mit unscharfer Begrenzung
- geringes Wachstum
- meist **symptomlos**
- evtl. sekundäre Neovaskularisationen mit Netzhautödem

KLINIK

Das Risiko für eine **Entartung** eines Aderhautnävus zu einem **Aderhautmelanom** beträgt 1:5000. Auf eine Größen- oder Dickenzunahme ist daher besonders zu achten.

Diagnostik

- **Ophthalmoskopie** (Klinik), **Tonometrie**
- Fluoreszenzangiographie (Nävus hat *kein* eigenes Gefäßsystem, DD zum Aderhautmelanom!)
- Echographie (Quantifizierung der Dicke)

Differentialdiagnose

Aderhautmelanom (➤ Kap. 7.6.2), Metastase

! MERKE

Der Aderhautnävus ist **flach,** das Aderhautmelanom **prominent.**

Therapie

Fotodokumentation

Irisnävus

Klinik: wenig prominente Veränderung • variable Pigmentierung
Diagnostik: Spaltlampe • DD
Therapie: Fotodokumentation • evtl. Iridektomie

7

Definition

Gutartige Melanozytenzellansammlung im Irisstroma. Häufig bei wenig pigmentierten Menschen.

Klinik

- **wenig prominente** Veränderung des Irisstromas mit **variabler Pigmentierung**
- Lokalisation: meist in **unterer Irishälfte**
- evtl. Sekundärglaukom
- gelegentlich maligne Entartung

> **! MERKE**
> Irisläsionen kleiner 3 × 3 × 1 mm sind meist gutartig.

Diagnostik

Spaltlampe (Klinik)

Differentialdiagnose

Irismelanom, Iriszyste (➤ Kap. 7.6.), Irisfremdkörper (perforierende Augenverletzung, ➤ Kap. 17.2.9), Heterochromie (➤ Kap. 7.3.3)

Therapie

- **Fotodokumentation** (Wachstumsbeobachtung)
- **Iridektomie:** bei Sekundärglaukom und V.a. maligne Entartung

Iriszyste, Ziliarkörperzyste

> **Ätiologie:** idiopathisch • sekundär
> **Klinik:** Irisvorwölbung • Durchleuchtbarkeit
> **Diagnostik:** Spaltlampe • Tonometrie • DD
> **Therapie:** entsprechend Ätiologie • Blockexzision

Definition

Ein- oder mehrkammeriger, flüssigkeitsgefüllter, sackartiger Tumor, der von einer Kapsel umgeben ist.

Ätiologie

- **Primäre Zyste:** idiopathisch
- **Sekundäre Zyste:** nach Trauma, Entzündung, chirurgischen Eingriffen, Miotika (z.B. Di-isopropyl-fluorphosphat)

Klinik

Irisvorwölbung (oft bei 3 oder 9 Uhr), Durchleuchtbarkeit im regredienten Licht

Diagnostik

- **Spaltlampe** (Klinik)
- **Tonometrie:** akute IOD-Erhöhung nach Spontanruptur möglich

Differentialdiagnose

Irismelanom, Irisnävus, Irisfremdkörper (perforierende Augenverletzung, ➤ Kap. 17.2.9), Heterochromie (➤ Kap. 7.3.3)

Therapie

- entsprechend Ätiologie, ggf. Austausch der entsprechenden Miotika
- **Blockexzision:** bei Sehachsenbeeinträchtigung

7.6.2 Maligne Tumoren

Aderhautmelanom

> **Klinik:** Visusabfall bei Makulabeteiligung • Metastasierung • Komplikationen
> **Diagnostik:** Ophthalmoskopie • Diaphanoskopie • Echographie • Fluoreszenzangiographie • DD
> **Therapie:** Enukleation • Blockexzision • Bestrahlung

Definition Maligner, pigmenthaltiger Tumor der Choroidea unbekannter Ätiologie. Häufigster maligner Primärtumor des Auges.

Klinik
- langsames Wachstum, kann in Orbita wachsen
- **Visusabfall** bei Makulabeteiligung
- hämatogene **Metastasierung** (meist in Leber und Lunge)
- **Komplikationen:** Sekundärglaukom

Diagnostik
- **Ophthalmoskopie** (➤ Foto 16): einseitiger, prominenter, subretinaler, grau-brauner Herd, Begleitamotio, häufig Ablagerung von orangefarbenem Pigment auf Tumor (Lipofuszin)
- Diagnosesicherung mittels **Diaphanoskopie, Echographie** und **Fluoreszenzangiographie** (tumoreigenes Gefäßsystem)

Differentialdiagnose Aderhautnävus, choroidale Metastasen

KLINIK

Choroidale Metastasen: weißlich-gelbe, unscharf begrenzte choroidale Veränderung (häufig am hinteren Pol) mit seröser Netzhautabhebung bei **Mamma-, Lungen-, Schilddrüsenkarzinom.** Häufig treten leopardenfellähnliche Pigmentepithelverklumpungen auf.

Therapie
- **Enukleation:** bei großem Tumor, erfolgloser bulbuserhaltender Therapie oder Invasion des N. opticus
- **Blockexzision:** bei kleineren Tumoren
- **Bestrahlung:** bei Prominenz von 4–6 mm (episkleraler Strahlenträger)
- Lichtkoagulation oder Protonenbestrahlung bei Tumor des einzig verbliebenen Auges

Prognose
- 5-JÜR nach Enukleation ca. 75% (bei Bestrahlung nicht schlechter)
- mittlere Überlebensrate bei Fernmetastasen < 6 Monate

Irismelanom

Klinik: prominente Iris
Diagnostik: Spaltlampe • Gonioskopie • DD
Therapie: Fotodokumentation • Sektoriridektomie

Definition Maligner, von Irismelanozysten ausgehender Tumor, der häufiger bei Weißen vorkommt. Er ist seltener als das Aderhautmelanom, wird aber früher entdeckt wegen der guten Sichtbarkeit.

Klinik
- **prominente,** umschriebene Veränderung der **Iris** mit variabler Pigmentierung
- evtl. **Sekundärglaukom** durch Aussaat von Melanomzellen in den Kammerwinkel
- meist kein Wachstum, keine Metastasierung

Diagnostik Spaltlampe (➤ Foto 17), Gonioskopie

Differentialdiagnose Iriszyste, Irisnävus, Irisfremdkörper (perforierende Augenverletzung, ➤ Kap. 17.2.9), Heterochromie (➤ Kap. 7.3.3)

Therapie
- **Fotodokumentation,** wenn kein Wachstum vorhanden
- **Sektoriridektomie**

7

Prognose: Abhängig von Tumorgröße: < **10 mm** → 15-JÜR 80%; > **15 mm** → 15-JÜR 20%

Ziliarkörpermelanom

Klinik: Tumor hinter Iris • Akkomodations-/Refraktionsänderung
Diagnostik: Spaltlampe • Gonioskopie • Ophthalmoskopie • Tonometrie • DD
Therapie: Blockexzision

Definition

Runder, dunkel pigmentierter Tumor, der hinter der Iris bei weiter Pupille sichtbar wird.

Klinik

- dunkel pigmentierter **Tumor hinter der Iris**
- **Akkomodations**- und **Refraktionsänderungen** durch Linsenverdrängung
- evtl. Sekundärglaukom
- evtl. Hyphäma (Vorderkammerblutung)

Diagnostik

- **Spaltlampe, Gonioskopie, Ophthalmoskopie** (Klinik)
- **Tonometrie:** initial um 4–8 mmHg erniedrigter IOD

Differentialdiagnose: malignes Melanom der Bindehaut (➤ Kap. 3.6.2), Ziliarkörperzyste

Therapie

Blockexzision

Prognose: Abhängig von Tumorgröße: < **10 mm** → 15-JÜR 80%; >**15 mm** → 15-JÜR 20%

KAPITEL

8 Pupille

8.1 Grundlagen

Aufbau • Funktion
Lichtreaktion: afferente Pupillenbahn • efferente Pupillenbahn (parasymphatisch) • efferente sympathische Nervenversorgung
Naheinstellungsreaktion

Aufbau

runde zentrale Öffnung der Iris, deren Weite durch die Irismuskulatur reguliert wird (M. dilatator und sphincter pupillae)

Funktion

- **Steuerung des Lichteinfalls** auf die Netzhaut (Blende) → Verbesserung der Abbildungsqualität
- **Anpassung an unterschiedliche Helligkeiten**

Lichtreaktion (➢ Abb. 8.1)

afferente Pupillenbahn

Lichtsignal → **Retina** (retinale Lichtrezeptoren, N. opticus) → Chiasma opticum (> 50% der nasalen Axone kreuzen auf Gegenseite) → Tracti optici → Abzweigung vor Corpus geniculatum laterale zur Area praetectalis → **Edinger-Westphal-Kerne** *beider* Seiten (Okulomotoriuskerngebiet)

! MERKE
Aufgrund der beidseitigen Verschaltung sind die Pupillen **isokor** (gleich groß) und bei Beleuchtung **eines** Auges reagieren **beide** mit einer Verengung **(konsensuelle Lichtreaktion).**

KLINIK
Isokorie: afferente Läsionen
Anisokorie: efferente Läsionen, Irisläsionen, Läsionen der Irismuskulatur

efferente Pupillenbahn (parasymphatisch)

Edinger-Westphal-Kern → Anlagerung parasympathischer Fasern an N. oculomotorius → Ggl. ciliare → Nn. ciliares breves erreichen **M. sphincter pupillae (Miosis),** Ziliarkörpermuskulatur

efferente sympathische Nervenversorgung

Hypothalamus (zentrales Neuron) → Centrum ciliospinale (8. Zervikalsegment) → Umschaltung im Ggl. cervicale inferius, medius, superius → Nervengeflecht der A. carotis interna → **M. dilatator pupillae (Mydriasis)**

! MERKE
Bei **starkem** Sympathikotonus ist die Pupille **weit,** bei geringem eng. Die Muskelspannung des M. dilatator pupillae bestimmt die **Pupillenausgangsweite.**

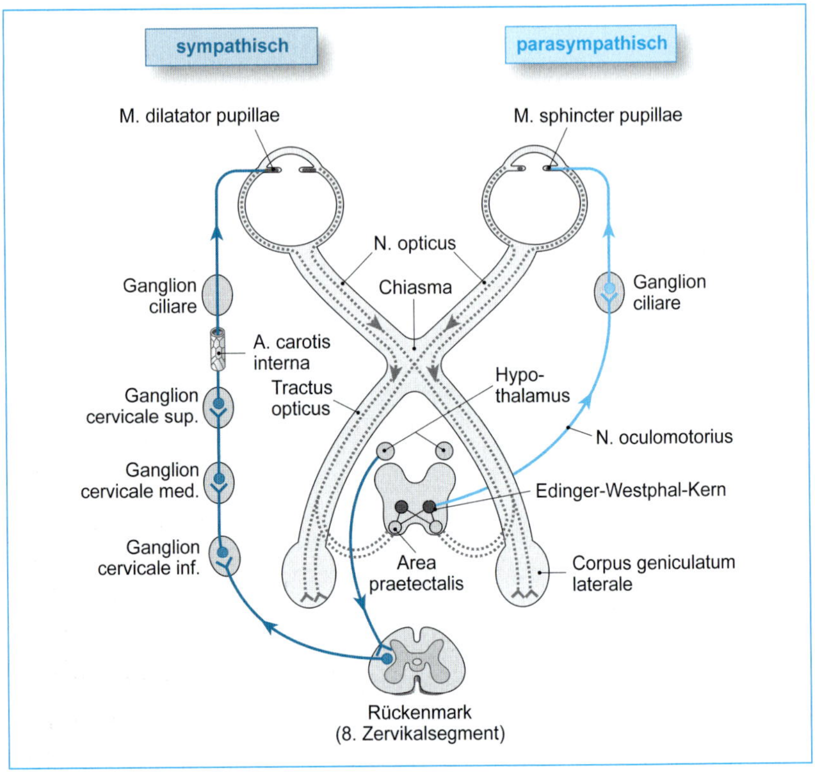

Abb. 8.1 Reflexbogen der Pupillenreaktion [3]

Naheinstellungsreaktion (Konvergenzreaktion)

- **Reaktionen:** Akkomodation, Einwärtsbewegung der Augen, Miosis
- **parasympathisch** vermittelt über Nucl. perlia und Edinger-Westphal-Kerne

8.2 Diagnostik

Spaltlampenuntersuchung • Lichtreaktion (direkt, indirekt) • „Swinging-flashlight-Test" • RAPD • Prüfung der Naheinstellungsreaktion

Spaltlampenuntersuchung

Pupillenweite (normal 1–8 mm, ➤ Tab. 8.1), **Form, Lage,** evtl. Synechien

Tab. 8.1 Ursachen für Miosis und Mydriasis

Miosis	**Physiologisch:** bei Neugeborenen, alten Menschen, im Hellen, im Schlaf, bei Ermüdung **Pathologisch:** z.B. bei Meningitis und Enzephalitis (beidseitige Miosis)
Mydriasis	**Physiologisch:** bei Jugendlichen, in Dunkelheit, bei erhöhtem Sympathikotonus (Angst, Freude) **Pathologisch:** z.B. im Koma, bei Migräne, Schizophrenie, epileptischem Anfall (beidseitige Mydriasis), im akutem Glaukomanfall, bei Entzündungen durch Synechien (z.B. Iritis, Miosis im akuten Zustand)

KLINIK

Anisokorie: ungleiche Pupillenweite beider Augen **> 1 mm** (Messung mittels Pupillometer) durch Störung der efferenten Pupillenbahn. Sie kann **angeboren** oder **erworben** sein (z.B. nach Contusio bulbi, bei einseitigem Vorderkammer-Reizzustand, bei akutem Glaukomanfall eines Auges, erhöhtem Hirndruck, Commotio cerebri, einseitiger Medikamentenapplikation).

Direkte Lichtreaktion

- **Prinzip:** Beleuchtung eines Auges und Beobachtung der Pupillenweite des beleuchteten Auges
- **Beurteilung:** normal → Verengung der beleuchteten Pupille

Indirekte (konsensuelle) Lichtreaktion

- **Prinzip:** Beleuchtung eines Auges und Beobachtung der Pupillenweite des nicht beleuchteten Auges
- **Beurteilung:** normal → Verengung *beider* Pupillen

„Swinging-flashlight-Test"

- **Prinzip:** Testung des Reaktionsverhaltens beider Pupillen im Vergleich zur Diagnose einer diskreten Störung der **afferenten** Pupillenbahn
- **Durchführung** (im leicht abgedunkelten Raum):
  - abwechselnde Beleuchtung beider Augen (jeweils 3–5 s) von unten im gleichen Abstand, bei gleicher Zeitdauer und gleicher Lichtintensität
  - Beurteilung von Unterschieden in der **Schnelligkeit der Verengung** und anschließender **Erweiterung der Pupille**

KLINIK

Relativer afferenter Pupillendefekt (RAPD):
- prompte Konstriktion beider Pupillen bei Beleuchtung der gesunden Seite
- beidseitige Pupillenerweiterung bei Lichtschwenkung auf erkranktes Auge (bei Beleuchtung des kranken Auges überwiegt die Erweiterung der Pupillen des gesunden Auges).

Prüfung der Naheinstellungsreaktion

- **Durchführung:** zunächst muss Patient in die Ferne blicken, anschließend einen Gegenstand in 25–30 cm Entfernung fixieren
- **Beurteilung:** normal → konzentrische, gleichmäßige Verengung beider Pupillen

8.3 Amaurotische Pupillenstarre

Ätiologie: Afferenzstörung
Diagnostik: einseitige Visusminderung • Lichtreaktion • Swinging-flashlight-Test

Definition

Pupillenstörung bei Amaurose eines Auges mit Ausfall der direkten Pupillenreaktion am kranken Auge und erhaltener konsensueller Lichtreaktion und intakter Naheinstellungsreaktion.

Ätiologie

Störung des **afferenten** Schenkels der Pupillenreflexbahn:
- Neuritis nervi optici, Optikusatrophie, Optikusabriss
- **Netzhautablösung** (> Kap. 11.9), **retinaler Gefäßverschluss** (> Kap. 11.3), **AION** (> Kap. 12.5.1)
- Morbus Horton (Arteriitis temporalis)
- Tumoren mit Kompression des N. opticus oder des Chiasmas

Diagnostik

- **einseitige Visusminderung** und Gesichtsfelddefekt

8

- **Lichtreaktion:**
  - fehlende direkte Lichtreaktion am kranken Auge
  - intakte konsensuelle Lichtreaktion des kranken Auges (von der gesunden Seite ausgelöst)
  - geringe oder nicht auslösbare konsensuelle Lichtreaktion des gesunden Auges (von der kranken Seite ausgelöst)
- **Naheinstellungsreaktion:** intakt
- **Swinging-flashlight-Test:**
  - Pupillenerweiterung bei Beleuchtung des erkrankten Auges (Marcus-Gunn-Pupille)
  - Bei geringeren Läsionen: verminderte Verengung und frühere Erweiterung bei Beleuchtung des erkrankten Auges (RAPD = relativer afferenter Pupillendefekt)

8.4 Absolute Pupillenstarre

Ätiologie: Efferenzstörung
Diagnostik: Lichtreaktion • Naheinstellungsreaktion

Definition

Pupillenstörung mit fehlender Licht- und Naheinstellungsreaktion.

Ätiologie

Störung des **efferenten Schenkels** der Pupillenreflexbahn:
- meist im Bereich des **Edinger-Westphal-Kerns**
- im Verlauf der **parasymphatischen Fasern des N. oculomotorius** (prä- oder postganglionär) durch Schädelbasisprozesse oder Prozesse im Bereich der Fissura orbitalis superior bzw. Orbitaspitze
- im Bereich der **Irismuskulatur** nach Contusio bulbi oder nach **Glaukomanfall**

Diagnostik

- **Lichtreaktion:** gestörte direkte und konsensuelle Lichtreaktion (Pupillenstarre auf erkrankter Seite, weite und entrundete Pupille)
- **Naheinstellungsreaktion:** fehlende Miosis

KLINIK
Ophthalmoplegia interna: absolute Pupillenstarre + Akkomodationslähmung.

8.5 Pupillotonie

Ätiologie: meist unbekannt
Klinik: Anisokorie • Verschwommensehen
Diagnostik: Lichtreaktion • Naheinstellungsreaktion • Akkomodationsbreite • Pilocarpin-Test
Therapie: evtl. Pilocarpin

Definition

Relativ häufige Pupillenstörung mit träger/fehlender Lichtreaktion und tonischer Konvergenzreaktion, die vorwiegend Frauen zwischen 30.–50. Lebensjahr betrifft. Die Pupillotonie ist eine harmlose Pupillenstörung.

Ätiologie

meist **unbekannt,** evtl. Orbitatrauma/-chirurgie

Klinik

- **Anisokorie: einseitig, weite** bis mittelweite **Pupille**
- ggf. Verschwommensehen

Diagnostik

- **Lichtreaktion:**
  - direkte und indirekte Lichtreaktion verzögert/erloschen, ggf. wurmförmige Muskelkontraktionen
  - Sektorlähmung des Irissphinkters
  - verzögerte (tonische) Pupillenerweiterung
- **Naheinstellungsreaktion:** verlangsamte Pupillenkontraktion und -redilatation
- **Akkomodationsbreite:** unilateral herabgesetzt
- **Test mit 0,1% Pilocarpin** (Parasympathomimetikum):
  - überschießende Miosis im betroffenen Auge (Pupillenmuskulatur reagiert „überempfindlich“ auf Pilocarpin)
  - keine Pupillenveränderung im gesunden Auge

KLINIK
Adie-Syndrom: Pupillotonie + erloschener Achilles- und Patellarsehnenreflex.

Therapie

evtl. niedrig konzentrierte **Pilocarpin-Augentropfen**

8.6 Reflektorische Pupillenstarre

Syn.: Argyl-Robertson-Pupille

Ätiologie: Läsion zwischen prätektaler Region und Edinger-Westphal-Kern
Klinik: unregelmäßig verengte Pupillen
Diagnostik: Lichtreaktion • Naheinstellungsreaktion • Syphilisserologie

Definition

Pupillenstörung mit fehlender direkter und konsensueller Lichtreaktion bei erhaltener Konvergenzreaktion.

Ätiologie

Läsion zwischen **prätektaler Region und Edinger-Westphal-Kern:** z.B. bei Lues (Tabes dorsalis), Encephalomyelitis disseminata, Trauma, Blutungen, Tumoren

Klinik

beidseitig unregelmäßig **verengte Pupillen**

Diagnostik

- **Lichtreaktion:** fehlende direkte und konsensuelle Lichtreaktion
- Naheinstellungsreaktion: intakt (Licht-Nah-Dissoziation)
- keine Reaktion auf Dunkelheit, Mydriatika, Miotika
- Syphilisserologie

8.7 Horner-Syndrom

Ätiologie: Läsion der Sympathikusbahn
Klinik: Miosis • Ptosis • Enophthalmus • evtl. Anhidrose
Diagnostik: Lichtreaktion • Kokain-Test • Pholedrin-Test
Therapie: kausal • Ptosisbrille • Ptosisoperation

Definition

Störung der sympathischen Innervation mit **Miosis, Ptosis** und **Enophthalmus** (→ Foto 18).

Ätiologie

Läsion der **Sympathikusbahn:**

Tab. 8.2 Lokalisation der Schädigung beim Horner-Syndrom.

1. Neuron (zentral)	– Tumoren – Enzephalitis – Encephalomyelitis disseminata
2. Neuron (präganglionaär)	– Syringomyelie – Encephalomyelitis disseminata – Trauma – Rhinopharynxtumoren – Struma – Aneurysma
3. Neuron (postganglionär)	– vaskuläre Prozesse – Aneurysma der Carotis interna

Klinik

- **Miosis** (Lähmung des M. dilatator pupillae), **Anisokorie**
- **Ptosis** (Lähmung des M. tarsalis)
- scheinbarer **Enophthalmus** (Lähmung der Unterlidretraktoren und Ausfall des Müller-Lidmuskels)
- evtl. **Anhidrose** des Gesichts (Grenzstrangläsion im Halsbereich) oder des Arms (Läsion im Ggl. stellatum)

Diagnostik

- **Lichtreaktion:** normale Lichtreaktion, langsame Redilatation
- **Test mit Kokain-Augentropfen** (indirektes Sympathomimetikum): nach 1 h Anisokorie > 1 mm → Horner-Syndrom
- **Test mit Pholedrin-Augentropfen** (α-Sympathomimetikum; normalerweise Freisetzung von Noradrenalin an sympathischen Nervenendigungen der Iris):
  - Pupillenerweiterung → **präganglionäres** Horner-Syndrom
  - keine Pupillenerweiterung → **postganglionäres** Horner-Syndrom

8

! MERKE

Bei der Testung des Horner-Syndroms mittels Augentropfen sollten immer beide Augen überprüft werden, um vergleichen zu können.

Therapie

kausal, evtl. Ptosisbrille, ggf. Ptosisoperation

8.8 Parinaud-Syndrom

Syn.: Mittelhirn-Pupille

Ätiologie: Läsion zwischen prätektalen Kernen und Edinger-Westphal-Kern
Klinik: lichtstarre, mittelweite Pupillen • Akkomodationsstörung
Diagnostik: Mydriatika • Miotika • Lichtreaktion

Definition

Isokorie bei weiter Pupille.

Ätiologie

selektive Schädigung der Fasern **zwischen prätektalen Kernen und dem Edinger-Westphal-Kern,** häufig durch Tumoren (Pinealome)

Klinik

- beidseitige **lichtstarre, mittelweite Pupillen**
- **Akkomodationsstörung,** Aufblicklähmung
- Retraktionsnystagmus

Diagnostik

- Dilatation nach **Mydriatika,** Konstriktion nach **Miotika**
- **Lichtreaktion:** fehlend, aber Naheinstellungsreaktion kann erhalten sein (Licht-Nah-Dissoziation)

8.9 Medikamentös/toxisch bedingte Pupillenstörungen

Ätiologie: toxische Substanzen • Medikamente
Diagnostik: Lichtreaktion • Naheinstellungsreaktion

Ätiologie

- **Miosis:**
  - Morphium, Opiate
  - Cholinesterasehemmer
  - Cholinergika (Pilocarpin)
- **Mydriasis:**
  - Tollkirsche, Alraune, Engelstrompete, Bilsenkraut Antidepressiva, Antiparkinsonmittel, Spasmolytika
  - Botulismus
  - Mydriatika-/Zykloplegikagabe

Diagnostik

- **Lichtreaktion:** lichtstarre Pupille ein- oder beidseitig
- **Naheinstellungsreaktion:** fehlt auf der betroffenen Seite

KAPITEL

9 Glaukom (Grüner Star)

9.1 Grundlagen

Augenkammern: Hinterkammer • Vorderkammer
Kammerwinkel • Kammerwasser • Augeninnendruck

Augenkammern (➢ Abb. 9.1)

Hinterkammer

Begrenzungen:
- **ventral** → Irisrückfläche
- **dorsal** → Linsenrückfläche und Zonulaapparat
- **lateral** → Ziliarkörper

Vorderkammer

Begrenzungen:
- **ventral** → Hornhautrückfläche
- **dorsal** → Irisvorderfläche
- **lateral** → Kammerwinkel

! MERKE
Vorder- und Hinterkammer beinhalten das **Kammerwasser.**

Kammerwinkel (➢ Abb. 9.1)

- gebildet von peripherer **Iris** und **Hornhaut** in der Vorderkammer
- im Kammerwinkel liegen Trabekelwerk und Schlemmkanal

Kammerwasser

- **Funktion:**
  - Formerhaltung des Augapfels
  - Stoffwechsel und Ernährung von Hornhaut und Linse
  - optische Leistung

! MERKE
Der **Brechungsindex** des Kammerwassers beträgt **1,33 dpt**.

- **Bildung** im Ziliarkörperepithel (2–6 μl/min), **Sekretion** durch Ziliarfortsätze in der Hinterkammer
- **Gesamtvolumen:** 0,2–0,4 ml
- **Kammerwasserfluss:** Hinterkammer → durch Pupille in Vorderkammer → Abfluss über **Trabekelwerk** in **Schlemm-Kanal** → Blutgefäße (85% in episklerale Kammerwasservenen, 15% über Ziliarmuskelsepten in uveosklerales Gefäßsystem und in den venösen Blutkreislauf)

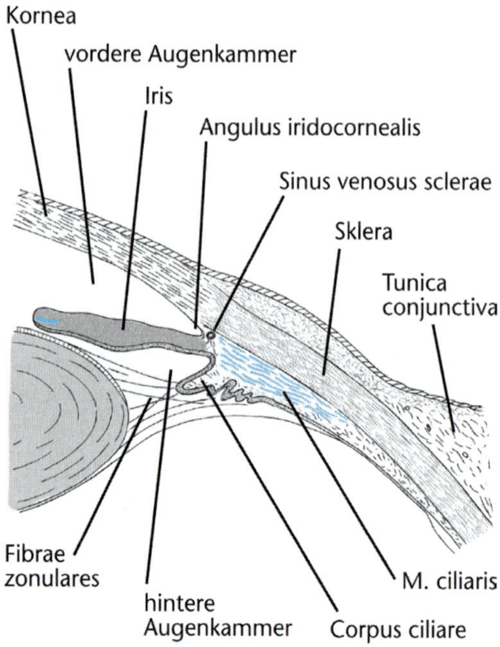

Abb. 9.1 Augenkammern und Kammerwinkel [4]

- **Physiologische Widerstände:**
  - **Pupillarwiderstand:** da Iris der Linsenvorderfläche anliegt (erhöhter Widerstand bei hinteren Synechien)
  - **schwammartiges Trabekelwerk** (erhöhter Widerstand bei Offenwinkelglaukom)

! MERKE

Glaukome sind generell auf einen **erhöhten Abflusswiderstand** und nicht auf eine gesteigerte Kammerwasserproduktion zurückzuführen.

KLINIK

Absolutes Glaukom: ein durch Glaukom erblindetes, meist schmerzhaftes Auge.

Augeninnendruck

= **intraokulärer Druck (IOD)**

- **Normal:** 10–21 mmHg, Tagesschwankungen bis 5–6 mmHg beim Gesunden
- **Funktion:** konstante Refraktion durch
  - glatte Hornhautwölbung
  - gleich bleibenden Abstand zwischen Hornhaut, Linse und Netzhaut
  - gleichmäßige Ausrichtung der Photorezeptoren der Netzhaut auf der faltenlosen Bruch-Membran
- **Kontrolle und evtl. Behandlung:** 21–25 mmHg und Risikofaktoren
- **Kontrolle und Behandlung:** > 25 mmHg, Seitendifferenz > 5 mmHg

KLINIK

Risikofaktoren für einen erhöhten Augeninnendruck:
- höheres Alter
- familiäre Belastung
- hohe Myopie
- Diabetes mellitus, hoher/niedriger Blutdruck, Gefäßerkrankungen

9.2 Diagnostik

Spaltlampenuntersuchung
Ophthalmoskopie: Papille • Nervenfaserschicht
Perimetrie: statische Computerperimetrie • kinetische manuelle Perimetrie • Gesichtsfeldausfälle bei Glaukom
Tonometrie • Gonioskopie

Spaltlampenuntersuchung

Beurteilung der **Vorderkammertiefe** bei schräg einfallendem schmalen Lichtspalt
- **Normale** Vorderkammertiefe: Iris wird gleichmäßig ausgeleuchtet
- **Enger/verschlossener** Kammerwinkel: Iris ist nach vorne gewölbt und ungleichmäßig ausgeleuchtet

Ophthalmoskopie

Prinzip und Durchführung (➤ Kap. 11.2)

Papille

Beurteilung der **Papillenexkavation,** die sich bei länger bestehendem erhöhten IOD vergrößert
- **Physiologische Exkavation:** queroval, da am oberen und unteren Papillenpol besonders viele Nervenfasern einlaufen
- **Glaukomatöse Exkavation (Glaukompapille):**
  - vergrößerte **vertikale Ausdehnung** bzw. Kerbenbildung der Exkavation
  - **Abblassung der Papille** durch Zugrundegehen der Nervenfasern sowie des fibrovaskulären und glialen Gewebes (zuerst werden die Nervenfasern am oberen und unteren Pol geschädigt)
  - **Ausbuchtung der Lamina cribrosa** (Durchtrittsstelle der Sehnervenfasern durch die Sklera)
  - **bajonettförmiges Abknicken der Gefäße** am Papillenrand (bei Fehlen des Nervenfaserrandsaums)
  - **Vergrößerte Cup-Disc-Ratio:** Durchmesser der Exkavation in Beziehung zum gesamten Papillendurchmesser (physiologische Exkavation: 0,3–0,5, Makropapille als Normvariante möglich)
  - **Endstadium:** glaukomatöse Optikusatrophie mit weißer, atropher Papille

Nervenfaserschicht

Beurteilung der **Nervenfaserschicht** (bei rotfreiem Licht besser erkennbar)
- **Reflektivitätsverlust** der Nervenfaserschicht
- **bogenförmige Defekte**

! MERKE

Die **glaukomatösen Papillenveränderungen** sind eng mit den Gesichtsfeldausfällen verbunden. Veränderungen an der Papille sind ophthalmoskopisch bereits **vor** Auftreten von Gesichtsfeldausfällen erkennbar. Die Veränderungen der Nervenfasern gehen den feststellbaren Papillen- und Gesichtsfeldausfällen voraus.

Perimetrie (Gesichtsfelduntersuchung)

statische Computerperimetrie

- **Prinzip:** Projektion von **Lichtpunkten** in eine Halbkugel, die der Patient bei Fixation einer vorgegebenen Marke erkennen muss → Signalgebung bei Wahrnehmung
- **Durchführung:** Steigerung der **Helligkeit** unbewegter Lichtmarken bis Wahrnehmung erfolgt → abnehmende Helligkeitsschwelle von zentral nach peripher)
- **Indikation:** Abklärung von Sehstörungen, Lokalisationsdiagnostik zentraler und peripherer Sehbahnläsionen, Verlaufskontrolle bekannter Gesichtsfelddefekte

kinetische manuelle Perimetrie (nach Goldmann)

- **Prinzip:** wie bei statischer Perimetrie
- **Durchführung:** Lichtpunkte werden von peripher nach zentral **bewegt** bis Wahrnehmung erfolgt → Lichtmarken gleicher Größe und Intensität ergeben **Isoptere** (konzentrischer Kreis gleicher Wahrnehmung). Nach zentral werden Lichtmarken kleiner und die Lichtintensität geringer (entsprechend zunehmender Netzhautempfindlichkeit nach zentral) → Isopteren werden auch immer kleiner
- **Indikation:** Sehbahnläsionen, Gutachten, bei konzentrischen Gesichtsfeldeinschränkungen, Halbseitendefekten, fortgeschrittenen Nervenfaserbündeldefekten

Gesichtsfeldausfälle bei Glaukom (➤ Abb. 9.2)

- **Frühstadium:** Skotom (Gesichtsfeldausfall) innerhalb **der zentralen 30°** als kleine Ausfälle **parazentral** oben oder unten
- **Spätstadium:** bogenförmige Skotome **(Bjerrum-Skotom)** mit Vergrößerung des blinden Flecks

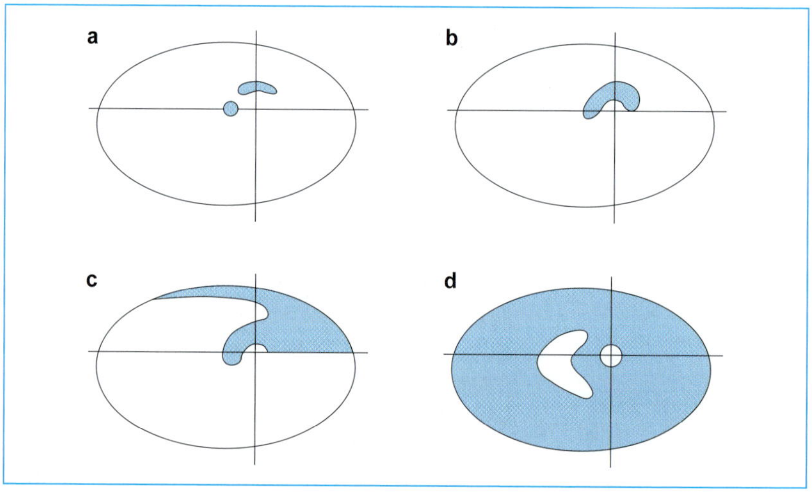

Abb. 9.2 Charakteristische Gesichtsfeldausfälle bei Glaukom [3]
a Parazentrale Gesichtsfeldausfälle in frühen Stadien des Glaukoms
b Bjerrum-Skotom (bogenförmiger Gesichtsfeldausfall)
c Rönnesprung (nasaler, keilförmiger Gesichtsfeldausfall)
d Kleine, nasale, verbleibende Inseln sowie kleines zentrales Gesichtsfeld bei fortgeschrittenem Glaukom

Tonometrie

Messung des Augeninnendrucks

- **Palpation des Bulbus:** mit rechtem und linkem Zeigefinger durch das Oberlid, immer im Seitervergleich (steinhart → akuter Winkelblock)

- **Non-Contact-Tonometer:** Hornhautabplattung mittels Luftstoß und Kalkulation des IOD aufgrund dieser Deformation im Computer (ungenauere Werte als Applanationstonometrie)
- **Applanationstonometrie:** genaueste und am weitesten verbreitete Methode
  - **Prinzip:** Messung der Kraft, die notwendig ist, um mit einem planen Druckkörperchen eine Hornhautfläche von 3 mm Durchmesser zu applanieren, Anpressdruck entspricht dem IOD
  - **Anästhesie** der Hornhaut nötig, Messung erfolgt an der **Spaltlampe**
  - **Handapplanationstonometer** für die Anwendung am liegenden Patienten

KLINIK

Bei **dünner** Hornhaut wird der IOD **zu niedrig** und bei **dickerer** Hornhaut **zu hoch** gemessen. Daher ist eine Korrektur von 2–3 mmHg pro 50 µm Hornhautdicke über oder unter der Norm (539 µm) anzusetzen.

! MERKE

Erst ein **Tagesdruckprofil** kann Aufschluss über das Druckniveau geben (stationär: z.B. 6 – 12 – 18 – 21 – 24 Uhr).

- **Impressionstonometrie (nach Schiötz):**
  - **Prinzip:** Messung der Einsinktiefe eines genau definierten Senkstifts in die Hornhaut am liegenden Patienten
  - **Anästhesie** der Hornhaut nötig

! MERKE

Besonders bei hoher Myopie (geringere Sklerarigidität) gibt es hier eine größere Fehlermöglichkeit als bei der Applanationstonometrie.

Gonioskopie (➤ Abb. 9.3)

- **Prinzip:** Beurteilung des Kammerwinkels mittels **Gonioskop** (z.B. Spiegelkontaktglas nach Goldmann), das auf die anästhesierte Hornhaut gesetzt wird
- **Beurteilung:**
  - **Differenzierung der einzelnen Strukturen** (Schwalbe-Linie, Trabekelband, Skleralsporn, Ziliarkörperband) aufgrund unterschiedlicher Färbung
  - **Pigmentierung** (Hinweis auf Pigmentglaukom)
  - **Öffnungsgrad** (Winkelblockgefahr bei engem Kammerwinkel)
  - **Synechien** (Hinweis auf Winkelblockglaukom)
  - **Neovaskularisationen** (Hinweis auf Neovaskularisationsglaukom)

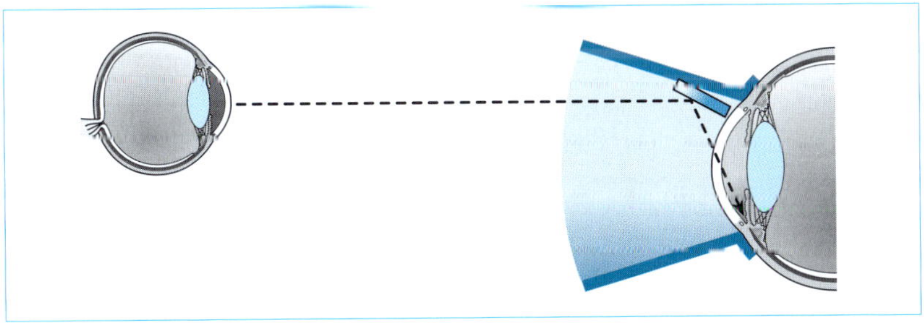

Abb. 9.3 Beurteilung des Kammerwinkels mit einem Gonioskop

9.3 Primäre Glaukome

9.3.1 Primär chronisches Offenwinkelglaukom (PCOWG)

Syn.: Glaucoma chronicum simplex

Ätiologie: evtl. genetische Disposition • Risikofaktoren
Klinik: Gesichtsfeldausfälle • Visusminderung • Komplikationen
Diagnostik: Tonometrie • Gonioskopie • Ophthalmoskopie • Perimetrie • DD
Therapie: medikamentös • operativ

Definition

N.-opticus-Neuropathie mit progredientem Ganglienzellverlust der Retina mit folgender Gesichtsfeldschädigung bei offenem Kammerwinkel.

Epidemiologie

- häufigste Glaukomform (90% der Erwachsenenglaukome)
- Altersgipfel zwischen 60. und 70. Lj.

! MERKE
Das PCOWG ist eine der **häufigsten Erblindungsursachen** in den industrialisierten Ländern.

Ätiologie

- **genetische Disposition** wird vermutet
- **Druckschaden** (durch erhöhten Kammerwasserabflusswiderstand im Trabekelwerk) in Kombination mit **Perfusionsdefizit des Sehnervenkopfes**
- **Risikofaktoren:**
  - erhöhter IOD
  - **Alter** > 40 Lj., positive Familienanamnese, schwarzafrikanische Rasse
  - **kardiovaskuläre Erkrankungen** mit niedrigem diastolischen Perfusionsdruck
  - **Glaukom am 2. Auge**
  - mittlere **Myopie**
  - **Okuläre Hypertension:** IOD-Steigerung (24–30 mmHg) **ohne** Papillenexkavation und Gesichtsfelddefekte (zunehmende Wahrscheinlichkeit einer PCOWG-Entwicklung mit zunehmenden Druckwerten, bei jüngeren Patienten und deutlicher Familienanamnese)

Klinik

Symptomatik

- lange asymptomatisch, **unspezifische Beschwerden** wie Kopfschmerzen, Augenbrennen, Augenrötung, verschwommenes und verschleiertes Sehen
- erste Symptome sind **Gesichtsfeldausfälle** und (zentrale) **Visusminderung**

Komplikationen

- Gesichtsfeldausfälle, Erblindung

Diagnostik

- **Tonometrie:** evtl. erhöhter Augeninnendruck (> 22 mmHg)

! MERKE
Eine regelmäßige Kontrolle des Augeninnendrucks ist besonders wichtig, da der Patient eine Veränderung erst bemerkt, wenn bereits irreversible Schäden vorhanden sind.

KLINIK

Varianten des PCOWG
Normaldruckglaukom: IOD beständig < 21 mmHg, Papillenexkavation und Gesichtsfelddefekte
Niedrigdruckglaukom: keine erhöhten IOD-Werte, Papillenexkavation und Gesichtsfelddefekte. Patienten oft mit hämodynamischen Krisen und niedrigem Blutdruck → 24h-Blutdruckprofil (nächtliche Hypotonien mit Minderperfusion des N. opticus).

- **Tagesdruckprofil:** Schwankungen von mehr als 5–6 mmHg
- **Gonioskopie:** offener Kammerwinkel
- **Ophthalmoskopie:** bogenförmige Nervenfaserausfälle, Glaukompapille (➤ Kap. 9.2)
- **Perimetrie:** typische Gesichtsfelddefekte (v.a. im 30°-Bereich, ➤ Kap. 9.2)

Differentialdiagnose

- posttraumatische postischämische Optikusatrophie (mit Papillenexkavation, ➤ Kap. 12.7)
- Glaukom bei Karotis-Kavernosus-Fistel (erhöhter episkleraler Venendruck, ➤ Kap. 14.4.1)

Therapie

medikamentös

- **Indikationen zum Therapiebeginn:**
  - glaukomatöse Papillenexkavation (Seitendifferenz von > 20%)
  - IOD > 25 mmHg
  - zunehmende glaukomatöse Papillenexkavation, zunehmende Gesichtsfelddefekte unabhängig vom gemessenen Druck

KLINIK

Der **Zieldruck** sollte **30% unterhalb des Ausgangsniveaus** liegen, Druckschwankungen sollten minimiert werden.

- **Medikamente** (➤ Tab. 9.1)
- **Indikationen:** Versagen der medikamentösen Therapie, Unverträglichkeit oder mangelnde Compliance

operativ

- Operative Therapie (➤ Kap. 9.5):
  - Argonlaser-Trabekuloplastik
  - Trabekulektomie (filtrierender Eingriff)
  - Zyklokryokoagulation/Zyklophotokoagulation (zyklodestruktiver Eingriff)

9.3.2 Akutes Winkelblockglaukom

Syn.: Glaukomanfall

Ätiologie: akuter Kammerwinkelverschluss • prädisponierende Faktoren
Klinik: rotes Auge • Schmerzen • akute Visusreduktion • Epiphora • Komplikationen
Diagnostik: Spaltlampe • Tonometrie • Gonioskopie • DD
Therapie: Iridektomie • YAG-Laser-Iridotomie

Definition

Anfallsartige, meist einseitige IOD-Erhöhung bei akutem Verschluss des Kammerwinkels. Frauen sind häufiger betroffen als Männer.

Tab. 9.1 Medikamentöse Therapie des PCOWG.

Medikamentengruppe	Wirkung	Beispiel
Betablocker (lokal)	Reduktion der Kammerwasserproduktion im Ziliarkörper	Timolol
Carboanhydrasehemmer (lokal, systemisch)	**Lokal:** Reduktion der Kammerwasserproduktion durch Hemmung der Carboanhydrase in den Ziliarfortsätzen **Systemisch:** Reduktion der Kammerwasserproduktion durch vermehrte Wasser- und Elekrolytausscheidung	Dorzolamid (lokal) Azetazolamid (systemisch)
Prostaglandinderivate (lokal)	Verbesserung des Kammerwasserabflusses	Latanoprost
Sympathomimetika (lokal)	Verbesserung von Kammerwasserabfluss und Verminderung der Kammerwasserbildung okuläre Vasokonstriktion (Clonidin)	Dipivalylepinephrin, Clonidin
Parasympathomimetika (lokal)	Verbesserung des Kammerwasserabflusses in den Schlemm-Kanal durch Tonussteigerung des Ziliarmuskels, dessen Zug das Trabekelmaschenwerk spreizt	Pilocarpin
Osmotika (systemisch)	IOD-Senkung durch osmotisches Druckgefälle	Mannit, Glycerin

! MERKE

Das Winkelblockglaukom ist ein **dringender Notfall,** es droht die Erblindung des Auges!

Ätiologie

Pathophysiologie

akuter Kammerwinkelverschluss durch periphere Iris (Iriswurzel) infolge eines **Pupillarblocks** → akute Erhöhung des IOD

! MERKE

Pupillarblock: Blockierung des Abflusses des Kammerwassers von der Hinter- in die Vorderkammer → erhöhter Druck in Hinterkammer → Verlagerung der Iris nach vorne in die Vorderkammer → Verlegung des Kammerwinkels

9

Prädisponierende Faktoren

- **Hypermetropie** (kürzeres Auge → flachere Vorderkammer, engerer Kammerwinkel)
- ältere Menschen (dickere **Linse** im Alter → Abflachung der Vorderkammer)

KLINIK

Stress, eine spontane oder medikamentöse **Mydriasis** sowie auch starke **Miotika** (vergrößerte Apposition der Iris auf der Linse) können bei prädisponierten Augen einen Glaukomanfall auslösen.

! MERKE

Vor jeder Gabe eines Mydriatikums ist wegen der Gefahr der Auslösung eines Glaukomanfalls die Vorderkammertiefe zu prüfen!

Klinik

Symptomatik

- **„rotes Auge“** (meist einseitig)
- **starke Augenschmerzen,** Kopfschmerzen, Epiphora
- akute **Visusreduktion**
- Übelkeit, Erbrechen
- evtl. Nebelsehen, Halos (Farbringe um Lichtquellen)

! MERKE
Eine **Schmerzprojektion in andere Organe** (Kiefer, Kopf, GIT) kann primär von einer Erkrankung des Auges ablenken.

Komplikationen

- **Synechien** und **fokale Linsentrübungen** (durch Flüssigkeitsaufnahme der Linse, sog. Glaukomflecken)
- **Papillen**- und **Gesichtsfeldschäden** bei wiederholten Glaukomanfällen
- **chronisches Winkelblockglaukom**

Diagnostik

- **Spaltlampe:**
  - **mittelweite, lichtstarre,** entrundete **Pupille**
  - meist einseitiges **Hornhautödem**
  - gemischte Injektion
- **Tonometrie:** sehr hoher IOD (häufig > **50 mmHg**), palpatorisch harter Bulbus
- **Gonioskopie:** verschlossener Kammerwinkel (auch auf Gegenseite), flache Vorderkammer

Differentialdiagnose

akute Iritis (➤ Tab. 7.1), Sekundärglaukome

Therapie

- **Medikamentös:**
  - Im Anfall: **Acetazolamid** 500 mg i.v. (Carboanhydrasehemmer)
  - Mannitol 20% i.v., Glycerin p.o.
  - Pilocarpin-Augentropfen alle 5–10 min (Pupillenverengung, auch des Partnerauges; Drucksenkung)
  - Antiemetika, Analgetika, Sedativa bei Bedarf
- **Chirurgisch:** periphere Iridektomie, YAG-Laser-Iridotomie

! MERKE
Bei einem drohenden Winkelblock sollte vorbeugend rechtzeitig eine basale Iridektomie oder eine YAG-Laser-Iridotomie durchgeführt werden.

9.3.3 Kongenitales Glaukom

Syn.: Hydrophthalmie, Buphthalmus (= Ochsenauge)

Ätiologie: Entwicklungsstörung
Klinik: Photophobie • Epiphora • Bulbusvergrößerung • Hornhautvergrößerung
Diagnostik: Spaltlampe • Ophthalmoskopie • Tonometrie • Gonioskopie • DD
Therapie: Trabekulotomie • Goniotomie

Definition

Meist beidseitige Bulbusvergrößerung, die durch einen erhöhten IOD in den ersten 3 Lj. entsteht. 1% aller Glaukome.

Ätiologie

- Aufgrund einer **Entwicklungsstörung** wird der Kammerwinkel durch persistierendes Embryonalgewebe verlegt
- bei Geburt vorhanden oder Manifestation innerhalb der ersten Lebensjahre

Klinik

- **Photophobie, Epiphora**
- Vergrößerung des Bulbus und der Hornhaut ein- oder beidseitig

Diagnostik

- **Spaltlampe:**
  - **Hornhauttrübung** durch Epithelödem

- **Hornhautdurchmesser** > 10,5 mm
- **Haab-Leisten:** Risse in der Descemet-Membran, **horizontal** oder **zirkulär** angeordnet (vertikale Risse bei Verletzung durch Zangengeburt und Keratokonus)
- **Ophthalmoskopie:** glaukomatöse Papillenexkavation (bei Kindern reversibel, oft schon wenige Stunden nach erfolgreicher Trabekulotomie)
- **Tonometrie:** IOD erhöht
- **Gonioskopie:** nicht ausdifferenzierter Kammerwinkel, Kammerwinkel durch embryonales Gewebe verlegt

KLINIK

Es ist zu beachten, dass bei Messung des **IOD** in Narkose **niedrigere Werte** durch die Wirkung von **Inhalationsnarkotika** gemessen werden (zuverlässige Werte bei Anwendung von Ketamin).

Differentialdiagnose: Megalokornea, Hornhautdystrophie (➤ Kap. 4.4.2)

Therapie: **Trabekulotomie** oder **Goniotomie** (je früher die Operation, desto besser die Prognose).

9.4 Sekundäre Glaukome

9.4.1 Pseudoexfoliationssyndrom (PEX-Syndrom)

Klinik: Symptome wie Offenwinkelglaukom
Diagnostik: Gonioskopie • Tonometrie • Ophthalmoskopie • Perimetrie
Therapie: wie Offenwinkelglaukom

Definition: Verstopfung des Trabekelwerks durch fibrilläres Material, das sich auch auf Linse, Ziliarkörper und Iris ablagert.

Epidemiologie:
- familiäre Häufung
- häufig bei Skandinaviern

Klinik: Symptomatik wie Offenwinkelglaukom (➤ Kap. 9.3.1)

Diagnostik:
- **Gonioskopie:**
  - weiter Kammerwinkel
  - weißliche, flockenartige Ablagerungen auf Trabekelwerk, vorderer Linsenkapsel, Ziliarkörper und Iris (Spaltlampe)
- **Tonometrie:** 20–60% der Patienten entwickeln ein Glaukom
- **Ophthalmoskopie** und **Perimetrie** wie Offenwinkelglaukom (➤ Kap. 9.3.1)

Therapie: wie Offenwinkelglaukom (➤ Kap. 9.3.1)

9

9.4.2 Pigmentglaukom

Ätiologie: genetische Disposition
Klinik: wie Offenwinkelglaukom
Diagnostik: Gonioskopie • Spaltlampe • Tonometrie • Ophthalmoskopie • Perimetrie
Therapie: medikamentös • chirurgisch

Definition

Beim **Pigmentdispersionssyndrom** kommt es im Augenvorderabschnitt zu einer Ablagerung von Melaningranula, die sich aus der Irisrückfläche gelöst haben: als Krukenbergspindel an der Rückfläche der **Hornhaut** (➤ Kap. 4.4.1) oder im **Trabekelwerk** mit Verstopfung der Kammerwasserabflüsse (→ **Pigmentglaukom**). Häufig sind junge myope Männer betroffen.

Ätiologie

- **genetische Disposition** (autosomal-dominant)
- **Pathogenese:**
  - Freisetzung von Pigment durch Reibung der Irisrückfläche an den Zonulafasern
  - **Inverser Pupillarblock:** Iriswurzel gegen Linse zurückgedrängt (aufgrund spezieller anatomischer Verhältnisse bei Myopie)

Klinik

Symptomatik wie Offenwinkelglaukom (➤ Kap. 9.3.1)

Diagnostik

- **Gonioskopie:**
  - weiter Kammerwinkel
  - Pigmentablagerung (braun-schwarzes Band) im Trabekelwerk
- **Spaltlampe:**
  - **Kirchenfensterphänomen:** radiäre Transilluminationsdefekte der Iris durch Pigmentverlust
  - **Krukenbergspindel:** vertikale, spindelförmige Pigmentablagerung auf Hornhautrückfläche
- **Tonometrie:** Erhöhung des IOD muss nicht assoziiert sein
- **Ophthalmoskopie** und **Perimetrie** wie Offenwinkelglaukom (➤ Kap. 9.3.1)

Therapie

- **Medikamentös:** wie Offenwinkelglaukom (➤ Kap. 9.3.1)
- **Chirurgisch:** YAG-Laser-Iridotomie zur Behebung des inversen Pupillarblocks

9.4.3 Neovaskularisationsglaukom

Ätiologie: Rubeosis iridis
Klinik: wie Offenwinkelglaukom oder Winkelblockglaukom
Diagnostik: Tonometrie • Goniometrie • Ophthalmoskopie
Therapie: medikamentös • chirurgisch

Definition

Erhöhung des IOD aufgrund der Verlegung des Trabekelmaschenwerks durch neu gebildete Gefäße.

Ätiologie

Rubeosis iridis bei Netzhautischämie (➤ Kap. 7.6.1)

Klinik

Symptomatik wie Offenwinkelglaukom (➤ Kap. 9.3.1) oder Winkelblockglaukom möglich (➤ Kap. 9.3.2)

Diagnostik

Tonometrie, Goniometrie, Ophthalmoskopie

Therapie

- **Medikamentös:** Betablocker, Prostaglandinderivate, Dorzolamid, Atropin (Stadium 2); Atropin und Kortison (Stadium 3)
- **Chirurgisch:** Pankoagulation (Stadium 1 und 2); Zyklodestruktion, filtrative Eingriffe, evtl. Trabekulektomie nach Pankoagulation (Stadium 3)

Tab. 9.2 Stadien des Neovaskularisationsglaukoms.

Stadium 1	Neovaskularisation auf Iris ohne IOD-Erhöhung
Stadium 2	Neovaskularisation im Kammerwinkel, evtl. IOD-Erhöhung (sekundäres Offenwinkelglaukom)
Stadium 3	„reißverschlussartiger" Kammerwinkelverschluss, IOD-Erhöhung (beginnendes sekundäres Winkelblockglaukom)
Stadium 4	kompletter Kammerwinkelverschluss, sehr hoher IOD

9.4.4 Weitere Sekundärglaukome

Tab. 9.3 Weitere sekundäre Glaukome.

Ursache des Glaukoms	Charakteristika
Entzündung (z.B. Iridozyklitis, HSV-Infektion)	Verlegung des Kammerwinkels durch **Entzündungszellen** meist weiter Kammerwinkel
Verletzung	Verlegung des Kammerwinkels durch **Blutung, Narbenbildung** nach Rissen, **vordere Synechien,** Einklemmung des Glaskörpers in Pupille
Sturge-Weber-Syndrom	neurokutane Phakomatose mit Angiomen (➤ Kap. 1.6) Sekundärglaukom auf der gleichen Seite des Angioms
Phakolyse	Verlegung des Kammerwinkels durch Protein und Makrophagen (mit phagozytiertem Linseneiweiß) bei **maturer/hypermaturer Katarakt** weiter Kammerwinkel
Kortisontherapie	einige Wochen nach **lokaler** oder **systemischer Steroidtherapie** Verlegung des Kammerwinkels durch Ansammlung von Mukopolysacchariden im Trabekelwerk (bei 5% der Patienten) reversibel bei Absetzen der Therapie

! MERKE

Die **Prognose** der sekundären Glaukome ist **prinzipiell schlechter** als die der primären Glaukome.

9

9.5 Operative Methoden

Ziel der Glaukomchirurgie • Argonlaser-Trabekuloplastik (ALTP) • Trabekulotomie • Goniotomie • Trabekulektomie • Zyklokryo-/Zyklophotokoagulation • Basale Iridektomie • YAG-Laser-Iridotomie

Ziel der Glaukomchirurgie

Senkung des Augeninnendrucks durch

- verbesserten Abfluss des Kammerwassers im Trabekelwerk (Argonlaser-Trabekuloplastik, Trabekulotomie, Goniotomie)
- Abfluss des Kammerwasser in den Subkonjunktivalraum (Trabekulektomie)
- Verminderung der Kammerwassersekretion (Zyklokryokoagulation/Zyklophotokoagulation)
- verbesserten Abfluss des Kammerwassers von der Hinter- in die Vorderkammer (basale Iridektomie, YAG-Laser-Iridotomie)

Argonlaser-Trabekuloplastik (ALTP)

Prinzip

Verbesserung des trabekulären Abflusses mittels induzierter **Lasernarben im Trabekelwerk** → narbige Kontraktion des Trabekelwerks bewirkt **Aufdehnung** des Trabekelmaschenwerks und verbessert somit den Kammerwasserabfluss

! MERKE
Für diese Laserbehandlung muss der Kammerwinkel offen sein!

Indikation

PCOWG (primär chronisches Offenwinkelglaukom)

Komplikationen

- **Blutung** aus kammerwinkelnahen Gefäßen
- **Synechien** zwischen Iris und Laserherden
- persistierende Steigerung des IOD

! MERKE
Bei 50% kann eine Drucksenkung von etwa 20% erreicht werden. Innerhalb der ersten 5 Jahre verliert sich bei 10% der drucksenkende Effekt wieder.

Trabekulotomie

Prinzip

Schaffung eines freien Zuflusses von der Vorderkammer in den Schlemm-Kanal durch **Zerstörung von innerer Kanalwand, Trabekelwerk** und **embryonalem Gewebe** mit einer **Sonde** nach radiärem Einschneiden des Schlemm-Kanals

! MERKE
Diese Operation ist in 80% der Fälle erfolgreich.

Indikation

kongenitales Glaukom

Goniotomie

Prinzip

Schaffung eines freien Zuflusses von der Vorderkammer in den Schlemm-Kanal durch **Einschneiden des Trabekelwerks** bis zum Schlemm-Kanal mit einer **Goniotomiehohlnadel** (Alternativverfahren zur Trabekulotomie)

> **! MERKE**
> Oftmals sind 2–3 Eingriffe erforderlich, die Erfolgsquote beträgt dann 80%.

Indikation: kongenitales Glaukom

Trabekulektomie

Prinzip: Kammerwasserdrainage durch Schaffung eines **neuen Abflusses** von der Vorderkammer **unter die Bindehaut** (inkl. Anlage einer peripheren Iridektomie zur Prävention einer Iristamponade) durch Gewebeexzision an der Korneoskleralgrenze

> **! MERKE**
> In 80–85% kann der Augendruck dauerhaft erfolgreich gesenkt werden.

Indikationen:
- PCOWG
- sekundäres Offenwinkelglaukom bei Pigmentdispersion oder Pseudoexfoliationssyndrom (PEX-Syndrom)

Komplikationen:
- **Vernarbung** mit folgendem Sickerkissenverschluss
- **Malignes Glaukom:** ziliolentikulärer Block nach OP an hyperopen oder mikrophthalmischen Augen

Zyklokryokoagulation/ Zyklophotokoagulation

Prinzip: Verminderung der Kammerwassersekretion durch **induzierte Atrophie des Ziliarkörperepithels** mittels Kryosonde (Bindhauteröffnung) oder YAG-Laser

> **! MERKE**
> Die zyklodestruktive Behandlung kann mehrfach wiederholt werden.

Indikationen:
- PCOWG
- Neovaskularisationsglaukom bei Diabetes mellitus

Komplikationen:
- passagerer Anstieg des IOD
- fibrinöse Iritis
- z.T. starke Schmerzen

Basale Iridektomie

Prinzip: Schaffung eines **Hinter-Vorderkammer-Shunts** im Bereich der Iriswurzel

Indikationen: akutes Winkelblockglaukom, drohender Winkelblock

YAG-Laser-Iridotomie

Prinzip: Schaffung eines **Hinter-Vorderkammer-Shunts** mittels **Laser** (YAG-Laser) im Irisstroma bei 11 und 1 Uhr möglichst peripher

> **! MERKE**
> Für die Laserbehandlung muss die **Hornhaut klar** sein.

Indikationen:
- akutes Winkelblockglaukom, drohender Winkelblock
- evtl. bei Pigmentglaukom

Komplikationen:
- Iritis
- vorübergehende Steigerung des IOD

KAPITEL

10 Glaskörper (Corpus vitreum)

10.1 Grundlagen

Zusammensetzung • Begrenzungen • Glaskörperadhäsionen • Entwicklung • Funktion

Zusammensetzung

- **Hydrogel** (98% Wasser, gebunden an Hyaluronsäure)
- **Kollagenfasern** (Stabilisierung)
- **Membrana hyaloidea** (Formstabilisierung mittels transparenter Grenzschicht)
- evtl. noch Reste der embryonalen A. hyaloidea

! MERKE
Der **Brechungsindex** des Glaskörpers beträgt **1,33 dpt** und entspricht dem des Kammerwassers.

Begrenzungen

- **vorne** → Linsenrückfläche
- **seitlich vorne** → Ziliarkörper
- **seitlich und hinten** → Netzhaut

Glaskörperadhäsionen

- an **Ora serrata** (Salzmann-Glaskörperbasis)
- an **Papille** (Martegiani-Ring)
- an hinterer **Linsenkapsel** (Wieger-Band = Ligamentum hyaloideo-capsulare)
- **äquatorial,** perivasal
- **perimakulär**

KLINIK
Bei proliferativer diabetischer Retinopathie und Myopie können **zusätzliche Adhärenzen** bestehen, die eine **Traktionsablatio** zur Folge haben können.

Entwicklung

- **primärer, sekundärer, tertiärer** Glaskörper
- Kompression des zentral gelegenen primären Glaskörpers durch den sekundären → vom primären Glaskörper bleibt nur ein zentraler Kanal im Glaskörper zurück (**Cloquet-Kanal = Canalis hyaloideus**)

Funktion

- **mechanische Pufferung** für Zug-, Druck-, Stoßkräfte
- **Stoffwechselbarriere** zwischen vorderem und hinterem Augenabschnitt

! MERKE
Ein intakter Glaskörper wirkt einer Netzhautablösung entgegen.

KLINIK

Da der Glaskörper **weder Nerven noch Gefäße** enthält, können sich dort Keime relativ ungestört vermehren, bis die Abwehr benachbarter Strukturen greift.

10.2 Diagnostik

Spaltlampenuntersuchung • Ophthalmoskopie • Echographie

Spaltlampenuntersuchung

Beurteilung des **vorderen** Glaskörperabschnitts

Ophthalmoskopie (indirekt)

- **Beurteilung** des **hinteren** Glaskörperabschnitts (➤ Kap. 11.2)
- Trübungen erscheinen im regredienten Licht als Schatten

Echographie

Beurteilung von z.B. Einblutungen, Fremdkörpern, Netzhautablösung, insbesondere bei fehlendem Einblick bei Cataracta matura

10.3 Degenerationen

10.3.1 Glaskörperabhebung

Ätiologie: Alterserscheinung • Achsenmyopie • Trauma
Klinik: Mouches volantes • Blitze • Lokalisation • Komplikationen
Diagnostik: Spaltlampe • Ophthalmoskopie • DD
Therapie: ggf. Behandlung der Komplikationen

Definition

Partielle oder **komplette** Abhebung des Glaskörpers von seiner Unterlage.

Ätiologie

- meist **Alterserscheinung** (ältere Patienten), auch bei **Achsenmyopie** (jüngere Patienten)
- **Trauma**

Pathogenese

Kondensierung des Glaskörpers im mittleren Alter → zentrale **Verflüssigung** → **Glaskörperkollaps** und Abhebung von der Netzhaut

Klinik

Symptomatik

- **Mouches volantes** („fliegende Mücken"): Glaskörperverdichtungen (harmlos), die dem Patienten als **frei bewegliche Trübungen** meist vor hellem Hintergrund oder beim Lesen auffallen. Nach einiger Zeit sinken die Trübungen nach unten und stören weniger.
- evtl. **Blitze** bei Augenbewegungen (durch Zug an der Netzhaut)

Lokalisation

- **Hintere** Abhebung: häufig, da dort die Verbindungen zur Unterlage am geringsten sind
- **Vordere** und **basale** Abhebung: meist bei stärkeren, auf den Glaskörper einwirkenden Kräften, z.B. Trauma des Bulbus

Komplikationen

- **Netzhautforamen** oder **Netzhautablösung** (→ **Blitze**)
- **Glaskörperblutung** bei partieller Glaskörperabhebung

Diagnostik

- **Spaltlampe:** Glaskörperverdichtungen, ggf. vordere Glaskörperabhebung
- **Ophthalmoskopie:** bei Abhebung im Bereich der Papille (Martegiani-Ring) wird ein **rauchiger Ring** (Weiss-Ring) im Glaskörper sichtbar

Differentialdiagnose

Netzhautforamen, Netzhautrisse, Netzhautablösung (➤ Kap. 11.9)

Therapie

ggf. Behandlung der Komplikationen

10.3.2 Glaskörpertrübungen

Tab. 10.1 Glaskörpertrübungen.

Form	Charakteristika
Synchisis nivea (asteroide Hyalose)	meist einseitige, multiple, weiße, runde, glänzende Trübungen **(Schneegestöber)** aus fetthaltigen **Kalziumsalzen,** träge bei Augenbewegungen evtl. in Zusammenhang mit Diabetes mellitus, Hypercholesterinämie
Synchisis scintillans	degenerative Glaskörperveränderung mit frei flottierenden, golden glitzernden **Cholesterinkristallen** nach Glaskörperblutung
Amyloidhyalose	Autosomal-dominant vererbt, beginnt ab 20. Lj weißliche, verzweigte Glaskörperverdichtungen **(Amyloidablagerungen),** die progressiv sind und zu fortschreitendem **Visusverlust** führen Therapie notwendig (Vitrektomie)

! MERKE

Glaskörpertrübungen kommen auch im Zusammenhang mit einer **Uveitis** vor.

10.3.3 Glaskörperblutungen

Ätiologie: Trauma • Glaskörperabhebung • Ablatio retinae • Neovaskularisationen • Makroaneurysmen
Klinik: schwarze Trübungen • Visusminderung • Komplikation
Diagnostik: Ophthalmoskopie • Kontaktglas • Echographie
Therapie: Behandlung der Ursache • ggf. Vitrektomie

Definition

Einblutung in den Glaskörperraum oder in den Raum, der bei einer hinteren Glaskörperabhebung entsteht.

Ätiologie

- Blutung aus **normalen** retinalen Gefäßen:
  - durch mechanische Schädigung (Trauma)
  - hintere Glaskörperabhebung
  - Netzhautriss, Ablatio retinae
- Blutung aus **pathologisch veränderten** retinalen Gefäßen:
  - retinale Neovaskularisationen bei proliferativer diabetischer Retinopathie
  - Periphlebitis retinae
  - Tumoren
- Einbruch von Blut aus der Netzhaut, aus dem subretinalen Raum, aus den vorderen Augenabschnitten: **Makroaneurysmen**

KLINIK
Terson-Syndrom: Kombination von intraokulärer Blutung und Subarachnoidalblutung durch Aneurysmaruptur (meist A. communicans anterior).

Klinik

- **plötzlich** auftretende **schwarze Trübungen** („Mückenschwarm", **„Rußregen"**)
- **Visusminderung**

KLINIK
Es reichen 10 µl Blut aus, um den Visus auf die Wahrnehmung von Handbewegungen zu reduzieren.

Komplikation: proliferative Vitreoretinopathie (➤ Kap. 11.4.1)

Diagnostik

- **Ophthalmoskop/Kontaktglas:** diffuse Trübung des Glaskörpers, Ursachensuche (!)
- ggf. **Echographie** bei stark vermindertem Einblick

Therapie

- **aufrechte Ruhelage** des Patienten (verhindert weitere Ausbreitung der Blutung und aufgewirbeltes Blut kann sich schneller absetzen)
- **Behandlung der Ursache**
- ggf. **Vitrektomie** bei mangelnder Resorption

! MERKE
Die Resorption von Glaskörperblutungen ist ein langwieriger Prozess.

10.4 Entwicklungsstörungen und hereditäre vitreoretinale Dystrophien

10.4.1 Persistierender hyperplastischer primärer Glaskörper (PHPV)

Ätiologie: Persistenz des embryonalen Glaskörpers
Klinik: Leukokorie • Mikrophthalmie • Sehstörung
Diagnostik: Spaltlampe • Echographie • DD
Therapie: Phakektomie • Vitrektomie • Amblyopieprophylaxe

Definition

Entwicklungsstörung mit persistierendem embryonalen Glaskörpergewebe hinter der Linse, welches mit der A. hyaloidea oder ihren Resten verbunden ist.

Ätiologie

Persistenz des embryonalen Glaskörpers als weiße Schwarte hinter der Linse.

Klinik

- meist unilaterale **Leukokorie** (weiße Pupille bzw. weißer Fundusreflex)
- oft **Mikrophthalmie,** hochgradige **Sehstörung**

! MERKE
Beim PHPV besteht eine Mikrophthalmie, beim Retinoblastom dagegen nicht (bei beiden findet sich die Leukokorie).

Diagnostik

- **Spaltlampe** (Leukokorie)
- **Echographie:** fibrovaskuläre Schwarte hinter der Linse

Differentialdiagnose

Retinoblastom (➤ Kap. 11.10.1), chronische Uveitis (➤ Kap. 7.5), Frühgeborenenretinopathie (➤ Kap. 11.3.6), intraokuläre Tumoren

Tab. 10.2 DD Leukokorie.

Erkrankung	Kennzeichen
PHPV	konnatal, einseitig, Mikrophthalmus
Retinopathia praematurorum	in früher Säuglingsperiode, beidseitig, Frühgeburt, Sauerstoff-Beatmungstherapie
Morbus Coats	Kindesalter, meist einseitig
Kongenitale Katarakt	frühe Säuglingsperiode, einseitig oder beidseitig
Retinoblastom	Säuglings- und Kleinkindalter, einseitig und beidseitig, dominant vererbt oder sporadisch

Therapie

- **Kontrollen** zum Ausschluss einer Netzhautablösung
- **Phakektomie, Vitrektomie:** bei Komplikationen wie z.B. sekundärer IOD-Anstieg, Glaskörperblutung, Netzhautablösung
- ggf. Amblyopieprophylaxe

10.4.2 Juvenile X-chromosomale Retinoschisis

Ätiologie: X-chromosomal-rezessiv
Klinik: Visusverminderung • Gesichtsfeldausfälle • Komplikationen
Diagnostik: Ophthalmoskopie
Therapie: keine

Definition

Primäre Glaskörpererkrankung mit segelartigen Glaskörpertrübungen über den großen Gefäßen und Spaltung der Netzhaut (= **Retinoschisis**) in der Nervenfaserschicht.

Ätiologie

- **X-chromosomal-rezessiv** vererbt, nur Männer sind betroffen
- Glaskörpertraktion

Klinik

- Beginn zwischen 20.–30. Lj. mit langsamer, beidseitiger **Visusminderung** durch eine zentrale/foveale Schisis
- oft zusätzlich **Gesichtsfeldausfälle** durch periphere Schisis (50%)
- **Komplikationen:** Netzhautablösung, Glaskörperblutung (sehr selten)

! MERKE

Bei der juvenilen Retinoschisis besteht die Spaltbildung im Bereich der **Nervenfaserschicht**, im Gegensatz zur altersabhängigen Retinoschisis, bei der es zu einer Spaltung in der **äußeren plexiformen Schicht** kommt.

Diagnostik

Ophthalmoskopie: oberflächliche Spaltbildung (Retinoschisis) der Netzhaut im Makulabereich, sog. „**Radspeichen**"-Phänomen (feine sternförmige Fältelung im Zentrum), periphere Spaltbildung meist temporal unten

Therapie keine Therapie möglich, ggf. Amotio-OP bei Netzhautablösung

10.4.3 Hereditäre vitreoretinale Dystrophie

Syn.: Wagner-Syndrom

Ätiologie: autosomal-dominant
Klinik: Visusverminderung • Gesichtsfeldausfälle • Komplikation
Diagnostik: Ophthalmoskopie
Therapie: ggf. Therapie einer Netzhautablösung

Definition Extrem seltene, hereditäre Erkrankung mit zentraler Glaskörperverflüssigung.

Ätiologie **autosomal-dominant** vererbt

Klinik
- Beginn um das 20. Lj. mit progressiver **Visusminderung** und **Gesichtsfeldausfällen**
- Assoziation mit **Katarakt**
- **Komplikation:** Bildung präretinaler Membranen → Netzhautablösung (selten)

Diagnostik **Ophthalmoskopie:** Glaskörperverflüssigung („optisch leerer Glaskörper") mit Glaskörpersträngen

Therapie ggf. Therapie einer Netzhautablösung

10.5 Entzündungen (Endophthalmitis)

Ätiologie: Erreger • exogen/endogen
Klinik: Sehverschlechterung • Schmerzen • Hyperämie der Bindehaut
Diagnostik: Ophthalmoskopie • Bindehautabstrich • Glaskörperaspirat • Blutkulturen • DD
Therapie: Antibiotika • Steroide • Vitrektomie

Definition Infektiös bedingte Entzündung des inneren Auges ohne Sklerabeteiligung.

Ätiologie
- **Erreger:** meist **Bakterien** (Staphylokokkus epidermidis und aureus, Proteus, Pseudomonas), **Pilze** (meist Candida), **Viren** (HSV, VZV)
- **Exogen:** durch perforierende **Verletzung** oder nach bulbuseröffnender **Operation** (ca. 0,05 % der Fälle)
- **Endogen:**
  - durch **hämatogene Streuung** im Rahmen einer Sepsis
  - durch **Entzündungen angrenzender Strukturen** (Uveitis, Retinitis) mit sekundärer Begleitreaktion des Glaskörpers

! MERKE
Eine Endophthalmitis durch Viren ist häufig bei immunsupprimierten Patienten anzutreffen.

Klinik
- **Akute Form:**
  - akute **Sehverschlechterung;**
  - tiefer, dumpfer **Augenschmerz,** der nur schwer auf Analgetika anspricht
  - **Hyperämie** der Bindehaut

! MERKE

Im Gegensatz zur bakteriellen und viralen Endophthalmitis beginnt die **mykotische** Endophthalmitis **subakut.**

- **Chronische Form:** milderer Verlauf, mäßige Visusminderung

KLINIK

Mykotische Ophthalmitis: Roth-Flecken (weißliche Netzhautflecken mit hämorrhagischer Umrandung) sowie umschriebene Retinochoroiditis mit Infiltration des Glaskörpers im Anfangsstadium, später cremig-weißes Glaskörperinfiltrat und evtl. Netzhautablösung.

! MERKE

Die Endophthalmitis ist eine **Notfallsituation,** bei der die **Erblindung** des Auges droht!

Diagnostik

- **Ophthalmoskopie:**
  - **Akute Form:** ziliare/konjunktivale Injektion, gelb-grünlicher Glaskörper, kein roter Fundusreflex mehr, häufig Hypopyon in Vorderkammer
  - **Chronische Form:** mäßige ziliare/konjunktivale Injektion, entzündlich infiltrierter Glaskörper
- **Bindehautabstrich, Glaskörperaspirat** (Mikrobiologie) und **Blutkulturen:** wichtig für die Erregersicherung bei V.a. Sepsis. Ein fehlender Erregernachweis schließt allerdings eine mikrobiell bedingte Entzündung nicht aus.

Differentialdiagnose

andere intraokuläre Entzündung, Ophthalmia sympathica (➤ Kap. 7.5.4), intraokuläres Lymphom (Retikulumzellsarkom)

Therapie

- **Antibiotika** lokal, systemisch und intravitreal
- **Amphotericin B:** bei mykotischer Endophthalmitis
- **Steroide:** bei V.a. bakterielle Endophthalmitis
- **Vitrektomie** (diagnostisch und therapeutisch): bei ausgeprägten entzündlichen Glaskörperinfiltrationen
- evtl. Behandlung einer Grunderkrankung (Uveitis oder Retinitis)

Prognose

abhängig von Erregervirulenz und Zeitpunkt der Therapieeinleitung

10.6 Operative Methoden

Vitrektomie: Prinzip • Indikationen • Durchführung • Komplikationen

Vitrektomie (Pars-plana-Vitrektomie = PPV)

Prinzip

Mikrochirurgische **Entfernung des Glaskörpers** mit nachfolgendem Ersatz durch Ringer-Lösung, Gas oder Silikonöl.

Indikation

- **Glaskörperblutungen,** die sich nicht resorbieren
- **Netzhautablösung** durch Glaskörpertraktion
- proliferative Vitreoretinopathie
- Entfernung von in den Glaskörper dislozierten Linsen oder Fremdkörpern
- Entfernung von entzündlichen Glaskörperveränderungen

Durchführung

- Zugang im Bereich der **Pars plana** (meist 3 Zugänge)
- Entfernung des Glaskörpers mit Schneide-/Sauggerät (**Vitrektom**)
- **Membrane-peeling:** vorsichtige Entfernung präretinaler Membranen
- **Retinotomie:** Durchschneidung peripherer Netzhautstränge zur Spannungsentlastung der zentralen Netzhaut
- **Ando-Iridektomie:** Anlage einer Iridektomie bei Silikonfüllung aphaker Augen zur Aufrechterhaltung der Kammerwasserzirkulation
- Auffüllung mit **Ringer-Lösung**, **Gas** oder **Silikonöl**

! MERKE

Gase werden innerhalb von Tagen bis Wochen **spontan resorbiert** und durch Kammerwasser ersetzt. **Silikonöl** muss in einer 2. OP (meist innerhalb von 6 Monaten) wieder **entfernt** werden (toxische Wirkung auf Linse und Hornhaut).

KLINIK

Postoperative Refraktion

Durch das **Gas** können Patienten nicht fokussieren – erst, wenn sich das Auge wieder mit Kammerwasser füllt (Spiegelbildung).
Bei **Silikonöl**füllung erfolgt bei der Visustestung ein Ausgleich mit **+5 dpt.**

Komplikationen

- **Linseneintrübung**
- iatrogene Netzhautforamina
- Re-Amotio
- Blutungen
- Sekundärglaukom durch Verlegung des Kammerwinkels
- Keratopathie
- Endophthalmitis

KAPITEL

11 Netzhaut (Retina)

11.1 Grundlagen

Aufbau: Netzhautschichten • Macula lutea
Innervation • Gefäßversorgung
Funktionen: Zapfen • Stäbchen • Verarbeitung des Lichtreizes • Hell- und Dunkeladaptation

Aufbau
(➤ Abb. 11.1)

- vorgeschobener Gehirnteil
- hinterer, lichtempfindlicher Teil mit Photorezeptoren **(Pars optica retinae),** der an der Ora serrata in den lichtunempfindlichen **(Pars caeca retinae)** übergeht
- Verbindung mit der Unterlage an Ora serrata und Papille (➤ Kap. 12.1)

Netzhautschichten

von innen nach außen:

- **Membrana limitans interna** = innere Grenzmembran (Abgrenzung zum Glaskörper, Fasern der Gliazellen)
- **Nervenfaserschicht** (Axone des 3. Neurons)
- **Ganglienzellschicht** (Zellkerne der Ganglienzellen des 3. Neurons)
- **innere plexiforme Schicht** (Synapsen zwischen Axonen des 2. Neurons und den Dendriten des 3. Neurons)
- **innere Körnerschicht** (Zellkerne des 2. Neurons = Bipolarzellen, Horizontalzellen, Amakrinzellen)
- **äußere plexiforme Schicht** (Synapsen zwischen Axonen des 1. Neurons und Dendriten des 2. Neurons)
- **äußere Körnerschicht** (Zellkerne des 1. Neurons = Stäbchen und Zapfen)
- **Membrana limitans externa** = äußere Grenzmembran (Platte aus Gliafortsätzen, durchbrochen von Stäbchen und Zapfen)
- **Schicht der Photorezeptoren** (Stäbchen und Zapfen)
- **retinales Pigmentepithel (RPE)**
- **Bruch-Membran** (Basalmembran der Choroidea, Trennung von Retina und Aderhaut)

! MERKE
Die Netzhaut hat insgesamt etwa **7 Mio. Zapfen** und **120 Mio. Stäbchen.**

Müller-Stützzellen (spezielle Gliazellen) verlaufen senkrecht durch alle Netzhautschichten, verankern die Netzhaut und sind an der Ionenverteilung während des retinalen Erregungsprozesses beteiligt.

Macula lutea (gelber Fleck)

- querovaler Bezirk der Netzhautmitte mit gelblicher Farbe
- **Fovea centralis:** zentraler Bereich, Stelle des schärfsten Sehens (nur Zapfen)

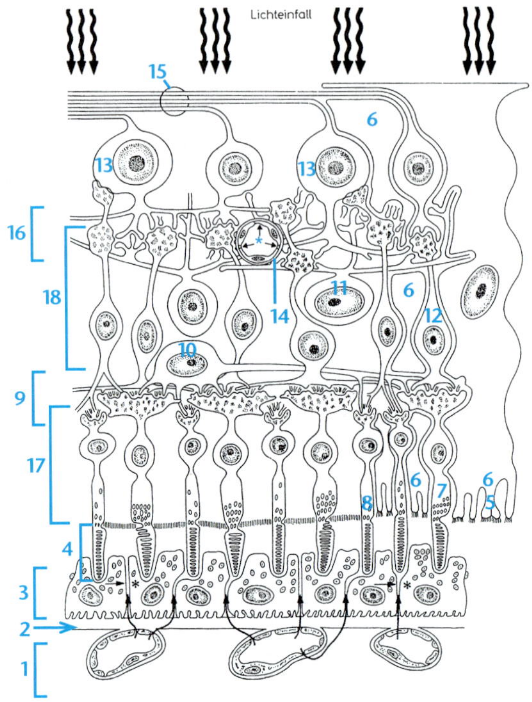

Abb. 11.1 Aufbau der Netzhaut [5]
1 Choriokapillaris, **2** Bruch-Membram, **3** RPE, **4** Stäbchen- und Zapfenaußenglieder, **5** Membrana limitans externa, **6** Müller-Stützzellen, **7** Zapfen, **8** Stäbchen, **9** äußere plexiforme Schicht, **10** Horizontalzellen, **11** amakrine Zellen, **12** Bipolarzellen, **13** Ganglienzellen, **14** Retinagefäß, **15** Nervenfaserschicht, **16** innere plexifimorme Schicht, **17** äußere Körnerschicht, **18** innere Körnerschicht, * Zonulae occludentes (Blut-Retina-Schranke)

11

Innervation

keine sensible Innervation der neurosensorischen Netzhaut

Gefäßversorgung

- **Innere Netzhautschicht** bis einschließlich innere Körnerzellschicht: A. centralis retinae (aus A. ophthalmica)
- **Äußere Netzhautschicht** bis RPE: Versorgung durch Diffusion aus der Choriokapillaris der Aderhaut

! MERKE

Die Zentralarterie ist eine **Endarterie** ohne Anastomosen, daher führt ein Verschluss zum Netzhautinfarkt!

KLINIK

Im Gegensatz zu Netzhautvenen zeigen Netzhautarterien **keine** Pulsation, eine Pulsation wäre pathologisch.

Funktionen

- **photopisches** Sehen (= **Tagessehen**)

Zapfen

- **Zapfen-Typen: Blau-, Grün-** und **Rot**-Zapfen (Photopigment aus gleichem Retinal, aber unterschiedlichem Opsin)

Stäbchen

- **mesopisches** und **skotopisches** Sehen (= **Dämmerungs**- und **Nachtsehen**)
- enthalten das Photopigment **Rhodopsin**

Verarbeitung des Lichtreizes

- Licht trifft auf Netzhaut und gelangt an lichtempfindliche Stäbchen und Zapfen
- Absorption durch Photopigmente der Außensegmente
- Verwandlung in elektrische Signale durch photochemische Reaktionen
- Weiterleitung über 2., 3. und 4. Neuron zur Sehrinde

Hell- und Dunkeladaptation

- Vergrößerung/Verkleinerung der Pupillenweite
- Wechsel von Zapfen- auf Stäbchensehen
- **Helladaptation:**
  - Rhodopsin-Ausbleichung
  - Stäbchensehen fällt zugunsten des Zapfensehens aus
  - schneller als Dunkeladaptation
- **Dunkeladaptation:**
  - Rhodopsin-Regeneration innerhalb von 5 min (**Sofortadaptation** = Zapfenadaptation)
  - innerhalb von 30 min bis zu 1 h zu verbessertem Nachtsehen (**Daueradaptation**)

KLINIK

Adaptometer: Ermittlung der Adaptationskurve (Kohlrausch-Knick).

11.2 Diagnostik

Visusprüfung
Ophthalmoskopie: direkte Ophthalmoskopie • indirekte Ophthalmoskopie • Kontaktglasuntersuchung
• Gitternetz nach Amsler • Echographie • Fluoreszenzangiographie • Farbsinnprüfungen • Elektrophysiologische Methoden: ERG • EOG

Visusprüfung (Sehschärfenprüfung)

- **Visus** (Sehschärfe) = Quotient aus Ist- und Sollentfernung (normal: 1,0)
- **Prinzip:** Prüfung mittels **Sehzeichen** (Optotypen) in definierter Entfernung, z.B. Zahlen, Buchstaben, Landoldt-Ringe oder Snellen-Haken (E-Haken)
- **Prüfung des Fernvisus:** Visustafeln in ca. **5 m** Entfernung
- **Prüfung des Nahvisus:** Leseproben in ca. **40 cm** Entfernung
- **Prüfung bei sehr schwachem Visus:** Sehprobentafeln in 1 m Entfernung, Fingerzählen, Handbewegungen, Lichtprojektion

KLINIK

Beispiel für verminderten Visus: Aus einer Entfernung von 5 m erkennt der Patient nur das Sehzeichen, welches ein Normalsichtiger noch in 50 m Entfernung erkennen könnte. Somit ergibt sich ein Visus von 5 : 50 = 0,1

Ophthalmoskopie (Fundoskopie)

Untersuchung bzw. Spiegelung des Augenhintergrundes (Fundus)

direkte Ophthalmoskopie

- **Prinzip:** Untersuchung mittels **Ophthalmoskop** (elektrischer Augenspiegel), → **aufrechtes, seitenrichtiges** Netzhautbild in **16facher** Vergrößerung (Fehlsichtigkeiten von Untersucher und Patient können mittels Vorschaltung von Linsen, sog. **Rekoss-Scheiben,** ausgeglichen werden)

- **Vorteile:** leichtere Methode, durch starke Vergrößerung auch Beurteilung dezenter Netzhautbefunde möglich
- **Nachteile:** 2-dimensionales Bild, nur kleiner Netzhautausschnitt beurteilbar

indirekte Ophthalmoskopie

- **Prinzip:** Untersuchung mittels **Sammellinse,** die vor das Auge gehalten wird und Lichtquelle → **umgekehrtes, seitenverkehrtes** Netzhautbild in **2–6facher** Vergrößerung (monokular oder binokular)
- **Vorteil:** gute Übersicht über Fundus (v.a. auch Peripherie), stereoskopisches (3-dimensionales) Fundusbild bei binokularen Systemen
- **Nachteil:** erfordert Übung, feine Details nicht immer beurteilbar

Kontaktglasuntersuchung

- **Prinzip:** Untersuchung mittels **Kontaktglas** an der Spaltlampe → **stark vergrößertes**, vertikal umgekehrtes 3-dimensionales Fundusbild mit Überblick über gesamten Fundus (**Dreispiegelkontaktglas:** zusätzlich Beurteilung von mittlerer und äußerer Netzhautperipherie sowie des Kammerwinkels möglich)
- Goldstandard bei Diagnose von Netzhauterkrankungen

KLINIK

Normales Fundusbild
Fundusfarbe: rot (Durchscheinen der Choroidea und des Pigmentepithels durch die transparente Netzhaut)
Papille: randscharf, gelb-orange (im Alter blasser), zentrale Eindellung (Exkavation)
Gefäßkaliber von Vene zu Arterie = 2 : 3
Fundusreflex (v.a. bei Jugendlichen), **Fovealreflex, Wallreflex** (durch ringförmige Verdickung um Netzhautzentrum)

Gitternetz nach Amsler

- **Prinzip:** Testung der Netzhautmitte mittels Gitternetz in 30 cm Abstand bei Fixation des zentralen Punktes
- **Beurteilung:** Bei „Verzerrtsehen" der Linien (= Metamorphopsien) besteht eine Erkrankung des Netzhautzentrums.

Echographie

- **Indikation:** Beurteilung bei schlechtem Funduseinblick (Katarakt, Glaskörperblutung) oder bei schwieriger Diagnose eines Netzhaut-Aderhaut-Befundes
- ➤ Kap. 7.2 (Netzhaut reflektiert Ultraschallwellen stark)

Fluoreszenzangiographie

- **Prinzip:** Darstellung der Fundusgefäße durch Injektion einer Fluoreszeinlösung (Armvene) → Fundusfotographie mittels Funduskamera und besonderen Farbfiltern
- **Beurteilung:** Die Verteilung des Farbstoffes in den Gefäßen gibt Aufschluss über Veränderungen der Gefäße inkl. Gefäßleckagen.

! MERKE

Tumoröse Veränderungen weisen ein tumoreigenes Gefäßsystem auf.

Farbsinnprüfungen

- **Pseudoisochromatische Tafeln nach Ishihara** oder **Stilling-Velhagen-Tafeln:** qualitative Testung des Rot-Grün-Sehens mittels Zahlen oder Buchstaben aus kleinen Farbpunkten in Verwechslungsfarben
- **Farnsworth-Test** (Farbflecktest)
  - Diagnose von Rot-Grün- und Blau-Gelb-Störungen
  - Steine unterschiedlicher Farbabstufung müssen entsprechend den Regenbogenfarben in richtiger Reihenfolge angeordnet werden

- **Panel-D-15-Test** (Farbflecktest): 15 Farbabstufungen müssen ausgehend von einer blauen Farbmarke entsprechend ihrer Ähnlichkeit geordnet werden
- **Anomaloskop nach Nagel** (Farbenmischapparat): quantitative Untersuchung mit Prüfscheibe aus 2 Hälften: *untere* gelbe Hälfte, deren Helligkeit variabel ist, und eine *obere* Hälfte, die durch Zumischen von Rot und Grün der unteren Gelbtönung angepasst werden soll → Berechnung des Anomalquotienten

KLINIK

Farbsinnstörungen: Am häufigsten ist die **Deuteranomalie** (Grünschwäche, 4–5%), gefolgt von der **Protanomalie** (Rotschwäche, 1–2%). Die **Tritanomalie** (Blau-Gelb-Schwäche) kommt nur selten vor. Partielle Farbenblindheiten sind seltener (eines der 3 Zapfensysteme fehlt): **Protanopie** (Rotblindheit, 1%), **Deuteranopie** (Grünblindheit, 1%), **Tritanopie** (Blau-Gelb-Blindheit, sehr selten). Die angeborene Rot-Grün-Blindheit und -Schwäche wird meist X-chromosomal-rezessiv vererbt, Tritanopie/-anomalie autosomal-dominant und Achromatopsie (totale Farbenblindheit) autosomal-rezessiv.

Elektrophysiologische Methoden

ERG (Elektroretinographie)

- **Prinzip:** Messung von Potentialschwankungen der retinalen Strukturen (Rezeptoren und nachgeschaltete Nervenzellen) bei unterschiedlicher Belichtung, Ableitung mittels Kontaktlinsenelektrode auf der Hornhaut und Elektroden an der Schläfe
- **Indikationen:** degenerative Netzhauterkrankungen wie Retinitis pigmentosa, Zapfendystrophien, Intoxikationen, Funktionsprüfung der Netzhaut bei getrübten Medien, unklare Sehstörungen, Dunkelanpassungsstörungen

EOG (Elektrookulographie)

- **Prinzip:** Messung von Veränderungen des Ruhepotentials des Auges (vom Pigmentepithel erzeugt), die durch Bewegungen des Augapfels ausgelöst werden, Ableitung mittels Hautelektroden rechts und links der Augen
- **Indikationen:** Erfassung von Pathologien des RPE, z.B. Morbus Best

11.3 Gefäßerkrankungen

11.3.1 Diabetische Retinopathie

Syn.: Retinopathia diabetica

Pathogenese: Mikroangiopathie
Formen: nichtproliferative Retinopathie • proliferative Retinopathie • diabetische Makulopathie
Klinik: lange symptomlos • Sehminderung • Erblindung
Diagnostik: Ophthalmoskopie • Fluoreszenzangiographie • DD
Therapie: optimale Blutzuckereinstellung • Laserbehandlung • Vitrektomie

Definition

Veränderungen der Netzhaut als Folgeerkrankung eines Diabetes mellitus, die im Verlauf zu erheblichen Sehbeeinträchtigungen führen können. Etwa 90% aller Diabetiker entwickeln nach 20 Jahren eine diabetische Retinopathie.

! MERKE

Die diabetische Retinopathie ist in Mitteleuropa die häufigste Erblindungsursache.

Pathogenese

Mikroangiopathie, die durch erhöhte Blutzuckerwerte ausgelöst wird. **Pathogenetische Mechanismen:**

- Verdickung der kapillären Basalmembran, Verlust von Perizyten und Gefäßendothelzellen, reduzierte Erythrozytenverformbarkeit
- Erhöhung der Blutviskosität, vermehrte Thrombozytenaggregation und -verklumpung, gestörter Sauerstofftransport → **Blutungen, Mikroaneurysmen, Kapillarverschlüsse** und **Ischämie der Retina**
- vermehrte Freisetzung von Wachstumsfaktoren, die die Endothelzellbildung fördern (VEGF, IGF1) infolge der retinalen Hypoxie → **Neovaskularisationen** der Netzhaut und im vorderen Augenabschnitt (Iris, Kammerwinkel)
- Zusammenbruch der Blut-Retina-Schranke und konsekutiv erhöhte Gefäßpermeabilität
  → **Makulaödem**

Formen

- **Nichtproliferative Retinopathie (Hintergrundretinopathie):** Frühstadium der diabetischen Retinopathie ohne Gefäßproliferationen, kann v.a. bei schlechter Stoffwechsellage in eine proliferative Retinopathie übergehen
- **Proliferative Retinopathie:** Spätstadium, gekennzeichnet durch Auftreten von Neovaskularisationen
- **Diabetische Makulopathie:** kann in jedem Stadium der diabetischen Retinopathie auftreten, gekennzeichnet durch Auftreten eines Makulaödems

! MERKE

Die proliferative diabetische Retinopathie kommt häufig bei **Typ-1-Diabetikern** vor, die diabetische Makulopathie vorwiegend bei **Typ-2-Diabetikern.**

Klinik

- **lange symptomlos**
- später Sehminderung (verschwommenes oder verzerrtes Sehen) bis zur Erblindung
- Weitere Folgeschäden am Auge: Sicca-Symptomatik, Xanthelasma, Katarakt, Sekundärglaukom, Optikusneuropathie, Augenmuskelparesen

Diagnostik

- **Spaltlampe:** evtl. Rubeosis iridis (→ hoher Augendruck), Katarakt
- **Gonioskopie:** evtl. Neovaskularisationen
- **Ophthalmoskopie:** ➤ Tab. 11.1
- **Fluoreszenzangiographie:** zur genauen Differenzierung der Stadien und Verlaufskontrolle

Differentialdiagnose

Fundus hypertonicus (➤ Kap. 11.3.4)

Therapie

- regelmäßige Kontrolluntersuchungen
- optimale **Blutzuckereinstellung** (HbA_{1c} < 7%)
- **Zentrale Laserbehandlung:** bei klinisch signifikantem Makulaödem
- **Panretinale Laserbehandlung:** bei PDR
- **Vitrektomie:** bei Glaskörperblutung und Traktionsablatio
- evtl. Behandlung einer arteriellen Hypertonie

Prophylaxe

Da die Veränderungen bei diabetischer Retinopathie lange verborgen bleiben, sind bei jedem Diabetiker **jährliche Kontrolluntersuchungen** der Augen notwendig. In Phasen hormoneller Umstellung (Pubertät, Schwangerschaft) sollte häufiger kontrolliert werden, da die PDR schneller fortschreitet.

Tab. 11.1 Veränderungen bei diabetischer Retinopathie.

Nichtproliferative diabetische Retinopathie (NPDR)	• Mikroaneurysmen • intraretinale Punkt- und Fleckblutungen • dilatierte, geschlängelte, schleifenförmige Kapillaren (IRMA = intraretinale Mikroaneurysmen) • Kaliberschwankungen venöser Gefäße
Proliferative diabetische Retinopathie (PDR)	• papilläre und nichtpapilläre Neovaskularisationen (Foto 19) • Rubeosis Iridis • Glaskörperblutungen (→ Traktionsablatio)
Diabetische Makulopathie	• Mikroaneurysmen • intraretinale Blutungen • Makulaödem • harte Exsudate (Lipidablagerungen in äußerer plexiformer Netzhautschicht)

11.3.2 Zentralarterienverschluss (ZAV), Arterienastverschluss

Ätiologie: Emboli • Entzündungen • Risikofaktoren
Klinik: plötzliche einseitige Erblindung/Visusreduktion • Gesichtsfeldausfälle
Diagnostik: Ophthalmoskopie • DD
Therapie: Soforttherapie • Hämodilution • Fibrinolyse

Definition

Netzhautinfarkt infolge eines Verschlusses der Zentralarterie oder eines Arterienastes (seltener als Venenverschlüsse).

Ätiologie

- **Emboli:** z.B. bei Endokarditis, Mitralklappenstenose mit Vorhofflimmern, verkalkte Aortenklappen, Thrombus nach akutem Myokardinfarkt)
- **Entzündungen** (seltener): z.B. Arteriitis temporalis Horton
- **Risikofaktoren:** arterielle Hypertonie, Arteriosklerose

! MERKE

Bei **ZAV,** v.a. in Kombination mit **Kopfschmerzen,** ist an eine Arteriitis temporalis Horton zu denken. Hier droht eine Erblindung des anderen Auges, die aber mittels Kortison meist therapierbar ist.

Klinik

- **ZAV: plötzliche** einseitige, schmerzlose **Erblindung**
- **Arterienastverschluss:** sofort nach Verschluss einsetzende **Visusreduktion** und **Gesichtsfeldausfälle**

Diagnostik

Ophthalmoskopie

ZAV

- **Akutes Stadium:**
  - grauweiße Netzhaut (durch Ödem der Nervenfaserschicht)
  - Fovea centralis als **kirschroter Fleck** (Aderhautrot kann weiterhin durchscheinen, da die Fovea keine Nervenfasern enthält, Foto 20)
  - unterbrochene Blutsäule, selten Embolus sichtbar

11

KLINIK

Zilioretinale Arterie (selten): eine Arterie aus den Ziliararterien perfundiert das von ihr versorgte Gebiet weiterhin und der Visusverlust ist geringer.

- **Chronisches Stadium:** Optikusatrophie
- **In beiden Stadien:** totaler Gesichtsfeldausfall und afferente Pupillenstörung

Arterienastverschluss

- **Akutes Stadium:** Netzhautödem, das auf das Versorgungsgebiet des betroffenen Arterienastes begrenzt ist
- **Chronisches Stadium:**
  - betroffenes Gefäß erscheint weiß oder verengt
  - Netzhautödem hat sich resorbiert
- **In beiden Stadien:** segmentaler Gesichtsfeldausfall

Differentialdiagnose

Lipidspeicherkrankheiten (Tay-Sachs, Niemann-Pick, Gaucher-Krankheit, ➤ Tab. 11.7)

Therapie

- **Soforttherapie:** Bulbusmassage, augendrucksenkende Medikamente (Acetazolamid), Parazentese (Ablassen von Kammerwasser aus der Vorderkammer) → Abschwemmen des Embolus in die Peripherie
- **Kalziumantagonisten** oder **Hämodilution:** Verbesserung der Durchblutung
- **Fibrinolyse** auf internistischer Intensivstation
- **Suche nach der Emboliequelle:** z.B. Doppler-Sonographie der Karotiden, Farbduplexsonographie der hirnversorgenden Gefäße, Echokardiographie

Prognose

ungünstig, da die inneren Schichten der Netzhaut bereits 1 h nach Gefäßverschluss irreversibel geschädigt sind (bessere Prognose bei Arterienastverschluss mit Aussparung makulärer Äste)

11.3.3 Zentralvenenverschluss (ZVV), Venenastverschluss

11

Ätiologie: Thromben • Risikofaktoren
Klinik: Sehverschlechterung • Komplikationen
Diagnostik: Ophthalmoskopie • Fluoreszenzangiographie • DD
Therapie: Hämodilution • Laserbehandlung

Definition

Venenverschluss infolge einer Zirkulationsstörung in der Zentralvene oder einem Seitenast (zweithäufigste vaskuläre Netzhauterkrankung, häufiger als ZAV).

Ätiologie

- lokal entstandene **Thromben** (an Venenabschnitten, die durch sklerotische Arterien komprimiert werden)
  - **ZVV:** Thrombus in Höhe der Lamina cribrosa
  - **Venenastverschluss:** Thrombus oft an arteriovenöser Kreuzung
- **Risikofaktoren:** arterielle Hypertonie, Diabetes mellitus, Glaukom, retinale Vaskulitis, Gerinnungsstörung

Klinik

- **Sehverschlechterung** (bei Beteiligung von Papille oder Makula)
- **Komplikationen:** chronisches zystoides Makulaödem, präretinale Neovaskularisationen, proliferative Vitreoretinopathie (PVR), Netzhautablösung und Rubeosis iridis mit akutem Winkelblockglaukom

Diagnostik

Ophthalmoskopie

- **ZVV** (➤ Foto 21)
  - streifen- oder punktförmige Blutungen in allen 4 Quadranten der Netzhaut
  - gestaute, geschlängelte Venen
- **Venenastverschluss:**
  - intraretinale Blutungen in 1 oder 2 Quadranten
  - Cotton-wool-Herde, harte Exsudate, Lipidablagerungen bei längerem Bestehen
  - Makula-/Papillenödem

KLINIK

Unterscheidung von **ischämischem** und **nicht-ischämischem** ZVV durch **Fluoreszenzangiographie.** Die ersten 3 Monate nach Diagnose einer ischämischen Form sind Nachuntersuchungen wegen der Gefahr einer **Rubeosis iridis** besonders wichtig.

Differentialdiagnose

diabetische Retinopathie (➤ Kap. 11.3.1), hypertensive Retinopathie (➤ Kap. 11.3.4), anteriore ischämische Optikusneuropathie (➤ Kap. 12.5.2), Papillits (➤ Kap. 12.4), Papillenödem (➤ Kap. 12.3.2)

Therapie

- **Hämodilution:** im akuten Stadium
- **Laserbehandlung:** bei ischämischer Form des ZVV (bei Neovaskularisation), ggf. bei Venenastverschluss mit Makulaödem

Prognose

⅓ Visusverbesserung, ⅓ Visus unverändert, ⅓ Visusverschlechterung

11.3.4 Fundus hypertonicus et arteriosclerotícus

Ätiologie: Arteriosklerose • arterieller Hypertonus
Klinik: Sehstörungen • Kopf-/Augenschmerzen
Diagnostik: Ophthalmoskopie • DD
Therapie: Behandlung der Grunderkrankung

Definition

Krankhafte Veränderung der Fundusgefäße durch Arteriosklerose oder Bluthochdruck.

Ätiologie

- generalisierte **Arteriosklerose**
- **arterieller Hypertonus:** z.B. bei Nierenerkrankungen, Phäochromozytom, Eklampsie

Klinik

- **Sehstörung** und Visusverschlechterung in fortgeschrittenen Stadien
- **Kopf-/Augenschmerzen** bei hohem Blutdruck

! MERKE

Regelmäßige Kontrolluntersuchungen sind nötig, um Komplikationen wie arterielle und venöse Gefäßverschlüsse sowie Makroaneurysmen mit Gefahr der Glaskörperblutung zu vermeiden.

Diagnostik **Ophthalmoskopie**

Tab. 11.2 Stadieneinteilung von hypertensiven und arteriosklerotischen Gefäßveränderungen.

Hypertensive Gefäßveränderungen	**Stadium I:** Arteriolenverengung und Tortuositas (verstärkte Gefäßschlängelung) **Stadium II:** starke Verengung der Gefäße, Gunn-Kreuzungszeichen, dilatierte Venolen, Silberdrahtarterien (silbriger Arterienreflex) **Stadium III:** harte Exsudate, Blutungen, Makulasternfigur (harte Exsudate sternförmig um Makula; Circinata-Figur), Cotton-wool-Herde (weiche Exsudate, Nervenfaserinfarkte), Netzhautödem **Stadium IV:** Papillenödem, Optikusatrophie
Arteriosklerotische Gefäßveränderungen	**Stadium I:** verbreiterte Arteriolenreflexe **Stadium II:** Kreuzungszeichen, Salus-Zeichen (Venen kreuzen im stumpfen Winkel) **Stadium III:** Kupferdrahtarterien (Arterienreflex ist kupferfarben) **Stadium IV:** Silberdrahtarterien

KLINIK

Gunn-Kreuzungszeichen: Einschnürung der venösen Blutsäule durch die Kompression der sklerotischen Arterie an einer arterio-venösen Kreuzungsstelle.

Differentialdiagnose diabetische Retinopathie (➤ Kap. 11.3.1)

Therapie Blutdrucksenkung bzw. **Behandlung der Grunderkrankung**

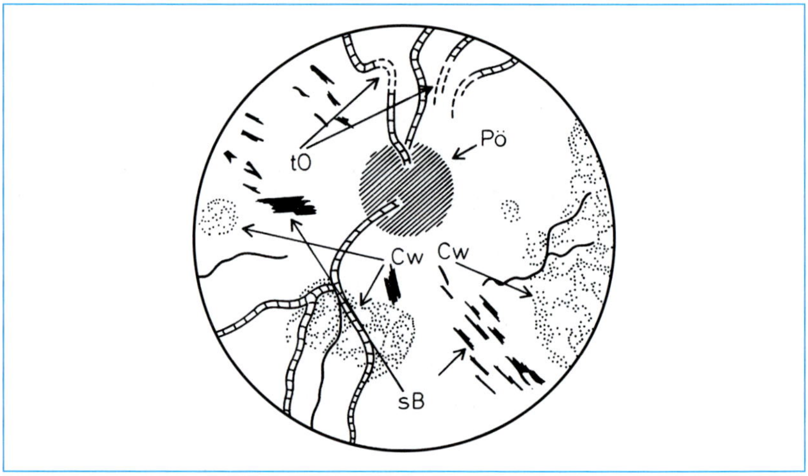

Abb. 11.2 Fundus hypertonicus (**Cw** = Cotton-wool-Herde, **Pö** = Papillenödem, **tO** = teilweise Obliterationen, **sB** = streifige Blutungen) [5]

11.3.5 Morbus Coats

Syn.: Retinitis exsudativa

Klinik: Visusminderung • Leukokorie • Strabismus
Diagnostik: Ophthalmoskopie • DD
Therapie: Laser- oder Kryotherapie • ggf. Therapie einer Netzhautablösung

Definition

Seltene einseitige, angeborene **teleangiektatische** Veränderungen der Netzhautgefäße mit Exsudation. Manifestation im Kindes- und Jugendalter (90% Jungen).

Klinik

- **Visusminderung** im Frühstadium
- einseitige **Leukokorie** und einseitiger **Strabismus** im fortgeschrittenen Stadium

Diagnostik

Ophthalmoskopie:
- Teleangiektasien, Blutungen, subretinale, weißliche Exsudate
- zystoides Makulaödem
- häufig exsudative Netzhautablösung als Komplikation

Differentialdiagnose

Retinoblastom (➤ Kap. 11.10.1), Frühgeborenenretinopathie (➤ Kap. 11.3.6), PHPV (➤ Kap. 10.4.1), diabetische Retinopathie (➤ Kap. 11.3.1)

Therapie

- **Laser- oder Kryotherapie:** zur Behandlung der ischämischen Areale und vaskulären Anomalien (Erblindung nur bei 50% der Patienten vermeidbar)
- ggf. Therapie der Netzhautablösung (➤ Kap. 11.11)

11.3.6 Frühgeborenenretinopathie

Syn.: Retinopathia praematurorum, ROP (= Retinopathia of praematurity)

Ätiologie: niedriges Geburtsgewicht • Sauerstofftherapie • neonatale Hypoxie
Klinik/Diagnostik: Akutphase • Narbenstadium • Komplikationen • DD
Therapie: Kryo-/Laserkoagulation • Amotio-Therapie

Definition

Seltene Netzhauterkrankung mit Gefäßproliferationen in der unreifen Netzhaut Frühgeborener.

Ätiologie

Risikofaktoren:
- **niedriges Geburtsgewicht** (< 1000 g)
- **Sauerstofftherapie** bei Frühgeborenen (hoher O_2-Partialdruck → Verengung der Arteriolen und Verlangsamung des physiologischen Gefäßwachstums in Richtung Netzhautperipherie; Beendigung der Beatmung → Ischämie der Peripherie (da schlecht vaskularisiert) → Neovaskularisationen)
- **neonatale Hypoxie**

! MERKE

Es gilt, den **Sauerstoffpartialdruck** möglichst **niedrig** zu halten und ophthalmologische Vorsorgeuntersuchungen zur Früherkennung durchzuführen.

Klinik/Diagnostik

Akutphase

Ophthalmoskopie

Tab. 11.3 Stadieneinteilung der Frühgeborenenretinopathie.

Stadium I	Demarkationslinie (Grenzlinie zwischen vaskularisierter und nichtvaskularisierter Netzhaut)
Stadium II	Ausbildung einer Leiste an dieser Grenzlinie (intraretinales Proliferationsgewebe)
Stadium III	Leiste und fibrovaskuläre Proliferation in den Glaskörper (extraretinale Proliferationen)
Stadium IV	partielle Netzhautablösung (Traktionsablatio)
Stadium V	totale Netzhautablösung

! MERKE

Bei 85% der Kinder findet sich eine **spontane Rückbildung** der Retinopathie in Stadium I und II.

Narbenstadium

bei ca. 20% der Kinder mit akuter Frühgeborenenretinopathie

Ophthalmoskopie: Papille, Gefäße und Makula nach temporal verzogen, Netzhautfalten

Komplikationen

- **Traktionsablatio** mit retrolentalen Membranen (fibröse Platte hinter der Linse → **Leukokorie**)
- **Erblindung**
- Rubeosis iridis (→ Sekundärglaukom), Phthisis bulbi

Differentialdiagnose

Retinoblastom (➤ Kap. 11.10.1), persistierender hyperplastischer primärer Glaskörper (➤ Kap. 10.4.1), Morbus Coats (➤ Kap. 11.3.5)

Therapie

- keine Therapie in den Stadien I und II
- **Laserkoagulation** der avaskulären Bereiche (im Stadium III)
- **netzhautanlegende Operationen** oder **Vitrektomie** bei Netzhautablösung

11.3.7 Weitere Ischämiezustände der Netzhaut

Tab. 11.4 Weitere Ischämiezustände der Netzhaut.

Bezeichnung	Charakteristika
Amaurosis fugax	„flüchtige" (s bis wenige min), reversible, einseitige Erblindung durch Emboli aus Arteriosklerose-Plaques der Karotisgabel oder aus Vorhofthromben kann einem ZAV vorausgehen
Sichelzellretinopathie	Verschlüsse kleiner Netzhautgefäße durch verformte, starre Erythrozyten bei Sichelzellanämie Sehstörung, evtl. PVR, Glaskörperblutungen, Traktionsablatio

11.4 Degenerationen

11.4.1 Proliferative Vitreoretinopathie (PVR)

Ätiologie: Diabetes mellitus • Trauma • Ablatio retinae • Vitrektomie • Venenverschluss
Klinik: Lichtblitze (bei Netzhauttraktion) • Komplikationen
Diagnostik: Ophthalmoskopie
Therapie: Cerclage • Vitrektomie • Tamponade

Definition
Erkrankung von Glaskörper und Netzhaut mit Bildung **präretinaler Membranen.**

Ätiologie
- idiopathisch
- **Diabetes mellitus**
- Trauma
- **Ablatio retinae,** Netzhautrisse/-löcher
- **Vitrektomie,** Netzhautchirurgie
- **Venenverschluss**

Pathogenese
- Gliazellen, Pigmentepithelzellen, Fibroblasten wandern auf innere und äußere Netzhautoberfläche → Proliferation, Membranbildung (evtl. Traktionsablatio)
- Perizytenverlust und chronische Gewebshypoxie → verminderte Sekretion von Transforming Growth Factor (negativer Wachstumsfaktor) → Neovaskularisationen

Klinik
- **Lichtblitze** bei Traktion an Netzhaut
- ggf. Klinik einer Ablatio (➤ Kap. 11.9), Glaskörperblutung (➤ Kap. 10.3.3)

Komplikationen
- Traktionsablatio
- Glaskörperblutungen
- Neovaskularisationsglaukom

Diagnostik
Ophthalmoskopie: sub- und epiretinale Membranen, ggf. Ablatio oder Blutung

Therapie
Kombination von **Cerclage** (➤ Kap. 11.11), **Vitrektomie** und **intraokularer Tamponade** (➤ Kap. 10.6)

11.4.2 Senile Retinoschisis

Ätiologie: unbekannt
Klinik: meist asymptomatisch • Visusreduktion
Diagnostik: Ophthalmoskopie • DD
Therapie: ggf. Laser-/Kryotheapie • ggf. Amotio-Therapie

Definition
Meist harmlose Spaltung der Netzhaut in innere und äußere Schicht mit Spaltung im Niveau der äußeren plexiformen Schicht. Bei ca. 25% der Bevölkerung.

Ätiologie
degenerative zystische Läsionen (insbesondere peripher), Anhäufung hyaluronidasesensitiver saurer Mukopolysaccheride → Netzhautspaltung

Klinik
- meist **asymptomatisch,** meist **beidseitig**
- **Visusreduktion** und Schattenwahrnehmung bei Einbeziehung des hinteren Pols

Diagnostik

Ophthalmoskopie:
- blasenförmige Abhebung des abgespaltenen, inneren Netzhautanteils
- Aspekt von „gehämmertem Metall" der äußeren Schicht
- ggf. Löcher in innerem und äußerem Netzhautblatt, selten Netzhautablösung

Differentialdiagnose

rhegmatogene Netzhautablösung (➤ Kap. 11.9)

Therapie

- meist nicht nötig
- ggf. operative Therapie der Netzhautablösung

11.4.3 Fundus myopicus

Ätiologie: hohe Myopie
Klinik: Sehverschlechterung • Komplikationen
Diagnostik: Ophthalmoskopie • DD
Therapie: Myopiekorrektur • Laserbehandlung • photodynamische Therapie

Definition

Pathologische **Netzhaut-Aderhaut-Atrophien** infolge hoher Myopie.

Ätiologie

meist bei **hoher Myopie** (mehr als -6 dpt) → Dehnungsveränderungen von Netzhaut, Aderhaut, Bruch-Membran aufgrund des verlängerten Bulbus

Klinik

- **Sehverschlechterung** bei Makulabeteiligung
- **Komplikationen:** Ablatio retinae, Aderhautblutungen, zentrale Gesichtsfeldausfälle

Diagnostik

Ophthalmoskopie (👁 ➤ Foto 22):
- Conus myopicus (zirkumpapilläre Aderhautatrophie)
- Verdünnung retinaler Gefäße
- schräger Sehnerveneintritt
- Risse der Bruch-Membran **(Lacksprünge)**
- **Fuchs-Fleck** der Makula: durch rezidivierende Aderhautblutungen und konsekutive Narbenbildung
- **Staphyloma posticum** (Skleraausbuchtung am hinteren Pol)
- evtl. subretinale Neovaskularisationen
- hellweiße Dehnungsstellen am hinteren Pol

Differentialdiagnose

choroidale Narben, „Angioid streaks"

KLINIK

„Angioid streaks" (gefäßähnliche Streifen):
- Risse in der Bruch-Membran bei Pseudoxanthoma elasticum, Ehlers-Danlos-Syndrom und Morbus Paget
- rötliche Streifen am Fundus, die wie die großen Netzhautgefäße verlaufen
- zirkuläre Anordnung der Streifen um die Papille
- häufig subretinale Neovaskularisationen in Makula mit Blutungen und Verminderung der zentralen Sehschärfe

Therapie

- **Myopiekorrektur**
- **Laserbehandlung:** bei subretinalen Neovaskularisationen (extrafoveal oder juxtafoveal)
- **Photodynamische Therapie:** bei subretinalen Neovaskularisationen (subfoveal)

11.5 Makulaerkrankungen

11.5.1 Altersabhängige Makuladegeneration (AMD)

Ätiologie: genetische Prädisposition • Risikofaktoren • Alterungsprozesse
Klinik: trockene AMD • feuchte AMD
Diagnostik: Ophthalmoskopie • Fluoreszenzangiographie • Perimetrie • DD
Therapie: vergrößernde Sehhilfen • Lasertherapie • photodynamische Therapie

Definition

Progrediente, degenerative Erkrankung der Makula in höherem Lebensalter. Häufigste Ursache für Erblindung nach dem 65. Lj.

Ätiologie

- **genetische Prädisposition**
- **Risikofaktoren:** Nikotinabusus, intensive UV-Strahlung
- **Pathogenese:** Alterungsprozesse (→ Überlastung des RPE), zusätzlich Perfusionsstörung der Aderhaut (> Abb. 11.3)

Klinik

Man unterscheidet zwei Verlaufsformen:

- **Trockene (nicht-exsudative) AMD (85%):** langsamer Verlauf über Jahre hinweg mit zunehmender Visusminderung (grauer Schatten)
- Feuchte (exsudative) AMD (15%): meist schneller Verlauf mit rascher Visusminderung, Metamorphopsien (Verzerrtsehen)

Diagnostik

Ophthalmoskopie, Fluoreszenzangiographie (Neovaskularisationen), **Perimetrie** (Zentralskotom)

Tab. 11.5 Unterscheidung zwischen trockener und feuchter AMD.

Trockene AMD	• blasse und atrophische Retina • Pigmentepithelatrophie, Pigmentunregelmäßigkeiten • **Drusen** (gelblich-weiße Herd, hyaline Ablagerungen in der Bruch-Membran)
Feuchte AMD (👁 > Foto 23)	• **Makulaödem:** zeltförmige, grau-braune Makulaabhebung (Pigmentblattabhebung) • **choroidale Neovaskularisationen (CNV) → Blutungen** • **fibrovaskuläre Narbe** im Endstadium (→ schwerer Visusverlust bis Erblindung)

Differentialdiagnose

Venenastverschluss (> Kap. 11.3.3), malignes Aderhautmelanom (> Kap. 7.6.2)

Therapie

- **Trockene AMD:** vergrößernde Sehhilfen, ggf. Lichtschutzgläser, vitaminreiche Ernährung

- **Feuchte AMD:**
  - Lasertherapie (Rezidivrate 50%) oder photodynamische Therapie (→ Visusstabilisierung) bei Neovaskularisationen
  - VEGF-hemmende Medikamente (intravitreale Injektion), z.B. Ranibizumab

Prognose

- **Risikofaktoren für Sehverlust:** RPE-Hyperpigmentierung, große Drusen, arterieller Hypertonus, erstes Auge mit Sehverlust durch AMD
- Visusstabilisierung nach photodynamische Therapie
- **Rezidive** nach Laserkoagulation etwa 50%

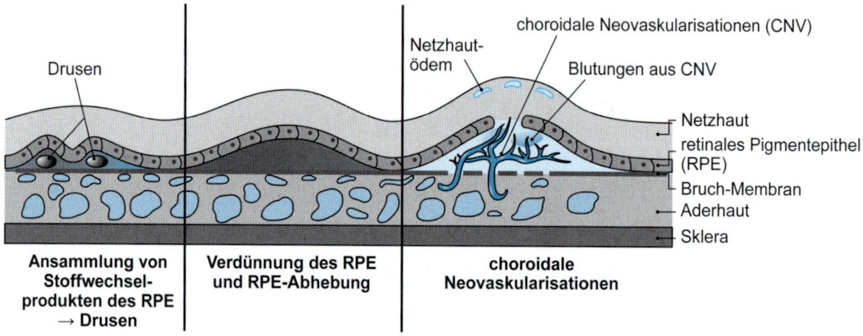

Abb. 11.3 Entwicklung der AMD

11.5.2 Retinopathia centralis serosa

Ätiologie: Stress • „Typ-A-Persönlichkeit"
Klinik: Sehverschlechterung • Metamorphopsien • Mikropsie • Makropsie
Diagnostik: Ophthalmoskopie • Fluoreszenzangiographie • DD
Therapie: meist nicht nötig • ggf. Laserbehandlung

Definition

Makulaerkrankung aufgrund der Ansammlung subretinaler Flüssigkeit, die meist Männer zwischen dem 30. und 40. Lebensjahr betrifft.

Ätiologie

- diskutiert wird physischer/psychischer **Stress** + **„Typ-A-Persönlichkeit"** (Durchsetzungswille, Konkurrenzdruck, Aggressivität)
- **Pathogenese:** lokale Dysregulation mit seröser Abhebung durch Defekt der Blut-Retina-Schranke, Dysfunktion des RPE

Klinik

- **Sehverschlechterung,** „grauer Fleck" im zentralen Gesichtsfeld
- **Metamorphopsien** (Verzerrtsehen)
- **Mikropsie** (Kleinersehen von Gegenständen), **Makropsie** (Größersehen von Gegenständen)

Diagnostik

- **Ophthalmoskopie:** seröse Netzhautabhebung, meist makulär
- **Fluoreszenzangiographie:** Quellpunkt sichtbar (Stelle des Flüssigkeitsaustritts)
- Hyperopisierung durch Schwellung der Netzhautmitte

Differentialdiagnose

Grubenpapille (➤ Kap. 12.3), Choroidaltumor (➤ Kap. 7.6), CNV (vgl. ➤ Kap. 11.5.2), AMD (➤ Kap. 11.5.1), Contusio bulbi (➤ Kap. 17.2.6), posteriore Skleritis (➤ Kap. 5.4)

Therapie

- meist nicht nötig, da **Spontanheilung**
- **Laserbehandlung:** bei Rezidiven mit extrafovealem Quellpunkt
- Stress, Alkohol, Nikotin vermeiden

11.5.3 Zystoides Makulaödem (CMÖ)

Ätiologie: verschiedene Erkrankungen • Operationen
Klinik: Visusreduktion • Metamorphopsien
Diagnostik: Ophthalmoskopie • Fluoreszenzangiographie
Therapie: Indometacin • Acetazolamid • Kortikosteroide

Definition

Zystenähnliche Flüssigkeitsansammlung und dadurch Schwellung im Bereich der zentralen Netzhaut (Makula).

Ätiologie

Flüssigkeitsaustritt aus perifovealen Kapillaren im Rahmen **verschiedener Erkrankungen** oder nach **Operationen:**

- diabetische Retinopathie
- Venenastverschluss
- intraokuläre Entzündungen (z.B. Uveitis)
- altersbedingte Makuladegeneration
- Netzhautablösung (Amotio retinae)
- Macular pucker
- Retinopathia centralis serosa
- nach Kataraktchirurgie (Irvine-Gass-Syndrom)

Klinik

- leichte oder starke **Sehverschlechterung** (je nach Ausmaß des Ödems)
- **Metamorphopsien** (Verzerrtsehen)

Diagnostik

- **Ophthalmoskopie:** foveale Einsenkung fehlt, makuläre Netzhautverdickung (Netzhautödem), zystoide Netzhautveränderung
- **Fluoreszenzangiographie:** Leckage der perifoveolären Kapillaren, Anfärbung der zystoiden Räume **(zentrale Sternfigur)**

Therapie

- **Indometacin** p.o. oder prophylaktisch bei Katarakt-OP als Augentropfen
- **Acetazolamid, Kortikosteroide**

11.5.4 Epiretinale Gliose

Syn.: Macular pucker

Ätiologie: idiopathisch • sekundär
Klinik: Metamorphopsien • Visusminderung
Diagnostik: Ophthalmoskopie
Therapie: chirurgische Entfernung

Definition

Membranbildung aus Gliazellen zwischen Netzhaut und Glaskörper.

Ätiologie

- **idiopathisch**
- **sekundär:** nach Glaskörperabhebung, Bulbusprellung, Netzhautchirurgie oder Laserbehandlung, bei diabetischer Retinopathie

11

Klinik

- **Metamorphopsien** (durch Kontraktionen der Membran)
- evtl. langsame **Visusminderung**

Diagnostik

Ophthalmoskopie: cellophanartiger Reflex der Makula, radiäre Netzhautfalten, evtl. Makulaforamen

Therapie

chirurgische Entfernung mittels **Vitrektomie** („membrane peeling“) bei Visus ≤ 0,5 oder störenden Metamorphopsien

11.6 Dystrophien

11.6.1 Retinitis pigmentosa

Syn.: Retinopathia pigmentosa

Ätiologie: primär (autosomal-rezessiv) • sekundär (Syndrom-assoziiert)
Klinik: Nachtblindheit • Visusreduktion • Farbsinnstörungen • Tunnel-Gesichtsfeld
Diagnostik: Ophthalmoskopie • Perimetrie • ERG (!)• DD
Therapie: Kantenfilterbrillen • vergrößernde Sehhilfen

Definition

Heterogene Gruppe von Netzhaut- und Aderhautdystrophien mit progressivem Visusverlust, Gesichtsfeldausfällen und Nachtblindheit.

! MERKE
Der Begriff Retin**itis** ist irreführend, da es sich nicht um eine entzündliche Veränderung handelt, er ist aber international üblich.

Ätiologie

- **Primär:** vererbter Defekt im Rhodopsin-Gen → Erkrankung des **Pigmentepithels** und vorwiegend des **Stäbchen**-Systems (meist **autosomal-rezessiv**)
  - **Stäbchen-Zapfen-Dystrophie** (häufigste Form): zuerst Stäbchen betroffen
  - **Zapfen-Stäbchen-Dystrophie:** zuerst Zapfen betroffen
  - Weitere Formen: sektorförmige oder unilaterale Retinitis pigmentosa, Retinitis pigmentosa sine pigmento, Amaurosis congenita Leber, Retinitis punctata albescens
- **Sekundär:** Syndrom-assoziiert, z.B. Usher-Syndrom, Refsum-Syndrom, Kearns-Sayre-Syndrom

Klinik

- Beginn bereits im Kindesalter
- schlechtes Dämmerungssehen (Hemeralopie = **Nachtblindheit**), **Visusreduktion, Farbsinnstörungen**

! MERKE
Mit 50 Jahren liegt der Visus bei 50% der Patienten bei 0,1.

- später konzentrische **Gesichtsfeldeinengung (Tunnel-Gesichtsfeld)**

Diagnostik

- **Ophthalmoskopie** (👁 > Foto 24):
  - **Pigmentverklumpungen** der mittleren und äußeren Netzhautperipherie („Knochenkörperchen“, **„Knochenbälkchen“**)

  - enge Netzhautarterien
  - **wachsgelbe, atrophe Papille**
- **Perimetrie:** periphere Gesichtsfelddefekte, ggf. Ringskotom, später „Tunnelgesichtsfeld“ (Reduktion auf zentrale 2–3 Grad)
- **ERG** (zur Diagnosesicherung!): frühzeitig im Verlauf stark erniedrigt oder erloschen

Differentialdiagnose

„Pseudoretinitis pigmentosa“:
- posttraumatische Veränderungen
- postinflammatorische/postinfektiöse Veränderungen (Rötelnretinopathie, Lues)
- Tumoren
- medikamentös bedingte Veränderungen (Chloroquin, Thioridazin)

Therapie

Nur symptomatische Therapie möglich:
- **Kantenfilterbrillen** (orange oder braun gefärbte Gläser, die bestimmte Wellenlängen herausfiltern), **vergrößernde Sehhilfen**
- evtl. positiver Effekt durch Vitamin-A-Einnahme in geringen Dosen
- genetische Beratung

KLINIK

Der Verlauf ist abhängig von der Retinitisvariante und führt bei schweren Formen zur **Erblindung.**

11.6.2 Morbus Stargardt

Syn.: Fundus flavimaculatus, juvenile Makuladegeneration

Ätiologie: autosomal-rezessiv
Klinik: Visusverlust • Leseschwierigkeiten
Diagnostik: Ophthalmoskopie • Fluoreszenzangiographie • ERG • EOG • Farbsinnprüfung • DD
Therapie: Kantenfilterbrillen • vergrößernde Sehhilfen • ggf. Laserbehandlung

11

Definition

Seltene erbliche Makuladystrophie, die vom retinalen Pigmentepithel ausgeht.

Ätiologie

meist **autosomal-rezessiv**

Klinik

- Beginn im 1. oder 2. Lebensjahrzehnt
- **Visusverlust, Leseschwierigkeiten**

! MERKE

Der Visus im Endstadium liegt oft bei 0,1.

Diagnostik

- **Ophthalmoskopie:** zunächst geringe, makuläre **Pigmentverschiebungen,** später gelbliche Flecken des hinteren Augenpols (> Foto 25)
- **Fluoreszenzangiographie:** Abschattung der Aderhautfluoreszenz, Hyperfluoreszenz atropher Areale, evtl. choroidale Neovaskularisationen
- **ERG** und **EOG:** oft reduziert
- **Farbsinnprüfung:** oft Farbsinnstörung (Protanomalie)

Differentialdiagnose

Zapfendystrophie (➤ Kap. 11.6.4), Angioid streaks (➤ Kap. 11.4.4), Chloroquin-Retinopathie (➤ Kap. 11.7), Drusen

KLINIK

Drusen: Hyaline Einlagerungen in die Basalmembran des RPE, sichtbar als kleine helle Herde in der Nähe des hinteren Pols.

Therapie

Nur symptomatische Therapie möglich:
- **Kantenfilterbrillen, vergrößernde Sehhilfen**
- genetische Beratung
- Laserbehandlung bei Neovaskularisationen

11.6.3 Morbus Best

Syn.: vitelliforme Makuladegeneration

Ätiologie: autosomal-dominant
Klinik: Metamorphopsien • geringe Visusminderung
Diagnostik: Ophthalmoskopie • EOG • ERG • DD
Therapie: ggf. Laserbehandlung

Definition

Erbliche Makuladegeneration mit „eidotterähnlichen“ Läsionen im Makulabereich.

Ätiologie

autosomal-dominant vererbt

Klinik

- Manifestation: 4.–10. Lj.
- Verschwommensehen, **Metamorphopsien**
- **geringe Visusminderung** bei auffälligem morphologischem Befund

Diagnostik

- **Ophthalmoskopie:**
  - gelblich-runde, **„eidotterähnliche“** (vitelliforme) Läsionen im Makulabereich, meist bilateral, später **„rühreiähnliche“** Läsionen (Visusreduktion!) und **Makulanarbe** (👁 ➤ Foto 26)
  - evtl. subretinale Neovaskularisationen
- pathologisches **EOG,** normales **ERG**

Differentialdiagnose

Drusen, Morbus Stargardt (➤ Kap. 11.6.2)

Therapie

Nur symptomatische Therapie möglich:
- genetische Beratung
- **Laserbehandlung** bei Neovaskularisationen

Prognose

- besser als bei Morbus Stargardt
- Visus meist 0,4 oder besser (außer Narbenstadium)

11.6.4 Zapfendystrophie

Syn.: Schießscheiben-(„Bulls eye"-)Makulopathie

Ätiologie: autosomal-rezessiv • autosomal-dominant
Klinik: erhöhte Lichtempfindlichkeit • herabgesetzte zentrale Sehschärfe • Pendelnystagmus
Diagnostik: ERG • Ophthalmoskopie • Fluoreszenzangiographie • Farbsinnprüfung • DD
Therapie: vergößernde Sehhilfen • evtl. Miotika

Definition
Erbliche Störung der Zapfenfunktion.

Ätiologie
autosomal-rezessiv oder autosomal-dominant

Klinik
- **erhöhte Lichtempfindlichkeit**
- Herabsetzung der zentralen Sehschärfe
- Pendelnystagmus

Diagnostik
- photopisches **ERG** reduziert/ausgelöscht
- **Ophthalmoskopie:**
  - ringförmig um Fovea gelegene Pigmentepithelatrophie
  - Später: Knochenkörperchen peripher, Optikusatrophie, Gefäßengstellung
- **Fluoreszenzangiographie:** „Schießscheiben-Makula" (= zentraler Fluoreszenzfleck umgeben von hypofluoreszierender Zone)
- Farbsinnprüfung: gestörtes Farbensehen

Differentialdiagnose
Retinitis pigmentosa (➤ Kap. 11.6.1), Morbus Stargardt (➤ Kap. 11.6.2), Chloroquin-Retinopathie (➤ Kap. 11.7), Speicherkrankheit (➤ Tab. 11.6)

Therapie
Nur symptomatische Therapie möglich:
- **vergrößernde Sehhilfen**
- evtl. Miotika zur Verminderung der Lichtempfindlichkeit

11.6.5 Speicherkrankheiten

Tab. 11.6 Veränderungen der Netzhaut bei Speicherkrankheiten.

Erkrankung	Charakteristika
Sphingolipidosen	
Gangliosidose (Tay-Sachs) autosomal-rezessiv	• Hexosaminidasemangel, psychomotorischer Abbau, Makrozephalie, letal im Kindesalter • kirschroter Makulafleck, Optikusatrophie, Erblindung
Niemann-Pick autosomal-rezessiv	• Sphingomyelinasemangel, Hepatosplenomegalie, viszerale und ZNS-Beteiligung • kirschroter Makulafleck, Pigmentretinopathie, Optikusatrophie, grauer Halo um Makula
Gaucher-Krankheit autosomal-rezessiv	• Glukozerebrosidasemangel, psychomotorischer Abbau (juvenile Form), Hepatosplenomegalie, Knochenläsionen, hämatologische Veränderungen (adulte Form) • weißliche Flecken am hinteren Retinapol, graue Makula
Zeroidlipofuszinosen	
z.B. **Spielmeyer-Vogt-Sjögren-Krankheit** (häufigste) meist autosomal-rezessiv	• progressive neurodegenerative Erkrankung (v.a. im Kindes- und Jugendalter) mit lysosomaler Speicherung von Lipopigmenten v.a. in Neuronen → Demenz, Visusverlust, Epilepsie • makuläre Pigmentepithelverschiebungen, RPE-Degeneration, Gefäßverengung, Optikusatrophie

11.7 Medikamentös bedingte Veränderungen

! MERKE
Bei Medikamenten mit ophthalmologischen Nebenwirkungen sollten regelmäßige Untersuchungen des Auges durchgeführt werden.

Tab. 11.7 Toxische Veränderungen von Netzhaut und Makula.

Medikament	Klinik/Diagnostik
Chloroquin (Antimalariamittel, Antirheumatikum)	Besonders nach längerer Anwendung: • **Verschlechterung** des **Visus** und des **Farbensehens** • Degeneration und Atrophie des retinalen Pigmentepithels („**Schießscheibenmakula**") • Optikusatrophie, Gefäßengstellung, auch reveresible Hornhautablagerungen
Chlorpromazin und **Thioridazin** (Psychopharmaka)	Bei hoher Dosierung: • **Verschwommensehen, Farbsinnstörung** • retinale Pigmentverklumpung, Pigmentepithelatrophie
Tamoxifen (nichtsteroidales Antiöstrogen)	• **Sehstörung** • Makulaödem und Pigmentepithelverwerfungen

11.8 Entzündungen

11.8.1 Retinale Vaskulitis und Periphlebitis retinae

Ätiologie: meist unklar • erregerbedingt • immunologisch bedingt
Klinik: Sehverschlechterung
Diagnostik: Ophthalmoskopie • Fluoreszenzangiographie
Therapie: Therapie der Grunderkrankung • Kortikoide • Lasertherapie

Definition

Bei der **retinalen Vaskulitis** handelt es sich um eine Entzündung der Netzhautgefäße. Sind nur Venen betroffen, spricht man von **Periphlebitis retinae.**

Ätiologie

- meist unklar
- **Erregerbedingt:** Tbc, Borreliose, Listeriose, Brucellose, Lues, Viren
- **Immunologisch bedingt:** Morbus Eales (vorwiegend junge Männer), Morbus Behçet, Encephalomyelitis disseminata, Lupus erythematodes, Morbus Wegener, Polyarteriitis nodosa, Morbus Horton, Sarkoidose

Klinik

Sehverschlechterung

Diagnostik

- **Ophthalmoskopie:** Gefäßeinscheidungen (Venen), Gefäßverschlüsse, Zellen im Glaskörper, intraretinale Blutungen, Netzhautödem
- **Fluoreszenzangiographie:** Beurteilung der Floridität der Entzündung und der Neovaskularisationen

Differentialdiagnose

andere vaskuläre Erkrankungen (Venenverschlüsse, ➤ Kap. 11.3.3)

! MERKE
Bei Venenverschlüssen finden sich keine Zellen im Glaskörper.

Therapie

- Therapie der **Grunderkrankung**
- evtl. **Kortikoide**
- **Lasertherapie** bei Neovaskularisationen

11.8.2 Retinochoroiditis toxoplasmotica

Ätiologie: Toxoplasma gondii • angeboren • erworben
Klinik: starke Visusbeeinträchtigung (angeboren)
Diagnostik: Ophthalmoskopie • Serologie • DD
Therapie: Pyrimethamin • Sulfonamid • Folinsäure • Steroide • Clindamycin

Definition

Fokale Entzündung der Netzhaut und der Aderhaut bei Infektion mit Toxoplasma gondii.

Ätiologie

Toxoplasma gondii:

- **Angeboren:** intrauterine Übertragung (bei Infektion der Mutter innerhalb der ersten 3 Schwangerschaftsmonate)
- **Erworben:** orale Aufnahme der Zysten (rohes Fleisch) oder der Oozysten (Katzenkot)

Klinik

- **Angeborene Form:**
  - **starke Visusbeeinträchtigung,** oft sekundärer Strabismus
  - evtl. intrazerebrale Beteiligung (Hydrozephalus, Verkalkungen)

KLINIK

Retinochoroiditis juxtapapillaris Jensen: seltene Form mit papillennahem Herd und Ausfall eines Nervenfaserbündels.

- **Erworbene Form:** meist keine Beeinträchtigung des Visus, da die Makula nur selten betroffen ist

Diagnostik

- **Ophthalmoskopie:** grau-weiße Herde mit Glaskörperinfiltration und Vaskulitis (👁 > Foto 27), Makulanarbe bei angeborener Form
- **Serologie:** Eine negative Serologie schließt eine Infektion bei klassischem klinischen Befund nicht aus.

Differentialdiagnose

Chorioiditis anderer Genese (Tbc, Sarkoidose, Borreliose, Lues)

Therapie

Kombination von **Pyrimethamin, Sulfonamid, Folinsäure** und **Steroiden** oder **Clindamycin** (4 Wochen)

11.8.3 HIV-Retinopathie

Klinik: ggf. Sehverschlechterung
Diagnostik: Ophthalmoskopie
Therapie: Ganciclovir • Foscarnet

Definition

Netzhautveränderungen infolge einer HIV-Infektion finden sich in Form von **Mikroangiopathien** oder **opportunistischen Infektionen** der Netzhaut (meist **Zytomegalieretinitis,** auch Herpesretinitis und Toxoplasmose-Retinochoroiditis).

Klinik

ggf. Sehverschlechterung

> **! MERKE**
> Die **Zytomegalieretinitis** ist eine AIDS-assoziierte Erkrankung und für die Stadieneinteilung und somit für die Allgemeintherapie von Bedeutung.

Diagnostik

- **Ophthalmoskopie:**
  - **Mikroangiopathie:** Cotton-wool-Herde, Mikroaneurysmen
  - **Zytomegalieretinitis:** Cotton-wool-Herde, Blutungen, ischämische Nekrosen der Netzhaut
- HIV-Test/Anamnese

Therapie

- **Ganciclovir** oder **Foscarnet:** bei Zytomegalieretinitis
- **Aciclovir:** bei HSV- und VZV-Infektion

11.8.4 Akutes retinales Nekrosesyndrom (ARN)

> **Ätiologie:** HSV • VZV
> **Klinik:** Schmerzen • oft Erblindung
> **Diagnostik:** Ophthalmoskopie • Spaltlampe
> **Therapie:** Aciclovir • Kortison • Laserbehandlung

Definition

Akute Netzhautnekrose durch Infektion mit Viren der Herpesgruppe.

Ätiologie

Infektion mit **Herpes simplex-Virus** (HSV) oder **Varizella-zoster-Virus** (VZV)

Klinik

- Augenschmerzen
- oft Erblindung

Diagnostik

- **Spaltlampe:** Uveitis anterior, Hornhautrückflächenbeschläge
- **Ophthalmoskopie:**
  - gelb-weiße bis grau-weiße Netzhautflecken, zuerst multifokal peripher, dann nach zentral fortschreitend
  - Gefäßeinscheidungen
  - Netzhautforamina, Netzhautablösung

Therapie

- **Aciclovir** hochdosiert, **Kortison**
- **Laserbehandlung:** prophylaktische Laserherde posterior der Nekrose
- ggf. Behandlung einer Netzhautablösung (Vitrektomie, Silikonöltamponade)

11.8.5 Weitere Netzhautentzündungen

Tab. 11.8 Weitere Netzhautentzündungen.

Erkrankung	Erreger	Charakteristika
Virusretinitis	HSV, VZV, Zytomegalievirus, Rötelnviren	• häufig bei immungeschwächten Patienten • Sehverschlechterung, Gesichtsfeldausfälle • Zellen im Glaskörper, **Netzhautnekrose** mit Narbenbildung, intraretinale Blutungen
Retinitis bei Borreliose	Borrelia burgdorferi (Zeckenbiss)	• Chorioiditis, Konjunktivitis, Keratitis, Iridozyklitis, retinale Vaskulitis • Netzhautarterienverschlüsse, Neuritis nervi optici
parasitär bedingte Retinitis	Onchocerca volvulus	Keratitis, Iritis, Retinochoroiditis
	Toxocara canis oder cati (Hunde- bzw. Katzenspulwurm)	• Endophthalmitis und Amotio retinae • **retinochoroidales Granulom am hinteren Pol** • Leukokorie (DD Retinoblastom)

11.9 Netzhautablösung

Syn.: Ablatio retinae, Amotio retinae

Ätiologie: rhegmatogen • traktionsbedingt • exsudativ • tumorbedingt
Klinik: Lichtblitze • „Rußregen" • Schatten • Visusreduktion
Diagnostik: Ophthalmoskopie • Echographie • DD
Therapie: Laserbehandlung • operative Therapie

Definition

Ablösung der neurosensorischen Netzhaut von dem darunter liegenden retinalen Pigmentepithel (RPE).

Epidemiologie

- selten (1:10000/Jahr), aber akut visusbedrohend
- Altersgipfel: 50.–60. Lebensjahr

Tab. 11.9 Ursachen einer Netzhautablösung.

Rhegmatogene Ablatio	• durch **Netzhautloch/-riss** (Hufeisenlöcher, Rundlöcher) • Prädisponierend: Myopie, hintere Glaskörperabhebung, Traumata, periphere Netzhautdegenerationen
Traktionsbedingte Ablatio (Traktionsablatio)	• durch **Glaskörperstränge ausgeübter Zug** an der Netzhaut • z.B. bei PVR, diabetischer Retinopathie
Exsudative Ablatio	• durch Eindringen von **Blut, Fett** oder **seröser Flüssigkeit** zwischen neurosensorische Netzhaut und RPE • z.B. Morbus Coats, Uveitis, malignes Melanom
Tumorbedingte Ablatio	• infolge eines **intraokularen Tumors** oder eines **Transsudats** aus Tumorgefäßen • z.B. Aderhauttumoren

KLINIK

Ein **Makulaforamen** ist ein runder Netzhauttdefekt in der Makula mit Verminderung der zentralen Sehschärfe und Metamorphopsien, der nur zur **Ablatio** führt, wenn das Loch alle Netzhautschichten durchgreift und z.B. hohe Myopie vorliegt. Ein **Makulaschichtloch,** das häufig nach Makulaödem vorkommt, führt nicht zu einer Netzhautablösung.

Klinik

- periphere **Lichtblitze** (durch Glaskörperzug und Netzhauteinriss, bei exsudativer Ablatio daher keine Lichtblitze)
- plötzlicher „Schwarm schwarzer Mücken", **„Rußregen"** (durch Glaskörperblutung)
- peripherer **Schatten** (bei Ablösung der Netzhaut), von unten aufsteigende Mauer oder von oben sich senkender Vorhang
- **Visusreduktion** bei Beteiligung der Makula oder Blutung

Diagnostik

- **Ophthalmoskopie** (👁 > Foto 28)
  - **graue Falten** bei hoch abgehobener Netzhaut (schwappend bei Augenbewegungen)
  - **transparente Abhebung** bei flacher oder umschriebener Ablösung
  - **welliger Gefäßverlauf**
  - **Hochwasserlinien** (reaktive Pigmentepithelproliferation) bei länger bestehender Netzhautabhebung
  - **Netzhautriss** (durchscheinende Aderhaut am Riss), häufig im temporalen oder nasalen oberen Quadranten

KLINIK

Vorstufen einer Netzhautablösung:
Glitzerpunktbeete: gelblich-weiße, glitzernde Pünktchen, die aus Mikroglia und Astrozyten bestehen.
Gitterlinienbeete: verdünnte Netzhautstellen mit weißlichen, sklerosierten Gefäßen; konsekutive Entwicklung von Atrophien und Hypertrophien des Pigmentepithels sowie darüber liegender Glaskörperverflüssigung.

- **Echographie:** bewegliche Membran im B-Bild sichtbar, hohe Echozacke im A-Bild

! MERKE

Auch das Partnerauge muss untersucht werden, da bei bis zu 20% der Patienten auch hier eine Netzhautablösung entsteht und Hinweise wie Foramina ausgeschlossen werden müssen.

Differentialdiagnose

- **senile Retinoschisis** (> Kap. 11.4.2)
- **Aderhautamotio** (dunkelbraun-grünliche Farbe): Vorwölbung von Netzhaut und RPE durch Flüssigkeitsansammlung in der Choroidea bei entzündlichen Erkrankungen der Aderhaut (Vogt-Koyanagi-Harada-Syndrom > Kap. 7.5.3)
- **hintere Glaskörperabhebung** (> Kap. 10.3.1), **PVR** (> Kap. 11.4.1)

Therapie

- **Laserbehandlung:**
  - bei Netzhaut**löchern** mit geringer zirkulärer Netzhautablösung, bei anliegenden Netzhaut**rissen** (Verhinderung weiterer Ablösung)

  - bei **Gitterlinienbeeten** (Gefahr von atrophischen Rundlöchern, Netzhautrissen, Amotio retinae)
- **Operative Therapie:** Plombenaufnähung, Cerclage (➤ Kap. 11.11)

Prognose

- **95% Heilung** bei operativer Therapie der rhegmatogenen Ablatio
- schlechte Prognose der übrigen Ablatio-Formen (mit erheblicher Visusreduktion verbunden)

! MERKE
Je kleiner die Netzhautablösung und je früher die Netzhautanlage erfolgt, desto besser ist die Prognose.

11.10 Tumoren

11.10.1 Retinoblastom

Ätiologie: somatische Mutation • autosomal-dominant
Klinik: Leukokorie • Strabismus • rotes Auge • Komplikationen
Diagnostik: Ophthalmoskopie • Echographie • Röntgen • CT • Tonometrie • DD
Therapie: Bestrahlung • Lasertherapie • Kryotherapie • Enukleation

Definition

Maligner, aus unreifen Netzhautzellen hervorgehender Netzhauttumor.

Epidemiologie

- häufigster maligner okulärer Tumor im Kindesalter (1:20000)
- in 25–30% beidseitig

! MERKE
Eine Untersuchung des 2. Auges ist aufgrund einer möglichen beidseitigen Erkrankung vierteljährlich über 5 Jahre notwendig.

Ätiologie

- 95 % **somatische Mutation**
- 5 % **autosomal-dominant** (→ regelmäßige Untersuchung von Geschwisterkindern!)

Klinik

- 60 % **Leukokorie** (früher: „amaurotisches Katzenauge“)
- 20 % **Strabismus**
- 10 % **rotes Auge**
- **Komplikationen:** Vorwachsen oder Metastasierung ins Gehirn

KLINIK
Trilaterales Retinoblastom: Zusätzlicher Befall der Zirbeldrüse.

Diagnostik

- **Ophthalmoskopie:**
  - grau-weißlicher, vaskularisierter Netzhauttumor (auch multilokulär)
  - Infiltration von Glaskörper, Vorderkammer und Orbita möglich
- **Echographie, Röntgen, CT:** typische Verkalkungsherde, Beurteilung der Ausdehnung
- **Tonometrie:** erhöhter IOD bei Sekundärglaukom (selten)

11

Differentialdiagnose

- **Katarakt** (➤ Kap. 6.4), primärer **Strabismus** (➤ Kap. 16.4), **Augeninfektionen** (Uveitis, ➤ Kap. 7.5)
- Netzhautablösung (➤ Kap. 11.9) , PHPV (➤ Kap. 10.4.1), Morbus Coats (➤ Kap. 11.3.5), Frühgeborenenretinopathie (➤ Kap. 11.3.6)

! MERKE
Bei Kindern mit Strabismus sollte immer ein Retinoblastom ausgeschlossen werden.

Therapie

- genetische Beratung
- **Bestrahlung, Laser**- oder **Kryotherapie:** bei kleineren Tumoren
- **Enukleation:** bei größeren Tumoren (primäre Chemotherapie)

Prognose

- ohne Therapie → infaust
- mit Therapie → Mortalität < 10%
- 20% der geheilten Patienten entwickeln einen Zweittumor (Osteosarkom).

11.10.2 Phakomatosen

Formen: Astrozytom • Neurofibromatose • Sturge-Weber-Syndrom • Angiomatosis retinae
Therapie: meist keine nötig

Definition

Kongenitale, dominant vererbte Erkrankungen mit multiplen Tumoren und Zysten.

Therapie

- meist keine nötig, nur bei Komplikationen
- Laser-/Kryokoagulation: bei Hämangiomen

Formen

Tab. 11.10 Phakomatosen.

Astrozytom Tumor neuralen Stützgewebes	• Assoziation mit Morbus Bourneville-Pringle **(tuberöse Hirnsklerose)** • kleine, weiße Tumoren der Netzhautoberfläche mit maulbeerartiger Oberfläche • Krampfanfälle und mentale Retardierung bei Verkalkung astrozytischer Hamartome im Bereich der Basalganglien oder Ventrikel • Adenoma sebaceum im Gesicht bei Morbus Bourneville-Pringle
Neurofibromatose (von Recklinghausen) Gliome im Sehnerven	• Lisch-Knoten der Iris • Café-au-lait-Flecken der Haut, Neurofibrome • choroidale Hamartome, selten **Retinahamartom** oder Hamartom des RPE
Sturge-Weber-Syndrom Naevus flammeus des Gesichts	• Glaukom (meist einseitig) • Hämangiome des Gehirns, der Meningen • Aderhauthämangiome • keine Netzhautveränderungen
Angiomatosis retinae kapilläre Hämangiome, Hämangioblastome	• Assoziation mit Morbus **Hippel-Lindau** • **großer, roter Knoten** mit glatter Oberfläche am Augenhintergrund, versorgt von verdickten, geschlängelten Gefäßen • **Sehverschlechterung** bei exsudativer Amotio

11.11 Operative Methoden

Photodynamische Therapie (PDT) • Lasertherapie • Operative Therapie der Netzhautablösung

Photodynamische Therapie (PDT)

Prinzip/Indikation

- **choroidale Neovaskularisationen** (CNV) bei feuchter AMD
- zunächst Infusion eines photosensibilisierenden Farbstoffes, der sich in den CNV anreichert → Aktivierung des Farbstoffes durch einen nichtthermischen Laser → **Photothrombose** der CNV

! MERKE
Bei dieser Methode wird das darüber liegende Netzhautgewebe geschont.

Komplikationen

- **Sehstörungen, Photosensibilisierung, allergische Reaktionen**
- Übelkeit, Juckreiz

Lasertherapie am hinteren Augenabschnitt

Prinzip/Indikation

- **Netzhautlöcher/-risse** → Induktion einer chorioretinalen Narbe um den Netzhautdefekt und damit Verhinderung einer Netzhautablösung
- **diabetische Retinopathie** → Ausschaltung hypoxischer Netzhautbereiche außerhalb der großen Gefäßbögen **(panretinale Laserkoagulation)** und damit Verhinderung von Neovaskularisationen und Optimierung der Sauerstoffversorgung im zentralen Netzhautbereich
- **diabetische Makulopathie mit Makulaödem** → gezielte Koagulation von Stellen mit Flüssigkeitsaustritt (oft nur Besserung, aber kein Stillstand erreichbar)
- **makuläre choroidale Neovaskularisationen** → Zerstörung der Neovaskularisationsmembran
- **Tumoren** → Zerstörung des Tumorgewebes

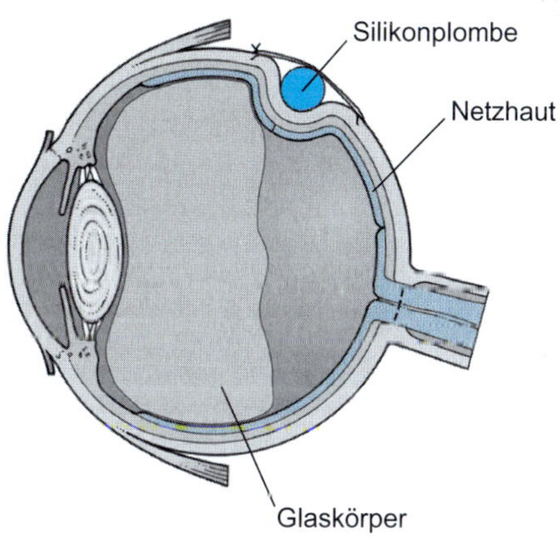

Abb. 11.4 Plombenaufnähung [9]

11

Komplikationen

- **choroidale Neovaskularisationen,** epiretinale Gliose
- **Blutung,** seröse Netzhautabhebung
- **Lochbildung,** Ruptur der Bruch-Membran

Operative Therapie der Netzhautablösung

Wiederanlage der abgehobenen Netzhaut mittels Netzhaut- (Plomben, Cerclage) und Glaskörperchirurgie (Vitrektomie ➤ Kap. 10.6)

Prinzip

- **Plombenaufnähung:** Aufnähung einer **Silikonschlauchplombe** von außen auf Sklera (radiär oder limbusparallel),
- **Cerclage:** Umschnürung des Augapfels mittels **Silikonband**

→ Eindellung von außen → Retina kommt wieder in Kontakt mit dem RPE, zusätzlich Entlastung des Glaskörperzugs

Komplikationen

- Plombenaufnähung, Cerclage: **Bulbusperforation** durch Naht
- Cerglage: **String-Syndrom** (postoperative schmerzhafte IOD-Steigerung infolge Kompression des Vortexvenendrainagegebietes durch zu straffe Spannung der Cerclage und posteriore Lage)

KAPITEL

12 Sehnerv (Nervus opticus)

12.1 Grundlagen

Aufbau: Struktur • intrabulbärer Anteil • intraorbitaler Anteil • intrakranieller Anteil
Gefäßversorgung

Aufbau

- **Lage:** von Augenrückseite bis Chiasma opticum (ca. 3,5–5,5 cm Länge)

Struktur

- **Nervenfasern:** Axone der retinalen Ganglienzellen
- **Hüllen:** Ausstülpung der **Hirnhäute,** deren Subarachnoidalraum Verbindung mit dem Liquorraum hat (erhöhter Hirndruck → Stauungspapille)

intrabulbärer Anteil

= **Papilla nervi optici** (Sehnervenkopf)
- keine Photorezeptoren vorhanden **(blinder Fleck)**
- **Form:** hochoval
- **Durchmesser:** 1,5 bis 2,2mm

intraorbitaler Anteil

Lamina cribrosa (siebförmige sklerale Bindegewebsplatte) → **Foramen opticum** (S-förmige Krümmung des Sehnervs, um Augenbewegungen zu ermöglichen)

intrakranieller Anteil

Canalis opticus → **Chiasma opticum**

Gefäßversorgung

- **Papille** (> Abb. 12.1):
  - **Circulus arteriosus Zinnii** (Haller-Zinn-Gefäßkranz = Anastomosierung von Aa. ciliares posteriores breves und A. centralis retinae)
  - **Aa. ciliares breves** und **A. centralis retinae** (aus A. ophthalmica)
- **Intraorbitaler** und **intrakranieller Anteil:** Gefäße der Pia mater

12.2 Diagnostik

Perimetrie • Visusprüfung • Pupillenreaktion • Ophthalmoskopie • VEP • VECP

Perimetrie (> Kap. 9.2.1), **Visusprüfung** (> Kap. 11.2.1), **Pupillenreaktion** (> Kap. 8.2.1)

Ophthalmoskopie

Beurteilung der Papille:
- **Farbe:** gelb-orange, temporal blasser, häufig nasal gelegener Pigmentkonus
- **Begrenzung:** scharf begrenzt, nasal undeutlicher aufgrund der dort dichter gedrängten Nervenfasern
- **Papillenprominenz:** Papille normalerweise nicht prominent

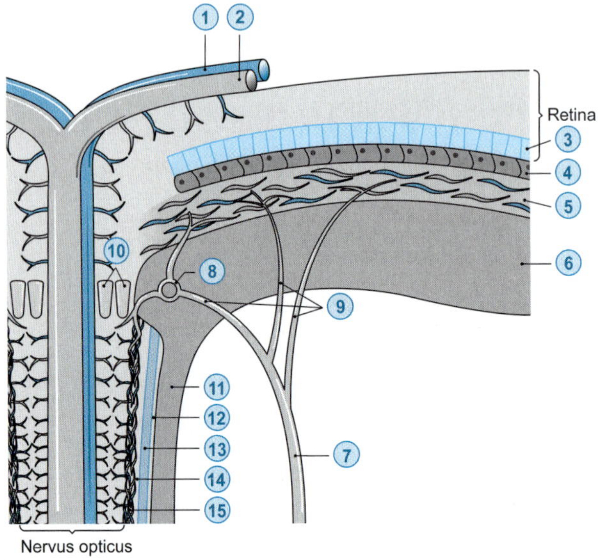

Abb. 12.1 Gefäßversorgung der Papille

- **Neuroretinaler Randsaum:** schmaler im temporal-horizontalen und nasal-horizontalen Bereich, breiteste Areale vertikal unten und oben (Beurteilung im rotfreien Licht)
- **Exkavation** (auch ➤ Kap. 9.2):
  - leicht exzentrisch gelegene Sehnervenaushöhlung, leicht queroval
  - kein Austritt von Nervenfasern
  - je größer die Papille ist, desto größer die Exkavation
- **Gefäße: A.** und **V. centralis retinae** treten leicht nasal der Papillenmitte in den Bulbus

12

KLINIK

Zilioretinales Gefäß: Netzhautgefäß, das aus den Aa. ciliares breves stammt und am Papillenrand entspringt. Es bleibt bei einem ZAV durchblutet und versorgt einen kleinen Netzhautbezirk temporal der Papille.

VEP (visuell evozierte Potentiale)

- **Prinzip:** Ableitung von Potentialen der Regio occipitalis mit Elektroden über dem Okzipitalhirn
- **Beurteilung:** von Leitungsgeschwindigkeit und Spannungsdifferenz, z.B. Latenzzeitverlängerung bei Demyelinisierung (Encephalomyelitis disseminata, Retrobulbärneurits)

VECP (visuell evozierte kortikale Potentiale)

- **Prinzip:** Auslösung von Hirnrindenpotentialen durch Lichtblitze oder alternierende Schachbrettmuster
- **Beurteilung:** verlängerte Latenzzeit im Seitenvergleich deutet auf Schäden in Sehnerv oder Sehbahn hin (z.B. Demyelinisierung bei Neuritis nervi optici)

12.3 Kongenitale Papillenanomalien

Fibrae medullares • Papillenkolobom • Grubenpapille • „tilted disc" • Bergmeister-Papille • Drusenpapille • Pseudostauungspapille

Es handelt sich um Papillenanomalien **ohne** pathologischen Krankheitswert.

Fibrae medullares

markhaltige Nervenfasern, die als weiße, glänzende, schweifförmige Ausläufer an der Papille erkennbar sind

Papillenkolobom (Morning-glory-Papille)

- durch inkompletten Schluss der Augenbecherspalte
- **anomale Papillenexkavation,** juxtapapillärer Pigmentring, **„radspeichenartiger" Gefäßaustritt** am Papillenrand
- variabler Visus- und Gesichtsfeldausfall

Grubenpapille

- runde bis ovale, **gräuliche Vertiefung** in der Papille (meist **temporal** unten)
- unzureichende Abdichtung zwischen Choroidea und Netzhaut → seröse Netzhautabhebung mit Makulabeteiligung

„tilted disc"

- **Conus inferior (rudimentäres Kolobom):** meist beidseitig, N. opticus tritt schrag durch Sklera, evtl. Situs inversus der Gefäße, variable Gesichtsfelddefekte
- **Conus temporalis:** temporale, sichelförmige, weißliche Zone (durchscheinende Sklera bei Aderhautatrophie), v.a. bei Myopie

Bergmeister-Papille

Reste der A. hyaloidea auf nasaler Papillenseite (weißliches Gewebe)

Drusenpapille

- **gelblich-höckrige, leicht prominente** Papille (extraaxonale Verkalkungen), meist beidseitig, keine Exkavation
- langsame **Nervenfaseratrophie** bei engem Skleralkanal, evtl. Papillenrandblutungen
- meist keine Funktionsausfälle

Pseudostauungspapille, Pseudoneuritis hyperopica

- **zirkuläre Randunschärfe** und leichte Papillenprominenz bei kleinem Optikoskleralkanal, fehlende Exkavation, mögliche Assoziation mit Hyperopie
- **keine** Blutungen, Hyperämie, Nervenfaserödem oder Sehstörung

12.4 Stauungspapille

Ätiologie: erhöhter intrakranieller Druck
Klinik: Kopfschmerzen • Übelkeit • Erbrechen
Diagnostik: Ophthalmoskopie • Perimetrie • DD
Therapie: Behandlung der Grunderkrankung • Kortison • Carboanhydrasehemmer • Schlitzung der Sehnervenscheide

Definition

Beidseitige Papillenschwellung ohne Funktionsverlust bei Erhöhung des intrakraniellen Drucks.

Ätiologie

Erhöhter intrakranieller Druck:
- **Hirntumor**
- Hydrozephalus
- Meningits, Enzephalitis, Hirnabszess

- maligne Hypertonie
- intrakranielle Hämorrhagien
- Pseudotumor cerebri (Liquordruckerhöhung ohne Hirntumor durch Liquorresorptionsstörung, v.a. bei adipösen Frauen)

KLINIK

Foster-Kennedy-Syndrom: einseitige Optikusatrophie durch direkten einseitigen Tumordruck; Stauungspapille durch Erhöhung des intrakraniellen Drucks auf der anderen Seite (Frontalhirnprozess, Keilbeinflügelmeningeom).
Stauungspapille e vacuo: starke Ernierdrigung des IOD (z.B. durch perforierende Verletzung, Fistelbildung nach intraokularen Operationen) führt zu Axoplasmatransport gegen Druckgradienten (normalerweise ist der IOD höher als der intrakranielle Druck) → Stauungspapille.

Klinik

- **Kopfschmerzen, Übelkeit, Erbrechen**
- Sehfunktion lange Zeit unbeeinträchtigt, evtl. Obskurationen (reversible Verdunkelungserscheinungen als frühe funktionelle Störungen)

Diagnostik

- **Ophthalmoskopie:**
  - **Frühphase:** hyperämische Papille, Blutungen in der Nervenfaserschicht, Nervenfaserschichtödem, Randunschärfe der Papille (zuerst nasal), **Exkavation** vorhanden
  - **Akute Stauungspapille:** zunehmende Prominenz, Papille rot bis graurot, geschlängelte erweiterte Venen, Cotton-wool-Herde, grau-weiße Exsudationen, streifige Papillenrandblutungen, Exkavation oft nicht erkennbar
  - **Chronische Stauungspapille:** pilzförmig in den Glaskörperraum ragende Papille, abnehmende Hyperämie, peripapillärer Nervenfaserschwund
  - **Atrophische Phase:** (sekundäre) Optikusatrophie
- **Perimetrie:** Vergrößerung des blinden Flecks

Differentialdiagnose

➤ Tab. 12.1

! MERKE

Eine Hirndrucksteigerung bedeutet eine **vitale Bedrohung,** daher ist die **Ursachenabklärung** bei Stauungspapille besonders wichtig.

Therapie

- **Behandlung der Grunderkrankung** (neurologische Abklärung)
- Ist keine Ursache zu finden: **Kortison**behandlung, Liquordrucksenkung mittels **Carboanhydrasehemmern,** retrobulbäre **Schlitzung der Sehnervenscheide**

Prognose

Rückbildung bei normalisiertem Hirndruck, meist bleibt eine variable Optikusatrophie zurück.

Tab. 12.1 DD Stauungspapille.

Diagnose	einseitig/ beidseitig	Visus	Gesichtsfeld	Papille
Stauungspapille (Stauungsödem)	beidseitig	keine Einschränkung	evtl. blinder Fleck vergrößert	• Stauung der papillären Kapillaren • peripapilläre Blutungen • ödematöse peripapilläre Nervenfasern
Neuritis nervi optici (entzündliches Ödem)	einseitig	herabgesetzt	Zentralskotom	• evtl. Blutungen und Gefäßhyperämie • gequollene Nervenfasern • verstrichene Exkavation
Pseudoneuritis hyperopica (Anomalie)	beidseitig	keine Einschränkung	keine Einschränkung	• klein und hyperämisch • fehlende Exkavation
Drusenpapille (Anomalie)	meist beidseitig	evtl. Einschränkung	evtl. Einschränkung	• klein und blass • fehlende Exkavation • Autofluoreszenz, hochreflektive Einlagerungen

12.5 Gefäßerkrankungen

12.5.1 Anteriore ischämische Optikusneuropathie (AION)

Syn.: nicht-arteriitische AION, Apoplexia papillae

Ätiologie: Durchblutungsstörung • Risikofaktoren
Klinik: plötzlicher Sehverlust
Diagnostik: Ophthalmoskopie • Pupillenreaktion • Perimetrie • DD
Therapie: Hämodilution • Kortison • Therapie der Grunderkrankung

Definition Akute (nicht-arteriitische) Durchblutungsstörung der Papille.

Epidemiologie Größte Inzidenz: 60.–70. Lj.

Ätiologie
- segmentale oder vollständige Infarzierung des Sehnervs vor der Lamina cribrosa durch **Durchblutungsstörungen der Ziliararterien** bei Arteriosklerose
- **Risikofaktoren:** Diabetes mellitus, arterielle Hypertonie, Hyperlipidämie

Klinik
- einseitiger, schmerzloser, **plötzlicher Sehverlust** (Visus < 0,05)
- untere Gesichtshälfte häufiger betroffen

Diagnostik
- **Ophthalmoskopie:** Papille ödematös, randunscharf (häufig sektoriell), Hyperämie des Sehnervenkopfes mit Randblutungen
- Pupillenreaktion: afferente Pupillenstörung
- Perimetrie: keilförmige und horizontale Gesichtsfeldausfälle bis hochgradige konzentrische Gesichtsfeldeinschränkungen und Erblindung
- Suche nach der Ursache (z.B. Karotis-Doppler-Sonographie)

Differentialdiagnose Arteriitis temporalis (➤ Kap. 12.5.2)

12

Therapie

- **Hämodilution** (durchblutungsfördernde Maßnahme)
- systemische **Kortison**therapie (Ödembegrenzung)
- **Therapie der Grunderkrankung** (z.B. Diabetes mellitus)
- evtl. Sehnervenschlitzung

Prognose

- schlecht, meist **Optikusatrophie** nach 3 Wochen
- **Rezidiv** am Partnerauge in 10–20% der Fälle

12.5.2 Arteriitis temporalis

Syn.: arteriitische anteriore Optikusneuropathie, Morbus Horton, Riesenzellarteriitis

Ätiologie: Autoimmunerkrankung
Klinik: plötzliche Erblindung • Kopfschmerz • druckdolente Temporalarterie
Diagnostik: Ophthalmoskopie • Pupillenreaktion • Perimetrie • Biopsie • Labor • DD
Therapie: hochdosierte Kortisontherapie

Definition

Akute (arteriistische) Durchblutungsstörung der Papille infolge einer Entzündung der A. temoralis superficialis, der A. ophthalmica und intrakranieller Gefäße.

Epidemiologie

- Inzidenz: 3:100000/Jahr
- **Frauen** häufiger betroffen als Männer, meist > 60. Lj.

Ätiologie

- familiäre Häufung
- **Autoimmunerkrankung** gegen Arterienwandantigene vorwiegend extrakranieller Gefäße

Klinik

- einseitige, **plötzliche Erblindung** bzw. hochgradige Sehverschlechterung
- evtl. passagere Erblindung (Amaurosis fugax) vor Visusverlust
- **Kopfschmerzen,** Kauschmerzen
- **Schmerzen** in Bereich der **Aa. temporales** (druckdolent, vermehrte Schlängelung, Verhärtung)
- Gewichtsverlust, reduzierter Allgemeinzustand, Leistungsabfall
- Assoziation mit Polymyalgia rheumatica

KLINIK
Innerhalb von Tagen bis Wochen ist oftmals auch das 2. Auge betroffen.

Diagnostik

- **Ophthalmoskopie:** blasse Papillenschwellung, streifige, peripapilläre Blutungen
- **Pupillenreaktion:** afferenter Pupillendefekt
- **Perimetrie:** Gesichtsfeldausfälle
- **Biopsie der A. temporalis** und **Histologie** (Diagnosesicherung): chronisch-granulomatöse Entzündung der Media, Ausdehnung auf Adventitia und Intima, Riesenzellen, entzündliche Infiltrate
- **Labor:** BSG stark erhöht, CRP erhöht, Leukozytose

! MERKE
Eine negative Histologie schließt eine Riesenzellarteriitis nicht aus.

Differentialdiagnose

AION (➤ Kap. 12.5.1)

Therapie

sofortige **hochdosierte Kortisontherapie** (häufig lebenslang niedrig-dosierte Behandlung nötig)

12.6 Entzündungen (Neuritis nervi optici)

Ätiologie: infektiös • Autoimmunerkrankungen • toxisch
Klinik: Retrobulbärschmerz • plötzliche Visusreduktion
Diagnostik: Ophthalmoskopie • Perimetrie • Pupillenreaktion • VECP • Farbsinntestung • DD
Therapie: hochdosierte Kortisontherapie

Definition

- **Papillitis:** Entzündung des vorderen, im Bulbus liegenden Anteils des N. opticus.
- **Retrobulbärneuritis:** Entzündung des N. opticus hinter dem Bulbus.

Ätiologie

- **Infektiös:** z.B. Borreliose, Malaria, Lues, fortgeleitete Entzündungen z.B. aus Orbita oder Nasennebenhöhlen
- **Autoimmunerkrankungen:** z.B. Lupus erythematodes, Polychondritis, Morbus Crohn, Colitis ulcerosa, Panarteriitis nodosa, Morbus Wegener
- **Toxisch:** z.B. Methanol, Blei

! MERKE
Eine Retrobulbärneuritis tritt häufig im Rahmen einer Encephalomyelitis disseminata auf (Frühsymptom).

Klinik

- **Retrobulbärschmerz,** verstärkt bei Bewegung der Augen und Druck auf die Augen (Reizung der Nerven der Durascheide)
- einseitige, **plötzliche Visusreduktion**

! MERKE
Patient sieht nichts durch das Zentralskotom und der Arzt sieht auch nichts.

Diagnostik

- **Ophthalmoskopie:**
  - **Papillitis:** Ödem, Hyperämie des Sehnervenkopfes, verstrichene Exkavation, evtl. Papillenrandblutungen, geringere Prominenz als bei Stauungspapille
  - **Retrobulbärneuritis:** unauffälliger Papillenbefund
- **Perimetrie:** Zentralskotom (Parazentralskotom, Zentrozökalskotom = Makula und blinder Fleck, vorübergehende Erblindung möglich)
- **Pupillenreaktion:** afferente Pupillenstörung
- **VECP:** pathologisch
- **Farbsinntestung:** Rot-Grün-Farbsinnstörung

Differentialdiagnose

- Tumoren (Hypophysentumor, Optikusscheidenmeningeom, ➤ Kap. 12.8)
- Intoxikationen (Tabak-Alkohol-Amblyopie, Methylalkoholintoxikation)

Therapie

- **hochdosierte Kortisontherapie**
- ggf. spezifische Therapie (z.B. bei Borreliose, Lues)

Prognose

- oft **spontane Besserung**
- Die Visusprognose ist mit und ohne hochdosierte Kortisontherapie gleich gut, die Rezidivrate und das Manifestationsrisiko für die Entwicklung einer Encephalomyelitis disseminata werden aber durch die Therapie gesenkt.

12.7 Optikusatrophie

Ätiologie/Einteilung: durchblutungsbedingt • druckbedingt • traumatisch • entzündlich • toxisch • kongenital-hereditär • Allgemeinleiden
Klinik: Gesichtsfeldausfälle bis Erblindung
Diagnostik: Ophthalmoskopie • Perimetrie
Therapie: keine möglich

Definition

Irreversibler Sehnervenschwund infolge verschiedener Krankheitsprozesse.

Klinik

- Störungen der Farbwahrnehmung
- Gesichtsfeldausfälle bis Erblindung

Diagnostik

- **Ophthalmoskopie:** Je nach ophthalmoskopischem Befund unterscheidet man:
  - **Einfache Optikusatrophie:** Papille scharf begrenzt und blass, atropher neuroretinaler Randsaum, verengte retinale Gefäße
  - **Komplexe Optikusatrophie:** Papille blass und leicht prominent, verwaschener Rand, verstrichene Exkavation, verengte retinale Gefäße
  - **Glaukomatöse Optikusatrophie:** weiße, scharf begrenzte Papille mit randständiger Exkavation
- **Perimetrie:** kleinere Gesichtsfeldausfälle bis Erblindung

KLINIK

Bei Optikusatrophie kann **keine Staungspapille** entstehen, da intakte Nervenfasern (ödemfähiges Gewebe) vorhanden sein müssen.

Therapie

keine möglich, da irreversible Schädigung

Prognose

Bei therapierbarer Ursache (perniziöse Anämie, Tumor) kann bei frühzeitiger Diagnose ein Fortschreiten verhindert werden.

Ätiologie/Einteilung

Tab. 12.2 Ursachen der Optikusatrophie.

Durchblutungsbedingte (aszendierende) Atrophie	• Schädigungsort **vor** Lamina cribrosa, Optikusschädigung nach 2–4 Wochen • ZAV • AION • Stauungspapille • Papillitis
Druckbedingte, traumatische, entzündliche (deszendierende) Atrophie	• Schädigungsort **hinter** Lamina cribrosa, Optikuschädigung nach 4–6 Wochen • orbitale/intrakranielle Raumforderung • Hydrozephalus • Fraktur (Sehnervenabriss/-quetschung) • Retrobulbärneuritis • Lues
Toxisch	• **Tabak-Alkohol-Amblyopie:** beidseitige Schädigung des N. opticus mit zentrozökalem Skotom durch Zyanidspuren, Mangelernährung (proteinarm, Mangel an Vitamin B), Methylalkohol und alkoholtoxischen Leberschaden • **Methylalkoholintoxikation:** beidseitiger schwerer Visusverlust innerhalb von Stunden/Tagen; eine Gabe von Äthylalkohol kann einen Visusverlust evtl. verhindern • **Medikamente:** z.B. Ethambutol, Chloramphenicol, Gentamicin, Isoniacid, Vincristin, Penicillamin • Blei, Arsen, Thallium
Kongenital-hereditär	• **Infantil-hereditäre Optikusatrophie:** autosomal-dominant/-rezessiv, beidseitige schleichende Visusminderung, Farbsinnstörung, Gesichtsfeldausfälle, enge Netzhautgefäße • **Juvenil-hereditäre Optikusatrophie:** autosomal-dominant, beidseitige Visusminderung, Papille temporal blass, verdünnte papillomakuläre Nervenfaserschicht, Blau-Gelb-Farbsinnstörung • **Infantil-rezessive Optikusatrophie (Behr):** beidseitige Visusminderung, Papille temporal blass, enge papilläre Gefäße, Farbsehstörungen, Assoziation mit ZNS-Symptomen • **Leber-Optikusatrophie:** Vererbung über mütterliche mitochondriale DNA, Männer zwischen 20. und 30. Lj. mit akutem Visusverlust, Neuritis nervi optici mit irreversiblem Zentralskotom, leichter papillärer Hyperämie, Gefäßschlängelung
Allgemeinleiden	• Leukosen • Blutungsanämie, perniziöse Anämie

12.8 Tumore

12.8.1 Optikusgliome

Klinik: einseitiger Visusverlust • Exophthalmus
Diagnostik: Ophthalmoskopie • CT/MRT • Exophthalmometrie • Motilitätsprüfung • DD
Therapie: Beobachtung • ggf. chirurgische Exzision

Definition

Tumor des Sehnervs, der von der Neuroglia ausgeht.

Klinik

- meist **einseitiger Visusverlust,** evtl. Erblindung
- **Exophthalmus**
- Assoziation mit Morbus von Recklinghausen möglich

Diagnostik

- **Ophthalmoskopie:** Optikusatrophie, evtl. Papillenschwellung
- CT/MRT: Schwellung des N. opticus, evtl. Einwachsen in Chiasma
- Exophthalmometrie (➤ Kap. 14.2)
- Motilitätsprüfung: evtl. eingeschränkt, Doppelbilder

Differentialdiagnose

Meningeom (➤ Kap. 12.8.2), Stauungspapille (➤ Kap. 12.4), weitere Optikustumoren (➤ Kap. 12.8.3)

Therapie

- **Beobachtung:** Funktions- und Wachstumskontrollen
- **Chirurgische Exzision:** bei Wachstumstendenz und kosmetischer Indikation
- ggf. Strahlen- oder Chemotherapie

12.8.2 Optikusmeningeome

Klinik: Sehverschlechterung • Exophthalmus
Diagnostik: Ophthalmoskopie • Motilitätsprüfung • Exophthalmometrie • Röntgen • DD
Therapie: chirurgische Exzision

Definition

Langsam wachsender, meist benigner Tumor, der von den Meningen ausgeht.

Klinik

- langsame **Sehverschlechterung**
- **Exophthalmus,** evtl. Motilitätsstörungen
- Assoziation mit Morbus von Recklinghausen (16%)

! MERKE
Bei 2–10% der Fälle kommt es zu einer malignen Entartung.

Diagnostik

- **Ophthalmoskopie:** Optikusatrophie, oft Papillenschwellung
- **Motilitätsprüfung** (➤ Kap. 16.2)
- **Exophthalmometrie** (➤ Kap. 14.2)
- **Röntgen:** häufig Exostosen

KLINIK
Optikusscheidenmeningeom: Ausbildung zilioretinaler Shuntgefäße an der Papille (Zentralvene wird stranguliert, Umgehungskreislauf).

12

Differentialdiagnose

Optikusgliom (➤ Kap. 12.8.1)

Therapie

- **Beobachtung:** Funktions- und Wachstumskontrollen
- **chirurgische Exzision**

12.8.3 Weitere Optikustumoren

Tab. 12.3 Weitere Optikustumoren.

Tumor	Charakteristika
Melanozytom der Papille	• benigner, pigmentierter Tumor des Sehnervenkopfes, v.a. bei farbigen Rassen • oft exzentrisch gelegen, Papillenrand überschreitend • Visus i.d.R. normal, diskrete Gesichtsfeldeinschränkungen möglich
Hämangiome	• kapilläre Hämangiome bei Morbus von Hippel-Lindau • exzentisch gelegene, orangefarbene Gefäßmissbildungen auf der Papille (➤ Kap. 11.10.2)

12

KAPITEL

13 Sehbahn

13.1 Grundlagen

Sehbahn • Area para-/peristriata • Gyrus angularis • retinohypothalamische Bahn

Sehbahn

Stationen der Sehbahn:

- **N. opticus** (Fasern des 3. Neurons der Netzhaut)
- **Chiasma opticum:** Kreuzung der nasalen Nervenfasern auf die Gegenseite (makuläre Fasern kreuzen diffus im Chiasma)
- **Tractus opticus:** Fasern der temporalen Netzhaut des ipsilateralen Auges und Fasern der nasalen Netzhaut des kontralateralen Auges

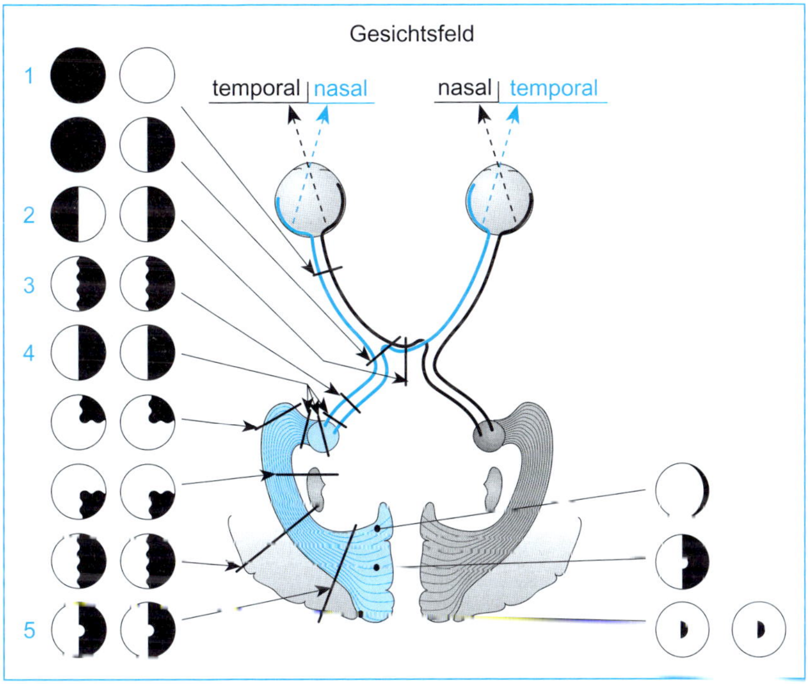

Abb. 13.1 Die Sehbahn und Gesichtsfeldausfälle bei Läsionen [5]
1 Nervus-opticus-Läsion links → Amaurose (Erblindung) des linken Auges
2 Chiasma-opticum-Läsion → bitemporale Hemianopsie
3 Tractus-opticus-Läsion links → homonyme Hemianopsie rechts (ungleichmäßige Ränder)
4 Läsion im linken Corpus geniculatum laterale homonyme Hemianopsie rechts
5 Läsion in der linken Radiatio → homonyme Hemianopsie rechts mit zentraler Aussparung

- **Corpus geniculatum laterale** („primäres Sehzentrum“, Umschaltung 3. auf 4. Neuron)
- **Sehstrahlung** (Gratiolet-Sehstrahlung, **Radiatio optica**)
- **kortikales Sehzentrum** am Okzipitalpol (Area striata, Sehrinde, Area 17 nach Brodman)

Area para- und peristriata (Area 18 und 19)

- Speicherung optischer **Erinnerungsbilder**
- Störung → visuelle Agnosie (Seelenblindheit)

Gyrus angularis

- **Lesezentrum**
- Störung → Alexie (Leseunvermögen)

Retinohypothalamische Bahn

- vom Chiasma abzweigend
- Übermittlung von Lichtreizen an Zwischenhirn-Hypophysen-System für:
  - Stoffwechsel- und Horrmonstimulation
  - Beeinflussung des Schlaf-Wach-Rhythmus

13.2 Diagnostik

Ophthalmoskopie (➤ Kap. 11.2), **Perimetrie** (➤ Kap. 9.2), **Pupillenreaktion** (➤ Kap. 8.2), **VEP** (➤ Kap. 12.2)

13.3 Chiasmale Läsionen

Ätiologie: Tumoren • Aneurysmen
Klinik: Kopfschmerzen • endokrine Störungen • Doppelbilder
Diagnostik: Visusbestimmung • Pupillenreaktion • Perimetrie • Ophthalmoskopie • CT/MRT
Therapie: chirurgisch • medikamentös

Definition

Läsionen im Bereich des Chiasma opticum mit typischer **bitemporaler Hemianopsie** oder anderen ein- oder beidseitigen Gesichtsfeldausfällen (➤ Abb. 13.2).

Ätiologie

- **Tumoren:**
  - **Hypophysenadenome:** Tumor des Hypophysenvorderlappens; typisch sind Cushing-Syndrom, Akromegalie, Galaktorrhö
  - **Kraniopharyngeome:** aus epithelialen Resten der Rathke-Tasche, häufiger bei Kindern
  - **Meningeome** Tumoren der Arachnoidea; Verlust des Riechsinns und Kompression des N. opticus bei Entstehung in der Olfaktoriusrinne
- **Aneurysmen:** Dilatation der A. carotis interna oder des Circulus Willisi

KLINIK

Auch **Gliome, Demyelinisierungen** und **Traumata** können chiasmale Veränderungen bewirken.

Klinik

häufig **Kopfschmerzen,** endokrine Störungen, Doppelbilder

Diagnostik

- **Visusbestimmung:** ein- oder beidseitige **Visusminderung**
- **Pupillenreaktion:** afferente Pupillenstörung

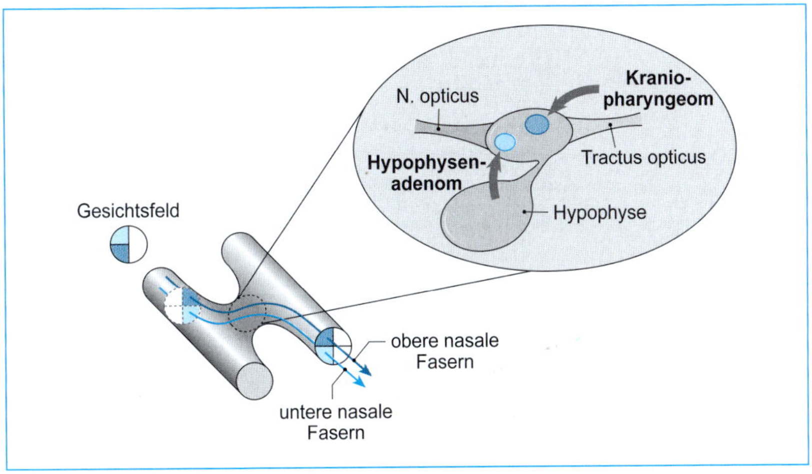

Abb. 13.2 Verlauf der Fasern im Chiasma und mögliche Läsionen

- **Perimetrie:**
  - **Hypophysenadenom:** Komprimierung des Chiasmas von **unten vorne** → Komprimierung der kreuzenden **unteren nasalen** Fasern → Gesichtsfeldausfall initial im **oberen temporalen** Quadranten → Ausbreitung nach unten zu kompletter bitemporaler Hemianopsie
  - **Kraniopharyngeom:** Komprimierung des Chiasmas **von hinten oben** → Komprimierung der kreuzenden **oberen nasalen** Fasern → Gesichtsfeldausfall im **unteren temporalen** Quadranten → Ausbreitung nach oben zu kompletter bitemporaler Hemianopsie
  - **Meningeom: unterschiedliche Ausfälle** bei Tumoren des Planum sphenoidale und des Tuberculum sellae
  - **Aneurysmen:** Kompression des Chiasmas **von lateral** → initial ipsilateraler halbseitiger Gesichtsfeldausfall nach nasal (beidseitig bei Druck des Chiasmas gegen kontralaterale A. carotis interna)
- **Ophthalmoskopie:** einfache, absteigende **Optikusatrophie**
- **Röntgen, CT, MRT:**
  - **Kraniopharyngeom:** Zystenbildung, Knoten und Verkalkungen
  - **Hypophysenadenom:** Vergrößerung und Destruktion der Sella turcica im Röntgenbild (seitliche Aufnahme), CT ist erforderlich
- oft Entsättigung der Farbwahrnehmung auf betroffener Gesichtsfeldhälfte
- evtl. endokrinologische Abklärung

KLINIK

Chiasmasyndrom: Trias aus heteronymer, bitemporaler Hemianopsie (Scheuklappenphänomen), Reduktion der Sehschärfe und Optikusatrophie; meist ein Spätstadium des Hypophysenadenoms oder des Kraniopharyngeoms

Therapie

- **chirurgisch**
- **medikamentös** (Bromocriptin bei Hypophysentumoren)

Prognose

Rückbildung okulärer Ausfälle bei frühzeitiger Diagnose und Therapie möglich

13.4 Retrochiasmale Läsionen

13.4.1 Läsionen im Bereich des Tractus opticus

Ätiologie: Tumoren • Aneurysmen • Apoplex • Meningitis
Klinik: selten Visusreduktion • schlechte Lesefähigkeit bei Makulabeteiligung
Diagnostik: Pupillenreaktion • Ophthalmoskopie • Perimetrie • CT/MRT

Ätiologie

- **Tumoren:** in Frontallappen, Schläfenlappen, Thalamus, Vierhügelplatte, Hirnbasis
- **Aneurysmen**
- **Apoplex**
- basale **Meningitis**

Klinik

- selten **Visusreduktion**
- schlechte Lesefähigkeit bei Makulabeteiligung

Diagnostik

- **Pupillenreaktion:** kontralateraler afferenter Pupillendefekt
- Ophthalmoskopie/Perimetrie:
  - inkongruente homonyme Hemianopsie
  - **Ipsilateral:** temporale Papillenabblassung, Ausfall der temporalen Netzhauthälfte, nasaler Gesichtsfelddefekt
  - **Kontralateral:** bandförmige horizontale Atrophie der Papille, Ausfall der nasalen Netzhauthälfte, temporaler Gesichtsfelddefekt
- **CT/MRT:** Raumforderung

! MERKE
Manchmal kann die Papille auch gestaut sein!

KLINIK
Läsionen zwischen Chiasma und Corpus geniculatum laterale führen zu einer **Optikusatrophie** innerhalb von 4–6 Wochen, Läsionen jenseits des Corpus geniculatum laterale ziehen keine Optikusatrophie nach sich.

13

13.4.2 Läsionen im Bereich der Sehstrahlung und der Sehrinde

Ätiologie: Infarkt • Hirnblutung • Tumoren
Klinik: selten Visusreduktion • schlechte Lesefähigkeit bei Makulabeteiligung • Rinden-/Seelenblindheit
Diagnostik: Perimetrie • CT/MRT
Therapie: neurologisch/neurochirurgisch

Ätiologie

- **Infarkt** der Sehrinde (häufig Verschluss der A. cerebri media oder posterior)
- **Hirnblutung** (selten)
- **Tumoren** des Parietal- und Okzipitallappens, Abszesse

Klinik

selten **Visusreduktion,** schlechte Lesefähigkeit bei Makulabeteiligung

KLINIK

Kortikale Amaurose (Rindenblindheit): beidseitige Sehrindenprozesse führen zu Gesichtsfeldausfällen nach temporal oder nasal bei vorhandener Pupillenreaktion und normalem Papillenbefund
Optisch-visuelle Agnosie (Seelenblindheit): Kombinierte Läsion von Okzipital- und Parietallappen führt zu einer Unfähigkeit, Personen oder Gegenstände zu benennen, die gesehen werden

Diagnostik

- **Perimetrie:**
  - **homonyme Hemianopsie** (Aussparung der Makula bei Läsion der Sehrinde)
  - **Schädigung der vorderen Sehrinde:** temporaler unilateraler Halbmond-Gesichtsfelddefekt
  - **Schädigung der Sehrinde:** bei 30% kontralateraler afferenter Pupillendefekt
  - **Schädigung des Temporallappens:** homonyme **obere Quadrantenanopsie**
  - **Schädigung des Parietallappens:** homonyme **untere Quadrantenanopsie**

! MERKE

Kongruente Ausfälle bei Sehrindenläsion lassen sich darauf zurückführen, dass Nervenfasern derselben Netzhautstelle auf dieselbe Kortexzelle konvergieren.

- **CT/MRT:** Raumforderung

Therapie neurologisch, neurochirurgisch

Prognose meist keine Rückbildung der Gesichtsfelddefekte

13.4.3 Sehstörungen bei Migräne

Klinik: Aura • Lichtblitze • grelle Farbwahrnehmungen • DD
Therapie: ASS • Paracetamol • Metoclopramid • Serotoninagonisten

Definition Migräne ist ein anfallsartiger, meist einseitiger, frontotemporaler, pulsierender Kopfschmerz, der ca. 4–72 h dauert. Er kann mit oder ohne neurologische Erscheinungen einhergehen, wie z.B. **Sehstörungen (Aura)**, die durch eine Hemmung neuronaler Hirnrindenaktivität entstehen.

Klinik

- einseitig, parazentral beginnendes **homonymes Flimmerskotom (= Aura)**
- aneinandergereihte **Lichtblitze** (Fortifikationsspektren)
- grelle Farbwahrnehmungen
- evtl. Augenmuskellähmungen **(ophthalmoplegische Migräne)**

KLINIK

Migräne ohne Aura: nur Kopfschmerzen vorhanden.
Migräne mit Aura (Migraine ophthalmique): Aura ohne Kopfschmerzen, nur Flimmerskotome vorhanden.

Differentialdiagnose Netzhautablösung (➤ Kap. 11.9), Glaskörperabhebung (➤ Kap. 10.3.1)

Therapie der Kopfschmerzen

- **Akut:** ASS, Paracetamol, Metoclopramid
- Serotoninagonisten (Sumatriptan)

13

KAPITEL

14 Orbita

14.1 Grundlagen

Inhalt • knöcherne Strukturen • Nachbarstrukturen • Orbitaöffnungen und durchziehende Strukturen • Gefäßversorgung

Inhalt

- Bulbus, Augenmuskeln, Tränendrüse
- Nerven (u.a. Sehnerv), Ganglion ciliare (15 mm hinter dem Auge)
- Blutgefäße
- Fettgewebe mit Bindegewebe („Polsterfunktion“)

Knöcherne Strukturen

- Os frontale
- Os ethmoidale
- Os lacrimale
- Os sphenoidale
- Os maxillare
- Os palatinum
- Os zygomaticum

Nachbarstrukturen

- **inferior** → Kieferhöhle (Trennung durch 0,5 mm dicke Knochenlamelle)
- medial/nasal hinten → Siebbeinzellen (Trennung durch 0,3 mm dicke Knochenlamelle bzw. Periost), Keilbeinhöhle
- superior → vordere Schädelgrube und Stirnhöhle
- retroorbital → Chiasma, Hypophyse, Sinus cavernosus, mittlere Schädelgrube

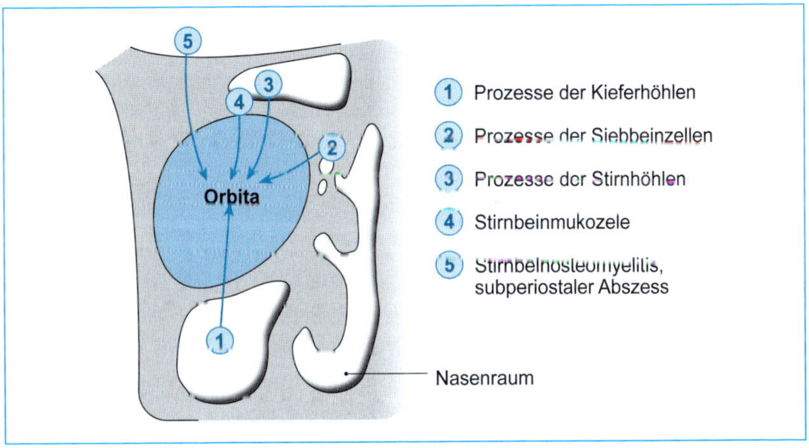

Abb. 14.1 Orbitaaffektionen bei erkrankungen der Nachbarstrukturen

Orbitaöffnungen und durchziehende Strukturen

- **Foramen opticum:**
  - N. opticus
  - A. ophthalmica
- **Fissura orbitalis superior:**
  - N. oculomotorius, N. trochlearis, N. abducens, N. ophthalmicus (N. lacrimalis, N. frontalis, N. nasociliaris)
  - Vv. ophthalmicae superiores
- **Fissura orbitalis inferior:**
  - N. infraorbitalis, N. zygomaticus
  - V. ophthalmica inferior
- **Canalis infraorbitalis:**
  - N. infraorbitalis

Gefäßversorgung

- **Arteriell:** A. ophthalmica: Verbindungen über A. supraorbitalis und A. supratrochlearis zur A. angularis (Ast der A. carotis externa)
- **Venös:**
  - V. ophthalmica inferior → Plexus pterygoideus
  - V. ophthalmica superior → Sinus cavernosus (Gefahr der Sinus-cavernosus-Thrombose bei z.B. Orbitaphlegmone)
  - V. ophthalmica superior → V. angularis → V. facialis → V. jugularis interna

14.2 Diagnostik

Visusprüfung • Perimetrie • Motilitätsprüfung • Ophthalmoskopie • Retropulsation • Exophthalmometrie • Echographie • Röntgen/CT/MRT • Angiographie

Visusprüfung (➤ Kap. 11.2), **Perimetrie** (➤ Kap. 9.2), **Motilitätsprüfung** (➤ Kap. 16.2)

Ophthalmoskopie

Beurteilung:

- Aderhautfalten, Papillenödem, Papillenatrophie → Veränderungen bei Tumordruck
- papilläre Shunt-Gefäße → bei Optikusscheidenmeningeom

(➤ Kap. 11.2)

Retropulsation

- **Prinzip:** vorsichtiges Zurückdrängen der Bulbi in die Orbita mit dem Daumen
- **Beurteilung:** Aufschluss über Konsistenz eines Orbitatumors (hart z.B. Meningeom, weich z.B. Gefäßtumor)

Exophthalmometrie

- **Prinzip:** Beurteilung der anteroposterioren Position des Bulbus mit einem Exophthalmometer (nach Hertel) durch Messung des **Abstandes** des **Hornhautscheitels** vom **seitlichen Orbitarand**
- **Beurteilung:** wichtig ist der Vergleich beider Augen, nicht der Absolutwert
  - **normal** < 20 mm, Seitendifferenz < 3 mm
  - pathologisch Seitendifferenz > 3 mm

Eine Protrusio kann bei größerem Augapfel, z.B. bei hoher Myopie vorgetäuscht werden (= **Pseudoexophthalmus**).

Tab. 14.1 Ursachen von Enophthalmus und Exophthalmus.

Enophthalmus	• Orbitabodenfraktur • Horner-Syndrom • Phthisis bulbi • orbitaler Fettgewebeverlust im Alter
Exophthalmus	• endokrine Orbitopathie • Orbitablutung • hochgradige Myopie • okuläre Myositis • Orbitaphlegmone • Schädelfehlbildung

KLINIK

Exophthalmusinspektion: Auf einfache Weise ist ein **unilateraler** Exophthalmus zu erkennen, wenn der Arzt hinter dem Patienten steht, dessen Lider etwas anhebt und über dessen Stirn zu den Wangen blickt.

Echographie (➢ Kap. 7.2)
- **B-Bild** bei orbitalen Raumforderungen
- A-Bild zur Vermessung von Sehnerv- und Muskeldicke
- Kombination mit Doppler-Technik zur Beurteilung von Strömungsverhältnissen

Röntgen/CT/MRT
- Frakturnachweis
- Tumornachweis/Tumorcharakterisierung
- Verdickung extraokulärer Muskeln und des N. opticus (z.B. endokrine Orbitopathie)

Angiographie
bei V.a. arteriovenöse Fisteln

14.3 Fehlbildungen

Kraniostenosen • Turmschädel • Dysostosen • Dysplasien • Rubinstein-Taybi-Syndrom • Meningoenzephalozele • Osteopathien

Es handelt sich um **angeborene Fehlbildungen** mit orbitalen Auswirkungen, die mit Kopfschmerzen, Sehverlust, Exophthalmus, Strabismus, Papillenödem, Optikusatrophie, Motilitätseinschränkungen und Nystagmus einhergehen können.

Kraniostenosen
- beidseitiger Exophthalmus, Hypertelorismus (vergrößerter Augenabstand), Auswärtsschielen
- Stauungspapille bei prämaturen Nahtsynostosen der Schädelknochen

Turmschädel (Turrizephalus)
Aufrichtung, Abflachung und Verkleinerung der Orbita durch vorzeitigen Kranznahtverschluss

Dysostosis craniofacialis
- Brachyzephalus, zu kleine Orbita bei vorzeitigem Verschluss von Kranz- und Sagittalnaht
- breite Nasenwurzel und vorstehendes Kinn (Progenie)

Dysostosis mandibulofacialis
Syn. :Treacher-Collins-Syndrom, Franceschetti-Syndrom
- Fehlbildungssyndrom des 1. Kiemenbogens

- antimongoloide Lidstellung, Unterlidkolobome, Tieferstand der Ohren, hypoplastischer Unterkiefer, Zahnfehlbildungen

okulomandibuläre Dysostose

Syn. : Hallermann-Streiff-Syndrom

Vogelgesicht, beidseitiger Mikrophthalmus, Katarakt, Nystagmus, Strabismus

Dysplasia oculoauriculovertebralis

Syn.: Goldenhar-Syndrom

epibulbäre limbale Dermoide, Außenohrfehlbildungen, Kiemengangsrudimente im Wangenbereich

Rubinstein-Taybi-Syndrom

antimongoloide Lidspalte, Hyperlelorismus, Epikanthus, **Enophthalmus,** Katarakt, Iriskolobome, infantile Glaukome

Meningoenzephalozele

- inkompletter Verschluss der Knochennähte mit orbitalen Ausstülpungen von Durasack mit Gehirnanteilen
- pulsierender Exophthalmus, tumoröse Vorwölbung

Osteopathien

Orbitaveränderungen bei Morbus Paget, Gargoylismus oder Marmorknochenkrankheit

14.4 Gefäßerkrankungen

14.4.1 Karotis-Sinus-cavernosus-Fistel

Ätiologie: traumatisch • spontan
Klinik: pulsierender Exophthalmus • Bindehautchemosis • Hirnnervenparesen
Diagnostik: Stethoskop • Spaltlampe • Ophthalmoskopie • Tonometrie • Exophthalmometrie • Motilitätsprüfung • neurologische Untersuchung • Doppler-Sonographie • DD
Therapie: ggf. selektive Embolisation

Definition

Pathologische Gefäßverbindung zwischen A. carotis interna und Sinus cavernosus.

Ätiopathogenese

meist **traumatisch** (v.a. nach Schädelbasisfraktur), auch **spontan**

Klinik

- mäßiger, **pulsierender Exophthalmus**
- Bindehautchemosis
- evtl. Kopfschmerzen, Diplopie
- evtl. Hirnnervenparesen (Abduzens- oder Okulomotoriusparese)

Diagnostik

- **Stethoskop:** maschinenartiges, pulssynchrones Geräusch bei Auskultation über Bulbus, Os zygomaticum und temporal des Auges
- **Spaltlampe:** stark erweiterte episklerale Gefäße (Flussumkehr und Einstrom von arteriellem Blut in die V. ophthalmica superior)
- **Ophthalmoskopie:** venöse Blutungen, geschlängelte und erweiterte Gefäße, Gefäßverschlüsse (= Venöse-Stase-Retinopathie), Aderhautamotio, Papillenschwellung
- **Tonometrie:** IOD-Erhöhung durch Störung des venösen Abflusses
- **Exophthalmometrie**
- **Motilitätsprüfung, neurologische Untersuchung**
- **Doppler-Sonographie** oder **Angiographie:** Nachweis der Flussumkehr

Differentialdiagnose	Orbitatumoren (> Kap. 14.7), entzündliche Orbitaveränderungen (> Kap. 14.5)
Therapie	ggf. **selektive Embolisation** in Zusammenarbeit mit Neuroradiologen

14.4.2 Intermittierender Exophthalmus

Ätiologie: orbitale Varizen
Klinik: intermittierender Exophthalmus
Diagnostik: Spaltlampe • Echographie • DD
Therapie: ggf. operativ

Definition Zeitweilig auftretender Exophthalmus, der insbesondere bei körperlicher Anstrengung, Bücken oder Schreien auftritt.

Ätiologie Variköse Erweiterung orbitaler Venen **(orbitale Varizen),** z.B. bei Morbus Osler oder infolge eines Traumas

Klinik
- meist einseitiger **intermittierender Exophthalmus,** der nach Belastung wieder verschwindet
- evtl. orbitale Schmerzen, Diplopie, „rotes Auge"

Diagnostik
- **Spaltlampe:** evtl. dilatierte konjunktivale und episklerale Gefäße
- **Echographie:** Vergrößerung der echofreien Zone (Erweiterung der orbitalen Venen) beim Valsalva-Manöver

Differentialdiagnose Lymphangiom (> Tab. 14.4), Karotis-Sinus-cavernosus-Fistel (> Kap. 14.4.1)

Therapie ggf. **operative Entfernung** bei kosmetisch inakzeptablem Exophthalmus oder Problemen der Hornhautoberfläche durch Austrockung der Hornhaut (sehr risikoreich)

14.5 Entzündungen

14.5.1 Orbitaphlegmone

Ätiologie: Sinusitis • Zahnkeimentzündungen • Gesichtsfurunkel
Klinik: Krankheitsgefühl • Motilitätsstörung • Exophthalmus • Bindehautchemosis • Lidschwellung • Komplikationen
Diagnostik: Motilitätsprüfung • Exophthalmometrie • DD
Therapie: Antibiotika • NNH-Sanierung

Definition Akute Entzündung der Weichteilgewebe der Orbita.

Ätiologie
- meist durch fortgeleitete Entzündung der Nasennebenhöhlen **(Sinusitis), Zahnkeimentzündungen** (bei Säuglingen)
- seltener Gesichtsfurunkel, Erysipel, Hordeolum, Panophthalmitis, Orbitaverletzungen, Sepsis
- Erreger: häufig Staphylokokkus aureus, Streptokokken, Haemophilus influenzae

Klinik

- **schweres Krankheitsgefühl** mit Fieber und Schmerzen (verstärkt bei Augenbewegungen)
- Motilitätsstörung („eingemauerter“ Bulbus), Exophthalmus
- Bindehautchemosis, Lidschwellung

Komplikationen

- **Destruktion des N. opticus** (konsekutive Atrophie, Erblindung)
- Sinus-cavernosus-Thrombose (Meningitis, Hirnabszess, Sepsis)
- Orbitaabszess: gekennzeichnet durch ausgeprägten Exophthalmus, Lidschwellung, Motilitätsstörungen, Visuseinschränkung, afferenten Pupillendefekt und evtl. Papillenschwellung

Diagnostik

- **Motilitätsprüfung, Exophthalmometrie**
- **Labor:** evtl. Leukozytose mit erhöhter BSG
- evtl. **CT** zur Beurteilung der NNH

Differentialdiagnose

- präseptale Lidphlegmone (der entzündliche Prozess liegt vor dem Septum orbitale → Motilitätsstörungen und Chemosis fehlen)
- Pseudotumor orbitae (➤ Kap. 14.5.2)
- Periostitis orbitae (geringe oder fehlende Motilitätsstörung)
- Orbitaabszess (s.o.)

Therapie

- hochdosierte **antibiotische Therapie** (i.v., stationär), ggf. Abszessdrainage
- evtl. NNH-Sanierung

14.5.2 Pseudotumor orbitae

Ätiologie: idiopathisch
Klinik: Lidschwellung • Exophthalmus • Diplopie • okuläre Myositis • Tolosa-Hunt-Syndrom
Diagnostik: Exophthalmometrie • Motilitätsprüfung • Biopsie • CT/MRT • DD
Therapie: Kortisontherapie

Definition

Diffuser, lymphozytärer Entzündungsprozess der Orbita.

Ätiologie

idiopathisch, ein immunologisches Geschehen wird vermutet

Klinik

- **schmerzhafte** Entzündungsreaktion mit **Lidschwellung** und **Chemosis**
- ein- oder beidseitiger Exophthalmus
- Motilitätsstörungen mit Diplopie bei Beteiligung extraokulärer Muskeln

14

KLINIK

Sonderformen des Pseudotumor orbitae:

- **Okuläre Myositis:** lymphatische Infiltration der **Augenmuskeln** mit Bewegungsschmerz, Motilitätsstörungen (Diplopie), Lidschwellung, Chemosis und verdickten Augenmuskeln (einschließlich Ansatz) im Ultraschall.
- **Tolosa-Hunt-Syndrom:** akute granulomatöse Entzündung des Sinus cavernosus mit Paresen der **Hirnnerven** III, IV, VI und Sensibilitätsstörungen des N. ophthalmicus.

Diagnostik

- **Exophthalmometrie, Motilitätsprüfung** (Diplopie)
- **Biopsie des Tumors** (Diagnosesicherung!): lymphozytäre Infiltration
- **CT/MRT:** diffuse Wichteilschwellung

Die radiologiosche Abgrenzung gegenüber einem echten Tumor kann schwierig sein.

Differentialdiagnose
endokrine Orbitopathie (➤ Kap. 14.6), Orbitaphlegmone (➤ Kap. 14.5.1), Orbitatumoren, Orbitametastasen (➤ Kap. 14.7)

Therapie
- hochdosierte **Kortisontherapie**
- evtl. Bestrahlung oder Cyclophosphamid

Prognose
Meist tritt eine rasche Besserung unter Kortisontherapie ein.

14.5.3 Sinus-cavernosus-Thrombose

Ätiologie: Orbitaphlegmone • Furunkel • Lidabszess • Mittelohrprozess
Klinik: Fieber • Exophthalmus • „rotes Auge" • Hirnnervenparesen • Ophthalmoplegia totalis • Orbitaspitzensyndrom
Diagnostik: Spaltlampe • Exophthalmometrie • neurologische Untersuchung
Therapie: Antibiose • Antikoagulation

Definition
Septische Thrombose des Sinus cavernosus.

Ätiologie
- fortgeleitete Entzündung der Orbita **(Orbitaphlegmone)**
- meist durch eitrige Prozesse der Nachbarschaft (Furunkel, Lidabszess, Mittelohrprozess, Felsenbeinprozess)

Klinik
- **akutes** Krankheitsbild mit **Fieber,** Benommenheit, Kopfschmerzen, Erbrechen
- beidseitiger Exophthalmus
- „rotes Auge"
- Hirnnervenparesen
- Ophthalmoplegia totalis: neurogene Lähmung aller Augenmuskeln durch z.B. Sinus-cavernosus-Syndrom, Fissura-orbitalis-superior-Syndrom
- Orbitaspitzensyndrom: Läsion aller Hinrnnerven, die durch den Orbitatrichter laufen (II, III, IV, VI, V_1).

! MERKE
Als Komplikation kann eine **Meningitis** auftreten, die **akute Lebensgefahr** bedeutet!

Diagnostik
- **Spaltlampe:** venöse Stauung episkleraler und konjunktivaler Gefäße
- Exophthalmometrie, neurologische Untersuchung

Therapie
- hochdosierte systemische **Antibiose, Antikoagulation**
- Therapie durch HNO-Ärzte, Internisten und Neurochirurgen

14.6 Endokrine Orbitopathie

Ätiologie: Hyperthyreose • exogene Schilddrüsenhormonzufuhr
Klinik: gerötete, trockene Augen • Exophthalmus • Motilitätseinschränkung • Diplopie • Lidödem • Lagophthalmus • Visusminderung • Stadien
Diagnostik: klinische Zeichen • Motilitätsprüfung • Exophthalmometrie • Echographie/CT • Labor • Histologie • DD
Therapie: endokrinologisch • symptomatisch • Kortison • Bestrahlung • operativ

Definition

Autoimmunerkrankung der Augenmuskeln und des orbitalen Bindegewebes, häufig in Assoziation mit einer Hyperthyreose.

Epidemiologie

- **Frauen** deutlich häufiger betroffen als Männer (w:m = 8:1)
- bei 10 % der Schilddrüsenpatienten, ca. 60 % der Patienten mit endokriner Orbitopathie haben eine Hyperthyreose

Ätiologie

- **Hyperthyreose** (insbesondere bei **Morbus Basedow**)
- exogene Zufuhr von Schilddrüsenhormonen

Klinik

- **gerötete, trockene Augen** mit Druckgefühl
- Exophthalmus
- Motilitätseinschränkungen
  - Einschränkung des Aufblicks bei Fibrose des M. rectus inferior
  - Einschränkung der Abduktion bei Fibrose des M. rectus medialis
  - Einschränkung des Abwärtsblicks bei Fibrose des M. rectus superior
- **Diplopie** (Doppelbilder)
- Lidödem, anfangs Bindehautchemosis
- Lagophthalmus (unvollständiger Lidschluss → Keratitis e lagophthalmo und Ulcus corneae)
- Visusminderung

KLINIK

Sonderform: Basedow-Exophthalmus → Exophthalmus, Struma, Tachykardie **(Merseburger-Trias)**

Stadien

Tab. 14.2 Stadieneinteilung der endokrinen Orbitopathie.

Stadium I	Oberlidretraktion
Stadium II	Chemosis, konjunktivale Hyperämie
Stadium III	Exophthalmus
Stadium IV	funktionelle Einschränkung äußerer Augenmuskeln
Stadium V	Keratopathia e lagophthalmo
Stadium VI	Sehnervenbeteiligung (Optikusneuropathie) mit Visusherabsetzung

Diagnostik

- typische **klinische Zeichen** (> Tab. 14.3)
- Motilitätsprüfung
- Exophthalmometrie: Exophthalmus, meist beidseitig
- Echographie, CT: Verdickungen extraokulärer Augenmuskeln (Muskelansatz nicht betroffen)

! MERKE

Bei **endokriner Orbitopathie** sind die **Muskelbäuche** verdickt, bei Myositis sind auch die **Muskelansätze** verdickt.

- **Labor:** T_3/T_4 normal oder erhöht, TRAK, MAK (TSH-Rezeptor-Antikörper, mikrosomale Antikörper)

Tab. 14.3 Klinische Zeichen bei endokriner Orbitopathie.	
Dalrymple-Zeichen	Oberlidretraktion mit sichtbarer Sklera und erweiterter Lidspalte (Müller-Muskel-Überfunktion)
Von-Gräfe-Zeichen	Oberlidretraktion bei Senkung des Blicks (Müller-Muskel-Überfunktion)
Gifford-Zeichen	erschwertes Ektropionieren des Oberlids (aufgrund des Lidödems)
Möbius-Zeichen	eingeschränkte Konvergenz
Stellwag-Zeichen	seltener Lidschlag
Kocher-Zeichen	starrer Blick

- Histologie: Fibrose, perivaskuläre Lymphozyteninfiltration der Muskeln, Mukopolysaccharidablagerung

Differentialdiagnose

Orbitatumoren (➤ Kap. 14.7), orbitale Pseudotumoren (➤ Kap. 14.5.2), Hirnnervenparesen

Therapie

- **Endokrinologisch:** Therapie des Schilddrüsenleidens
- Symptomatisch: z.B. Tränenersatzmittel, Prismen bei Doppelbildern
- Kortisontherapie und Orbitaspitzenbestrahlung im akuten Stadium
- Operative Maßnahmen im chronischen Stadium:
  - Exzision des Müller-Muskels
  - Levatorrückverlagerung
  - Schieloperation
  - Tarsorrhaphie
  - Dekompressionsoperation (Entfernung der knöchernen Orbitabegrenzung)
  - Lidchirurgie

Prognose

gut bei rechtzeitiger Behandlung

14.7 Tumoren

14.7.1 Allgemeines

Einteilung: bei Kindern • bei Erwachsenen • benigne • maligne
Klinik: einseitiger Exophthalmus • Motilitätsstörungen
Diagnostik: Visus-/Refraktionsbestimmung • Exophthalmometrie • Pupillenlichtreaktion • Ophthalmoskopie
Therapie: ggf. Totalexstirpation • Exenteratio orbitae • Bestrahlung • Chemotherapie

Einteilung

nach Patientenkollektiv

➤ Tab. 14.4

nach Dignität

- **Benigne** Tumoren (ca. ⅔): häufig Hämangiome, Neurinome, Dermoidzysten
- **Maligne** Tumoren (ca. ⅓): häufig Meningeom, Metastasen, Tränendrüsentumoren, Lymphome

14

Klinik

Allen Tumoren gemeinsam ist:
- ein mehr oder weniger ausgeprägter **einseitiger Exophthalmus** (langsam zunehmend)
- Motilitätsstörungen mit Diplopie
- evtl. Visusminderung, meist keine Schmerzen und keine Entzündungszeichen

Diagnostik

- **Visus**- und **Refraktionsbestimmung**
- Exophthalmometrie, Pupillenlichtreaktion, Ophthalmoskopie, Schielwinkelmessung, Farbsinnprüfung,
- CT/MRT

Therapie

ggf. Totalexstirpation, Exenteratio orbitae, Bestrahlung, Chemotherapie

KLINIK

Exenteratio orbitae: Ausräumung des gesamten Orbitainhalts mit Periost einschließlich Teilen der Lider bei ausgedehnten malignen Tumoren. Anpassung einer **Epithese** nach Epithelialisierung der knöchernen Höhle.

Tab. 14.4 Häufige orbitale Tumoren im Kindes- und Erwachsenenalter.

Tumoren vorwiegend bei Kindern	
(Epi)dermoidzyste (37%)	➢ Kap. 1.6
Optikusgliom (16%)	➢ Kap. 12.8.1
Kapilläres Hämangiom (15%)	➢ Kap. 1.6
Lymphangiom (6%)	„Schokoladen"-Blutzysten mit intermittierendem schmerzhaften Exophthalmus
Rhabdomyosarkom (6%)	➢ Kap. 14.7.2
Lymphome (4%)	isoliert oder im Rahmen systemischer Erkrankung meist niedrig maligne und mittels Chemotherapie/Radiatio behandelbar
Leukämische Infiltration	bei akuter lymphatischer Leukämie und granulzytischem Sarkom (Sonderform der myeloischen Leukämie)
Histiozytosis	unklare Proliferation von Langerhans-Zellen
Tumoren vorwiegend im Erwachsenenalter	
Meningeom (9%)	➢ Kap. 12.8
Metastasen (9%)	häufig bei Neuroblastom, auch bei Mamma- oder Bronchialkarzinom
Lymphome (9%)	isoliert oder im Rahmen systemischer Erkrankung meist niedrig maligne und mittels Chemotherapie/Radiatio behandelbar
Tränendrüsentumor (9%)	➢ Kap. 2.3.3
Kavernöses Hämangiom (8%)	langsam wachsend und bulbusverdrängend, eine OP ist nicht immer indiziert
(Epi)dermoidzyste (8%)	➢ Kap. 1.6
Neurinom/Neurofibrom (3%)	häufig Assoziation mit Morbus von Recklinghausen Entfernung bei Lage im Sehnervenkanal und Druckschädigung des N. opticus
Optikusgliom	➢ Kap. 12.8.1
Mukozele	schleimgefüllte Zysten, die bei chronischer Sinusitis in die Orbita wachsen
Tumoreinbruch	Infiltration von Tumoren der Nachbarschaft, z.B. NNH-Karzinome, Keilbeinmeningeom

14.7.2 Rhabdomyosarkom

Klinik: Prominenz der oberen Fornix • Exophthalmus
Diagnostik: Inspektion • Biopsie • DD
Therapie: Bestrahlung • Chemotherapie

Definition
Meist im Kindesalter auftretender hochmaligner Tumor, der von der quer gestreiften Muskulatur ausgeht.

Epidemiologie
häufigster maligner primärer Orbitatumor bei Kindern

Klinik
- **Prominenz der oberen Fornix conjunctivae,** die sich in die Lidspalte vorwölbt
- rasches Wachstum, oft Exophthalmus

Diagnostik
- **Inspektion** (Klinik)
- Biopsie/Histologie: maligner Tumor der quer gestreiften Muskulatur

Differentialdiagnose
Orbitaphlegmone (> Kap. 14.5.1), Pseudotumor (> Kap. 14.5.2), Orbitatumoren (> Kap. 14.7), anderer Bindehauttumor (> Kap. 3.6)

Therapie
Bestrahlung und adjuvante **Chemotherapie**

Prognose
5-JÜR: 80% bei Therapie (30–40% bei Exenteratio)

KAPITEL

15 Optik und Refraktion

15.1 Grundlagen

Visus: Visus sine correctione • Visus cum correctione
Minimum separabile: minimaler Auflösungswinkel
Refraktion: brechende Medien • Gesamtbrechkraft • Emmetropie • Ametropie
Akkomodation: Definition • Mechanismen • Akkomodationsbreite
Aberrationen: chromatisch • sphärisch • astigmatisch

Visus

- **Visus sine correctione** (V.s.c.) = Visus naturalis: Auflösungsvermögen des Auges ohne korrigierende optische Hilfsmittel
- **Visus cum correctione** (V.c.c): mit optischen Hilfsmitteln erreichbare Sehschärfe

Minimum separabile

= **minimaler Auflösungswinkel,** unter dem zwei Punkte noch als getrennt wahrgenommen werden können (zwischen 2 gereizten Zapfen muss mindestens ein weniger gereizter liegen)

- **Theoretisch möglicher** minimaler Auflösungswinkel:
  - bei Zapfendurchmesser von ca. 2 µm → **0,5 Bogenminuten** (0,5/60°) → **Visus = 2,0**
- **Normaler** minimaler Auflösungswinkel:
  - Zapfenabstand, Streuung und optische Abbildungsfehler begrenzen Minimum separabile auf **1 Bogenminute** (1/60°) → **Visus = 1,0**

! MERKE
Die Sehschärfe hängt von der Dichte der Zapfen (Photorezeptoren) ab, die in der Fovea centralis am höchsten ist.

Refraktion

= Brechkraft des Auges

- **Brechende Medien:**
  - Hornhaut (43 dpt)
  - Kammerwasser (1,33 dpt)
  - Linse (ca. 10–20 dpt, je nach Akkomodationszustand)
  - Glaskörper (1,33 dpt)
- **Gesamtbrechkraft:** Verhältnis von Linsenbrechkraft und Hornhautbrechkraft zur Achsenlänge des Bulbus; normal **63 dpt** bei 23,5 mm Bulbusachsenlänge

Emmetropie (Normalsichtigkeit)

- **ausgeglichenes Verhältnis** von Linsenbrechkraft und Hornhautbrechkraft zur Achsenlänge des Bulbus
- parallel einfallende Lichtstrahlen vereinigen sich in einem Punkt auf der Netzhaut (Fovea)

Ametropie (Fehlsichtigkeit)

- **Missverhältnis** von Linsenbrechkraft und Hornhautbrechkraft zur Achsenlänge des Bulbus
- Formen: **Myopie, Hyperopie, Astigmatismus**

! MERKE
Etwa 55% der 20–30-Jährigen in Europa weisen eine Refraktion zwischen +1 und -1 dpt auf.

Akkomodation

Definition

Scharfeinstellung auf bestimmte Objekte durch **Veränderung der Linsenbrechkraft,** die durch die Verformbarkeit der Linse gewährleistet wird.

Mechanismen

- **Blick in die Ferne:** Erschlaffung des Ziliarmuskels → verstärkter Zug der Zonulafasern auf die Linse → Linsenabflachung → Brechkraftverminderung (scharfes Sehen in Ferne)
- Naheinstellung: Kontraktion des Ziliarmuskels → verminderte Spannung der Zonulafasern → Verformung der Linse zu einer Kugel durch Eigenelastizität (außerdem Abflachung der Vorderkammer) → Brechkrafterhöhung (scharfes Sehen in der Nähe)

! MERKE
Die Linsenverformbarkeit lässt mit dem Alter nach (Einlagerung unlöslicher Proteine) → Presbyopie (Alterssichtigkeit).

Akkomodationsbreite

- maximale Brechkraftzunahme in dpt
- Kehrwert des Abstandes des Nahpunktes in m (Bsp.: 1/0,2 = 5 dpt)

Aberrationen

= Abbildungsfehler von Linsen (Augenlinsen)

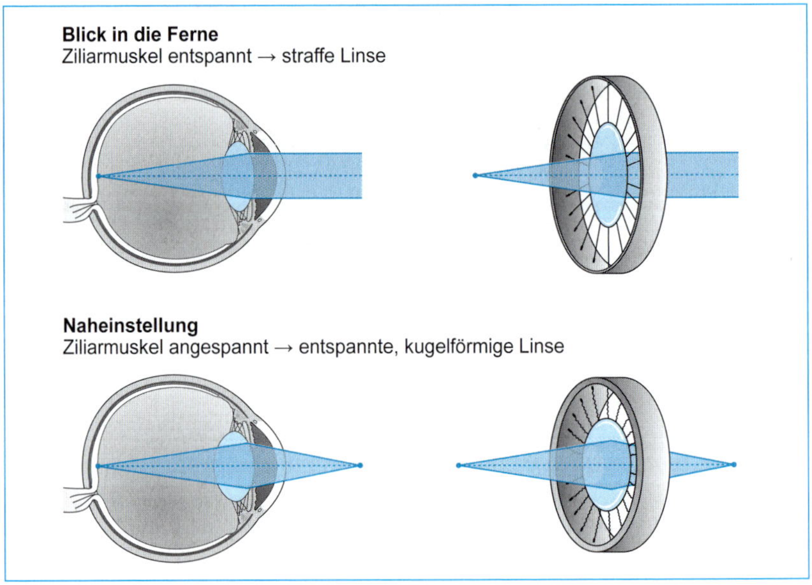

Abb. 15.1 Akkommodationsmechnismen

chromatische Aberration (Dispersion)

Brechkraft ist abhängig von **Wellenlänge** des Lichts:
- **Kurzwelliges** Licht (**blau**) wird stärker gebrochen als **langwelliges** Licht (**rot**).
- **Monochromatisches Licht** ergibt eine bessere Abbildung auf der Netzhaut.

! MERKE

Die chromatische Aberration ist Grundlage des Rot-Grün-Tests bei der Refraktionsbestimmung (rot stärker gebrochen als grün).

sphärische Aberration

Brechkraft ist abhängig vom **Auftrittsort** des Lichtes auf Linse:
- Je **peripherer** das Licht auftrifft, desto **stärker** wird es gebrochen.
- **enge** Pupille (blendet viel Randstrahlung aus) → verbesserte Tiefenschärfe
- **weite** Pupille → schlechtere Tiefenschärfe

astigmatische Aberration

Strichförmige Abbildung eines punktförmigen Objektes bei schrägem Blick durch sphärische Linse (prismatische Wirkung).

15.2 Diagnostik

subjektive Refraktionsbestimmung • Rot-Grün-Test • stenopäische Lücke • objektive Refraktionsbestimmung • Skiaskopie • Refraktometrie

Refraktionsbestimmung = Ermittlung der Korrektionswerte einer Fehlsichtigkeit, die zur scharfen Abbildung von Gegenständen auf der Netzhaut nötig sind (wichtig zur Korrektur von Refraktionsfehlern).

Subjektive Refraktionsbestimmung

- **Prinzip:** Vorsetzen verschiedener Gläser mittels Probierbrillengestell oder mittels Phoropter (objektive Refraktion als Ausgangspunkt)
- **Beurteilung:**
  - **Myopie:** Verschlechterung des Sehens durch Vorsetzen von Plusgläsern, Verbesserung durch Minusgläser
  - **Hyperopie:** keine Verschlechterung bzw. Verbesserung des Sehens durch Plusgläser

! MERKE

Bei **Myopen** wird das schwächstmögliche Minusglas, bei **Hyperopen** das stärkstmögliche Plusglas verwendet.

Rot-Grün-Test

- **Prinzip:** Feinabgleich zur Erfassung geringfügiger sphärischer Fehler (auf chromatischer Aberration basierend); Patient vergleicht Optotypen (Sehzeichen) auf grüner und roter Fläche
- **Beurteilung:** Brennpunkt genau auf Netzhaut, wenn Zeichen auf beiden Flächen **gleich scharf** gesehen werden

Test mit stenopäischer Lücke

- **Prinzip:** Vorsetzen einer stenopäischen Lücke (dadurch Verkleinerung der Zerstreuungskreise)
- **Beurteilung:**
  - **Besserung** des Sehens → Sehminderung durch **Refraktionsfehler** wahrscheinlich (d.h. Korrektur durch Brille/Kontaktlinsen sinnvoll)

- **keine Besserung** des Sehens → Sehminderung meist durch **andere organische Krankheiten,** z.B. AMD

Objektive Refraktionsbestimmung

Skiaskopie (Schattenprobe)

- **Prinzip:** Beobachtung von Lichtphänomen in der Pupille, die Rückschluss auf eine Refraktionsanomalie zulassen
- **Durchführung:** Untersucher wirft mit einem Handskiaskop Licht auf die Netzhaut durch die Pupille, Skiaskopbewegung um die Längsachse lässt Licht-/Schattenwanderung in der Pupille erkennen
- **Beurteilung:**
  - Lichtwanderung **mit** Bewegungsrichtung → **Hyperopie** → Vorschaltung von Plusgläsern bis keine Bewegung mehr erkennbar ist oder Pupille nur kurz aufleuchtet (Flackerpunkt)
  - Lichtwanderung **entgegen** Bewegungsrichtung → **Myopie** → Vorschaltung von Minusgläsern

Refraktometrie

- **Refraktometer:** Gerät, das eine Testfigur durch die Pupille auf die Netzhaut projiziert. Untersucher stellt die Figur durch Vorschaltung verschiedener Linsen scharf.
- **Autorefraktometer:** mit automatisierter Scharfstellung

15.3 Refraktionsanomalien

15.3.1 Myopie

Ätiologie: unklar • Achsenmyopie • Brechungsmyopie
Klinik: unscharfes Sehen in Ferne • Blinzeln • Myopia simplex • Myopia maligna • Komplikationen
Diagnostik: Refraktionsbestimmung • Ophthalmoskopie • DD
Therapie: Zerstreuungslinse • refraktive Chirurgie

Definition

Ametropie durch Missverhältnis zwischen Brechkraft und Achsenlänge des Auges. Parallel einfallende Lichtstrahlen haben einen **Brennpunkt vor der Netzhaut.**

Ätiologie

unklar, familiäre Häufung

- **Achsenmyopie:** zu langer Bulbus
- **Brechungsmyopie:** zu starke Brechkraft bei Keratokonus, Kugellinse, Katarakt, Linsenverlagerung nach vorne

! MERKE

Bei 1 mm Bulbuslängendifferenz entsteht ein Brechkraftunterschied von etwa 3 dpt.

Klinik

Symptomatik

- gutes Sehen in der Nähe, **unscharfes Sehen in Ferne**
- **Blinzeln** bei Blick in die Ferne (Verengung der Eintrittspupille gleich einer stenopäischen Lücke → erhöht Sehleistung)
- Exophthalmus bei hochgradiger Myopie

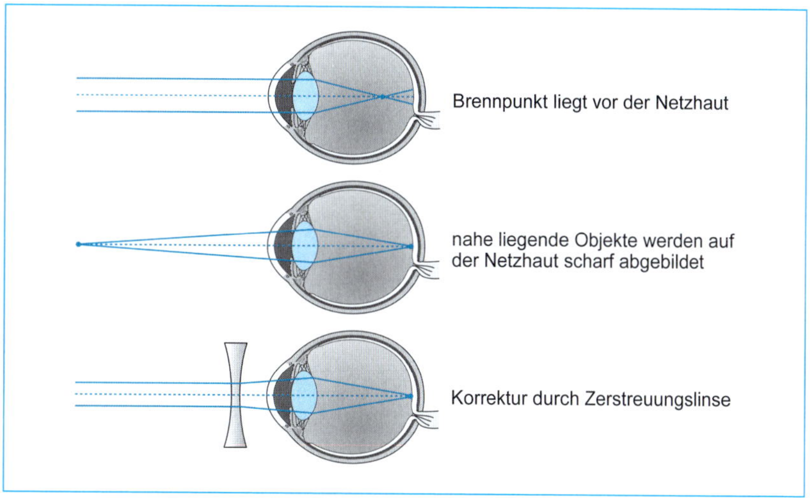

Abb. 15.2 Refraktionsverhältnisse bei Myopie

Formen

- **Myopia simplex** (Schulmyopie)
  - angeboren
  - Beginn 10.–12. Lj., stationär ab 25. Lj., meist **bis 6 dpt**
  - Benigne progressive Myopie: stationär ab 30. Lj., **bis 12 dpt**
- **Myopia maligna** (progressiva)
  - fortschreitende Erkrankung
  - **Fundus myopicus** (➤ Kap. 11.4.3): Dehnungsveränderungen des Fundus, Pigmentepithel- und Aderhautatrophie, **Conus temporalis** (➤ Kap. 12.3), bei hoher Myopie **Conus circumpapillaris** (peripapilläre Aderhautatrophie), gestreckte Fundusgefäße, Fuchs-Fleck
  - **Staphyloma posticum:** echte Ausbuchtung des hinteren Pols
  - Glaskörperverflüssigung mit Trübungen (Mouches volantes) und hinterer Glaskörperabhebung

Komplikationen

erhöhtes Risiko für eine **Netzhautablösung**

Diagnostik

- **Refraktionsbestimmung**
- **Ophthalmoskopie:** Fundus myopicus (➤ Kap. 11.4.3)

KLINIK

Myopiesydrom: Skleraverdünnung, tiefe Vorderkammer, atrophischer Ziliarmuskel.

Differentialdiagnose

Kernkatarakt (➤ Kap. 6.4), transiente Myopie bei Diabetes mellitus (➤ Kap. 11.3.1)

Therapie

- Brillenkorrektur mit **Zerstreuungslinse** (konkav)
- **Kontaktlinsen** bei hoher Myopie (> 8 dpt) vorteilhaft (kein Ringskotom, keine Bildverkleinerung)
- **refraktive Chirurgie**

! MERKE
Die Korrektur erfolgt durch das **schwächste Minusglas,** das optimale Sehschärfe ergibt. Eine Überkorrektur führt zu Kopfschmerzen durch akkomodative Asthenopie.

KLINIK
Asthenopie: rasche Ermüdbarkeit der Augen, Rötung der Bindehaut und Kopfschmerzen bei Naharbeit.

15.3.2 Hyperopie (Hypermetropie)

Ätiologie: unklar • Achsenhyperopie • Brechungshyperopie • Neugeborenenhyperopie
Klinik: unscharfes Sehen in Nähe • evtl. Einwärtsschielen • Achsenhyperopie • asthenopische Beschwerden • latente/manifeste Hyperopie • Komplikationen
Diagnostik: Refraktionsbestimmung • Opthalmoskopie
Therapie: Sammellinse • refraktive Chirurgie

Definition

Ametropie durch Missverhältnis zwischen Brechkraft und Achsenlänge des Auges. Parallel einfallende Lichtstrahlen haben ihren **Brennpunkt hinter der Netzhaut.**

Ätiologie

- unklar
- **Achsenhyperopie (meist angeboren):**
  - Auge zu kurz im Verhältnis zur Brechkraft
  - flache Vorderkammer
  - dicke Sklera
  - stark entwickelter Ziliarmuskel
- **Brechungshyperopie:** zu geringe Brechkraft bei Aphakie, Pseudophakie

KLINIK
Neugeborenenhyperopie bei meisten Säuglingen (abnehmend in ersten Lebensjahren)

Klinik

Symptomatik

- **unscharfes Sehen in der Nähe,** da bereits in die Ferne akkomodiert werden muss und eine vermehrte Akkomodation für die Nähe nicht möglich ist
- evtl. **Einwärtsschielen** (Strabismus convergens accomodativus > Kap. 16.4), da Akkomodation und Konvergenz gekoppelt sind
- **astenopische Beschwerden** in jungen Jahren (Ausgleich geringer Hyperopie durch Akkomodation)

Formen

- **Latente Hyperopie:** durch permanente Überbeanspruchung des Ziliarmuskels kann er auch bei Korrektur durch Plusgläser nicht entspannen, daher ist eine Lähmung des Ziliarmuskels vor der Brillenverordnung bei Kindern und Jugendlichen nötig
- **Manifeste Hyperopie:** ohne Zykloplegie erkennbarer Anteil der Hyperopie
- **Totale Hypermetropie:** latente + manifeste Hypermetropie

Komplikationen

Das hyperope Auge ist aufgrund des engen Vorderabschnitts (enger Kammerwinkel) prädisponiert für ein **akutes Winkelblockglaukom.**

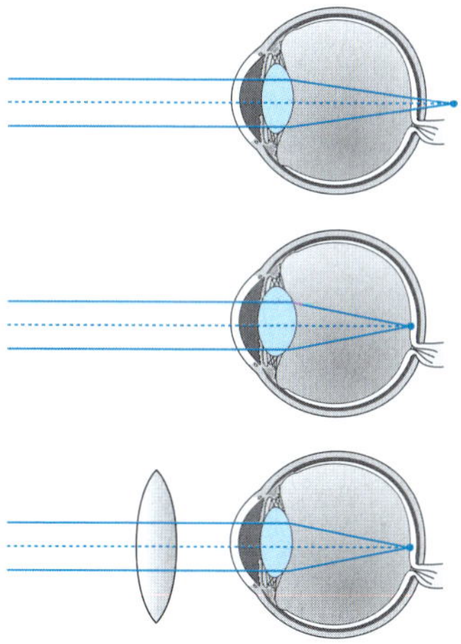

Abb. 15.3 Refraktionsverhältnisse bei Hyperopie

Diagnostik

- **Refraktionsbestimmung**
- **Opthalmoskopie:**
  - evtl. verwaschene, prominente Papille (Pseudoneuritis hypermetropica) wegen kleinem Papillendurchmesser und Enge des Durchtritts der Nervenfasern
  - Schlängelung retinaler Gefäße

Therapie

- Brillenkorrektur mit **Sammellinse** (konvex)
- **Kontaktlinsen** bei hoher Hyperopie (ca. +8 dpt) vorteilhaft (keine Bildvergrößerung, keine Blickfeldeinschränkung)
- **refraktive Chirurgie**

! MERKE
Es ist das stärkste Plusglas zu verwenden, mit dem die optimale Sehschärfe erreicht wird.

15.3.3 Astigmatismus (Stabsichtigkeit)

Ätiologie: angeboren • Hornhautulzera • Keratokonus • Katarakt • Lentikonus • Formen
Klinik: verzerrtes Sehen • asthenopische Beschwerden
Diagnostik: Placidoscheibe • Hornhauttopographie • Ophthalmometer
Therapie: Zylindergläser • harte Kontaktlinsen • Keratoplastik • refraktive Chirurgie

Definition

Ametropie durch **Krümmungsanomalie** der brechenden Medien (v.a. der Hornhaut). Parallel einfallende Lichtstrahlen werden nicht zu einem Punkt vereinigt, sondern zu einer Linie auseinander gezogen → **Brennpunktlosigkeit** (A-Stigmatismus, stigma [griech.] =Punkt)

Epidemiologie

42% aller Menschen haben einen Astigmatismus ≥ 0,5 dpt.

Ätiologie

- **Regulärer Astigmatismus:** meist angeboren
- **Irregulärer Astigmatismus:**

- Hornhautulzera mit Hornhautvernarbungen
- perforierende Hornhautverletzungen
- fortgeschrittener Keratokonus
- Katarakt
- Lentikonus

Formen

- **Regulärer Astigmatismus:** ungleiche Brechkraft in 2 senkrecht aufeinander stehenden Meridianen
  - **Astigmatismus rectus („nach der Regel"):** im **vertikalen** Meridian wird stärker gebrochen als im horizontalen (zwischen 70 und 110°)
  - **Astigmatismus inversus („gegen die Regel"):** im **horizontalen** Meridian wird stärker gebrochen als im vertikalen (zwischen 160 und 20°)
  - **Astigmatismus obliquus:** schräge Achsenlage (zwischen 20 und 70° oder zwischen 110 und 160°)
- **Irregulärer Astigmatismus:** unregelmäßige Wölbung und Brechkraft der brechenden Medien (multiple Brennpunkte)

Klinik

- **verzerrtes Sehen**
- evtl. asthenopische Beschwerden

Diagnostik

- **Placidoscheibe** (➤ Kap. 4.2)
  - **ovale** Verformung der Ringe bei regulärem Astigmatismus
  - **unregelmäßige** Verzerrung der Ringe bei irregulärem Astigmatismus
- **Hornhauttopographie** (➤ Kap. 4.2): farbige Landkarte der Hornhautbrechungswerte
- **Ophthalmometer** (➤ Kap. 4.2): kornealer Astigmatismus in dpt, verzerrte Marken oder nicht zur Deckung zu bringende Marken bei irregulärem Astigmatismus

Therapie

- Regulärer Astigmatismus: **Zylindergläser** (brechen nur in einer Ebene)
- Irregulärer Astigmatismus: **harte Kontaktlinsen, Keratoplastik, refraktive Chirurgie**

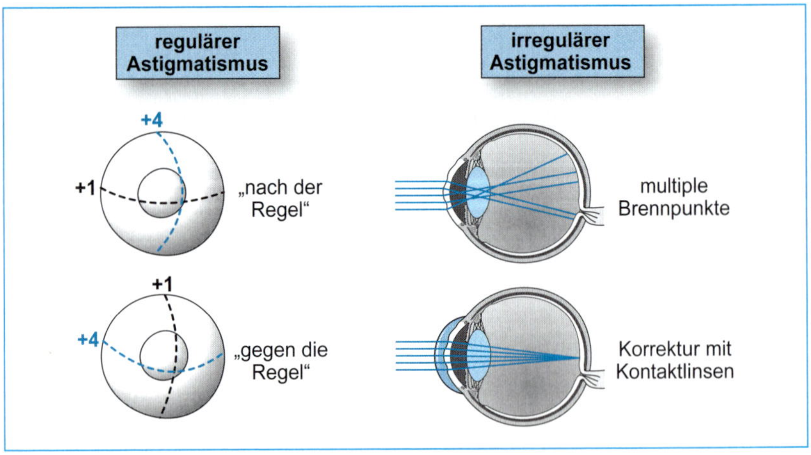

Abb. 15.4 Refraktionsverhältnisse bei Astigmatismus

! MERKE

Bei Kindern ist eine frühzeitige Korrektur wegen der Gefahr der Amblyopieentwicklung wichtig.

15.3.4 Anisometropie (Ungleichsichtigkeit)

Ätiologie: ungeklärt
Klinik: meist symptomlos • Schielneigung • Amblyopiegefahr
Diagnostik: Refraktionsbestimmung
Therapie: Brillengläser • Kontaktlinsen • refraktive Chirurgie

Definition Unterschiedliche Brechkraft beider Augen.

Ätiologie

- **ungeklärt,** familiäre Häufung bei angeborener Anisometropie
- tritt u.a. auf bei einseitiger Staroperation ohne Linsenimplantation (eine Kontaktlinse reduziert die Aniseikonie)

Klinik

- angeborene Form **meist symptomlos**
- Schielneigung bei Kindern, Amblyopiegefahr
- Doppelbilder bei Aniseikonie

KLINIK

Aniseikonie: Ungleiche Größen beider Netzhautbilder führen zu Doppelbildern bei einem Refraktionsunterschied beider Augen **> 4 dpt** (Größenunterschiede können nicht mehr durch zentrale Fusion ausgeglichen werden).

Diagnostik **Refraktionsbestimmung**

Therapie

- Differenz < **4 dpt:** Korrektur mit unterschiedlichen **Brillengläsern**
- Differenz > **4 dpt: Kontaktlinsen, refraktive Chirurgie**
- Bei einseitiger Aphakie (und Unverträglichkeit von Kontaktlinsen): sekundäre Linsenimplantation

15.4 Akkomodationsstörungen und Presbyopie

15.4.1 Akkomodationsspasmus

Ätiologie: funktionell • traumatisch • iatrogen • psychogen • entzündlich
Klinik: Augenschmerz • unscharfes Sehen in Ferne • Miosis
Diagnostik: Akkomodationsbreite • Refraktionsbestimmung • DD
Therapie: ursachenspezifisch • Zykloplegika

Definition Inadäquate, länger dauernde Kontraktion des Ziliarmuskels, die zu einer Linsenmyopie führen kann.

Ätiologie

- **Funktionell:** Übererregbarkeit des Akkomodationszentrums
- **Traumatisch:** Veränderungen im Ziliarmuskel nach Contusio bulbi

- **Iatrogen:** durch Miotika bei Glaukombehandlung Jugendlicher (z.B. Pilocarpin)
- **Psychogen:** bei Kindern (Schulschwierigkeiten)
- **Entzündlich:** Enzephalitis, Meningitis, Tabes dorsalis, Diphtherie
- Insektizide, Parathion
- lange Naharbeit

Klinik

- tiefer **Augenschmerz**
- **unscharfes Sehen in die Ferne** durch Linsenmyopie
- Pupillenverengung **(Miosis)**
- Psychogene Sehstörung (oft Mädchen):
  - wechselndes Einwärtsschielen, gleichzeitig mit akkomodativer Pupillenverengung
  - Schielen, Sehverschlechterung

Diagnostik

- Messung der **Akkomodationsbreite** (➤ Kap. 15.1)
- **Refraktionsbestimmung** mit und ohne Zykloplegie: Diskrepanz > 1 dpt

Differentialdiagnose

latente Hyperopie (➤ Kap. 15.3.1)

Therapie

- ursachenspezifisch
- **Zykloplegika** (z.B. Cyclopentolat)

15.4.2 Akkomodationslähmung

Ätiologie: medikamentös/toxisch • peripher • zentral
Klinik: Mydriasis • Verschommensehen in Nähe • Pupillotonie • sympathische Ophthalmie
Diagnostik: Akkomodation • Pupillenreaktion
Therapie: ursachenspezifisch

Definition

Parese des M. ciliaris mit konsekutiver Akkomodationsunfähigkeit.

Tab. 15.1 Ursachen einer Akkomodationslähmung.

medikamentös/toxisch	• Parasympatholytika (Atropin, Cyclopentolat, Scopolamin, Homatropin, Tropicamid) • Vergiftung mit Tollkirsche • Isoniazid, Piperazin • Blei, Ergotamin • Alkohol
periphere Ursachen	• Okulomotoriusparesen • Läsionen des Ggl. ciliare • Läsionen des M. ciliaris
zentrale Ursachen	• Botulismus, Diphtherie, Lues • Meningitis • Diabetes mellitus • Encephalomyelitis disseminata • Tumoren • Apoplex

Ätiologie

- **Postdiphtherische Akkomodationslähmung:**
  - Beginn 4 Wochen nach Infektion
  - passagere Lähmung **ohne** Pupillenstörung

15

  - oft assoziiert mit Gaumensegellähmung
- **Akkomodationslähmung bei Botulismus:**
  - Lähmung **mit** Pupillenstörung
  - oft Erstsymptom des Botulismus
  - assoziiert mit Sprach-, Schluck- und Augenmuskelstörungen (Doppelbilder)
- **Pupillotonie:** efferente Pupillenstörung in Kombination mit tonisch verlaufender Akkomonationseinschränkung (➤ Kap. 8.5)
- **Sympathische Ophthalmie:** eingeschränkte Akkomodationsbreite auch am gesunden Auge (➤ Kap. 7.5.4)

! MERKE
Pupillenstörungen und Akkomodationstörungen können unabhängig voneinander auftreten.

Klinik
- **Mydriasis**
- **Verschwommensehen in der Nähe**

Diagnostik Testung der **Akkomodation** und **Pupillenreaktion**

Therapie ursachenspezifisch

15.4.3 Presbyopie (Alterssichtigkeit)

Ätiologie: sklerotische Altersprozesse
Klinik: Leseschwierigkeiten • asthenopische Beschwerden
Diagnostik: Akkomodationsbreite • Refraktionsbestimmung
Therapie: Sammellinse

Definition Physiologische Abnahme der Akkomodationsfähigkeit bei abnehmender Linsenelastizität im Alter.

Ätiologie **sklerotische Prozesse im Alter** fuhren zur Vergrößerung des Linsenkerns und abnehmender Linsenverformbarkeit

Klinik
- Beginn ca. ab dem 45. Lj
- zunehmende **Schwierigkeiten beim Lesen** (Nahpunkt rückt in die Ferne)
- **asthenopische Beschwerden**

KLINIK
Ein Patient mit einer Myopie von -3 dpt wird auch im Alter keine Nahkorrektut benötigen, da sein Fernpunkt bei 33 cm liegt, er also in der Nähe scharf sehen kann.

Diagnostik
- **Bestimmung der Akkomodationsbreite:** abnehmend, ab einer Akkomodationsbreite von < **3 dpt** besteht eine Presbyopie
- Refraktionsbestimmung: Hyperopie

Therapie Korrektur mit einer **Sammellinse** (Lesebrille), ggf. Addition zur Fernkorrektur

15.5 Brillengläser, Kontaktlinsen und vergrößernde Sehhilfen

Brillengläser: sphärische Gläser • torische Gläser • Prismengläser • Bifokalgläser • Trifokalgläser • phototrope Gläser
Kontaktlinsen: harte Kontaktlinsen • weiche Kontaktlinsen
Vergrößernde Sehhilfen: Nahbrillenverstärkung • Lupen • Lupenbrillen • Fernrohrbrillen • Prismen-Lupenbrillen • Fernsehlesegerät

Brillengläser

sphärische Gläser

- Lichtbrechung in jedem Meridian gleich
- **Konvexe Linsen** (Sammellinsen, **Plus**gläser): sammeln parallel einfallende Lichtstrahlen hinter der Linse in einem Brennpunkt
- **Konkave Linsen** (Zerstreuungslinsen, **Minus**gläser): zerstreuen einfallendes Licht so, als ginge es von einem Brennpunkt aus, der vor der Linse liegt

! MERKE
Je näher das Minusglas am Auge ist, desto schwächer muss seine Brechkraft sein (schwächere Brechkraft bei Kontaktlinsen als bei Brille nötig), bei Plusgläsern verhält es sich umgekehrt.

torische Gläser (Zylindergläser)

- Lichtbrechung in nur einer Achse
- erzeugen **Brennlinie,** keinen Brennpunkt
- Achse bezeichnet nicht-brechende Richtung

KLINIK
Indikationen für sphärische und torische Gläsern:
- Bei **Weitsichtigkeit** (Hyperopie, Hypermetropie): **Plus**gläser (**Konvex**gläser)
- Bei **Kurzsichtigkeit** (Myopie): **Minus**gläser (**Konkav**gläser)
- Bei **Astigmatismus** (Stabsichtigkeit): **Zylinder**gläser

Prismengläser

- Richtungsumlenkung paralleler Lichtstrahlen, um binokulares Einfachsehen zu ermöglichen
- **Indikationen:** Korrektur von Stellungsanomalien, besonders bei Höhendifferenzen zwischen beiden Augen
- Stärke in **Prismendioptrien** (pdpt)

Bifokalglas

- 2-Stärken-Glas für Sehen in Nähe und Ferne (im unteren Abschnitt befindet sich der Nahteil)

Trifokalglas

- 3-Stärken-Glas
- **Indikationen:** zusätzliche Korrektur in mittlerer Distanz benötigt

! MERKE
Heute werden häufiger Gläser mit kontinuierlichem Übergang vom Fern- zum Nahteil verwendet **(Gleitsichtgläser, Multifokalgläser).** Allerdings weisen sie in der Peripherie eine gewöhnungsbedürftige verzerrte Abbildung auf.

phototrope Brillengläser

- Im Glas eingeschmolzene Silberkristalle verdunkeln das Glas durch Abgabe von Silberatomen bei bestimmten Wellenlängen (300–450 nm).

- werden bei Kälte dunkler als in Wärme
- **Nachteil:** nur geringgradige Verdunkelung im Auto durch fehlende UV-Einstrahlung
- **Indikationen:** Schutz vor UV-Licht

KLINIK

Je höher der Brechungsindex des Brillenglasmaterials ist (Glas, Kunststoff), **desto dünner** kann das Brillenglas gefertigt werden.
Eine **Entspiegelung** der Gläser durch Magnesiumfluoridbedampfung reduziert die Lichtreflexion auf der Vorder- und Rückseite.

Kontaktlinsen

harte Kontaktlinsen

- **Durchmesser:** 8–9,5 mm (kleiner als Hornhaut)
- **Vorteil:**
  - Erneuerung von Tränenfilm zwischen Kontaktlinse und Hornhaut (Sauerstoffversorgung des Hornhautepithels), da sie bei jedem Lidschlag hochgezogen werden
  - Ausgleich eines Hornhautastigmatismus möglich
- **Nachteil:** Gewöhnung nötig

weiche Kontaktlinsen

- **Durchmesser:** 12,5–16 mm (sitzen korneoskleral)
- **Vorteil:**
  - kaum spürbar
  - als Medikamententräger möglich oder therapeutische Kontaktlinse bei Hornhauterosionen (Corneal Shields)
- **Nachteil:**
  - leicht zerreißbar, geringere Sauerstoffdurchlässigkeit als harte Kontaktlinsen
  - Konservierungsstoffe aus Augentropfen können sich anreichern und das Hornhautepithel schädigen

KLINIK

Auch **bifokale** Kontaktlinsen sind verfügbar.

Vor- und Nachteile

Tab. 15.2 Vorteile und Nachteile von Kontaktlinsen.

Vorteile	Nachteile
• Korrektur hoher Anisometropien möglich • Abbildung in natürlicher Größe • scharfes Sehen in allen Richtungen (Abbildungsfehler wie bei Brille durch Blick zur Seite fehlen) • keine Gesichtsfeldeinengung (wie bei Brille) • kein Beschlagen bei Regen oder Dunst • kosmetisch bessere Optik	• Beeinflussung der Hornhaut macht ständige augenärztliche Kontrolle nötig • sorgfältige Reinigung notwendig • schlecht für Patienten mit Sicca-Symptomatik • infektiöse Keratitis (besonders bei weichen Kontaktlinsen) • Hornhautvaskularisation infolge zu geringer Sauerstoffversorgung • Begrenzung der Tragezeit

Vergrößernde Sehhilfen

Indikation

bei reduzierter zentraler Sehschärfe durch foveale Zerstörung und Zentralskotom

> **! MERKE**
> Mit vergößernden Sehhilfen geht ein verkleinertes Gesichtsfeld einher.

Systeme

- **Nahbrillenverstärkung:**
  - geringerer Leseabstand bei Verstärkung der Nahbrille
  - Vergrößerung (V) abhängig von Brechkraft (D) der Brille: V = D/4
- **Lupen**
- **Lupenbrillen, Fernrohrbrillen, Prismen-Lupenbrillen** (Vergrößerung 2–10fach): Aufsetzen von optischen Vergrößerungssystemen (Galilei- oder Kepplersysteme) auf Brillengläser
- **Fernsehlesegerät** (bis 60fache Vergrößerung eines Textes)

15.6 Refraktive Chirurgie

> **KLINIK**
> Astigmatische Keratotomie • Radiäre Keratotomie • Photorefraktive Keratektomie • LASIK

Astigmatische Keratotomie (bogenförmige Keratotomie)

Prinzip

(Laser-)chirurgische Reduktion eines regulären Astigmatismus durch **zirkuläres** (bogenförmiges) **Einschneiden** der Hornhaut → Abflachung des steileren Meridians und vergrößerte Steilheit der Hornhautperipherie

Indikation

höhergradiger **regulärer Astigmatismus** (maximal mögliche Korrektur: 5 dpt)

> **! MERKE**
> Ein irregulärer Astigmatismus kann nicht korrigiert werden.

Komplikation

Hornhautperforation

Radiäre Keratotomie

Prinzip

Myopiekorrektur durch **radiäres Einschneiden** der Hornhaut → Erhöhung der Steilheit in der Hornhautperipherie und zentrale Abflachung → Brechkraftreduktion

Indikation

mittelgradige **Kurzsichtigkeit** (bis -6 dpt)

Diese Methode findet heute kaum noch Anwendung!

Komplikationen

- Hornhautperforation
- tageszeitliche Refraktionsschwankungen

Photorefraktive Keratektomie (PRK)

Ablation der Hornhautoberfläche mittels **Excimer-Laser**

Prinzip

Entfernung des **Hornhautepithels**

Durchführung

Abtragung von Hornhautgewebe (Bowman-Membran und vorderes Stroma)

- **Bei Myopie:** Ablation der zentralen Hornhautoberfläche → Hornhaut wird flacher
- **Bei Hyperopie:** Ablation in der Peripherie → steileres Zentrum

Indikation

- **Myopie** bis -6 dpt
- **Hyperopie** bis +3 dpt
- **Hornhautastigmatismus** bis 3 dpt

! MERKE

Das Verfahren kommt primär bei Patienten zum Einsatz, die für eine LASIK ungeeignet sind, z.B. aufgrund einer dünnen Hornhaut.

Komplikationen

- **schlecht heilende Epitheldefekte**
- postoperative Schmerzen
- Narbenbildung
- Hornhauttrübung (Haze) mit erhöhter Blendungsempfindlichkeit
- vermindertes Kontrastsehen, schlechteres Nacht- und Dämmerungssehen

Laser-in-situ-Keratomileusis (LASIK)

Prinzip

Photorefraktive Behandlung des Hornhautstromas nach Zurückklappen einer oberflächlichen Hornhautlamelle.

Durchführung

- Abheben einer oberflächlichen **Hornhautlamelle** (**Flap** von 150 µm, Erhalt der Bowman-Membran) mittels Mikrokeratom und Zurückklappen des Flap
- Behandlung des Hornhautstromas wie bei PRK
- Reposition des Flaps (Fixation durch Adhäsionskräfte)

KLINIK

LASEK (Laser-epitheliale-Keratomileusis):

- Lösung des Hornhautepithels von Basalmembran mittels Alkoholbehandlung
- Präparation eines „Epithel"-Flaps
- Abtragung von Hornhautgewebe mit Excimer-Laser
- Reposition des Flaps und therapeutische Kontaktlinse (unterstützt den Heilungseffekt des Hornhautepithels)

Indikation

- **Myopie** bis -12 dpt
- **Hyperopie** bis +4 dpt
- **Hornhautastigmatismus** bis 5 dpt

! MERKE

Die LASIK ist das momentan am häufigsten angewandte Verfahren.

Komplikationen

- **trockene Augen** (Durchtrennung 80% der Hornhautnerven)
- **Blendungsprobleme**
- Faltenbildung, Distorsion, Verlagerung des Flaps
- diffuse lamelläre **Keratitis** bei 20% (auf Flap-Zwischenraum begrenzt), die entweder spontan verschwindet oder mit Steroiden behandelt wird

KLINIK

Weitere Verfahren zur Korrektur von Refraktionsfehlern:
- Entfernung der klaren Linse (Clear lens extraction) und konsekutiver Kunstlinsenimplantation
- Implantation einer Kunstlinse hinter die Iris und vor die natürliche Linse (ggf. refraktive Feinkorrektur mit LASIK = Bioptik)
- Spenderhornhautlamelle
- intrastromale Implantation von Kunststoffringen/Stabsegmenten (Ansteilung/Abflachung der zentralen Hornhaut)

KAPITEL

16 Bulbusmotilität und Strabismus

16.1 Grundlagen

Augenmuskeln: Funktion • Innervation • ➤ Abb. 16.1
Binokularsehen: Simultansehen • Netzhautkorrespondenz • Fusion • stereoskopisches Sehen

Augenmuskeln (➤ Abb.16.1)

- **6 äußere Augenmuskeln:**
  - **4 gerade** Augenmuskeln: M. rectus superior, inferior, medialis, lateralis
  - **2 schräge** Augenmuskeln: M. obliquus superior, inferior
- **Ursprung:** Anulus tendincus (M. obliquus inferior: Tränensackgrube)
- **Ansatz:**
  - gerade Augenmuskeln → oben, unten und seitlich an der Sklera
  - schräge Augenmuskeln → temporal hinter dem Äquator an der Sklera

Binokularsehen

= beidäugiges Sehen

Simultansehen

- Netzhäute beider Augen nehmen 2 verschiedene Bilder **gleichzeitig** wahr.
- Die Abbildung des Gegenstandes trifft auf identische Netzhautbereiche (= **korrespondierende Netzhautstellen).**
- Bei **normaler** Netzhautkorrespondenz gelangen alle auf einem Sehkreis (**Horopter,** ➤ Abb. 16.2) liegenden Punkte zur Deckung, Punkte vor oder hinter dem geometrischen Horopter werden auf nicht-korrespondierende Netzhautstellen abgebildet und führen zu Diplopie.

Tab. 16.1 Funktion und Innervation der Augenmuskeln.

Muskel	Funktion	Innervation
M. rectus lateralis	Abduktion	N. abducens (VI)
M. rectus medialis	Adduktion	N. oculomotorius (III)
M. rectus superior	Hebung, Einwärtsrollung, Adduktion	N. oculomotorius (III)
M. rectus inferior	Senkung, Auswärtsrollung, Adduktion	N. oculomotorius (III)
M. obliquus inferior	Auswärtsrollung, Hebung, Abduktion	N. oculomotorius (III)
M. obliquus superior	Einwärtsrollung, Senkung, Abduktion	N. trochlearis (IV)

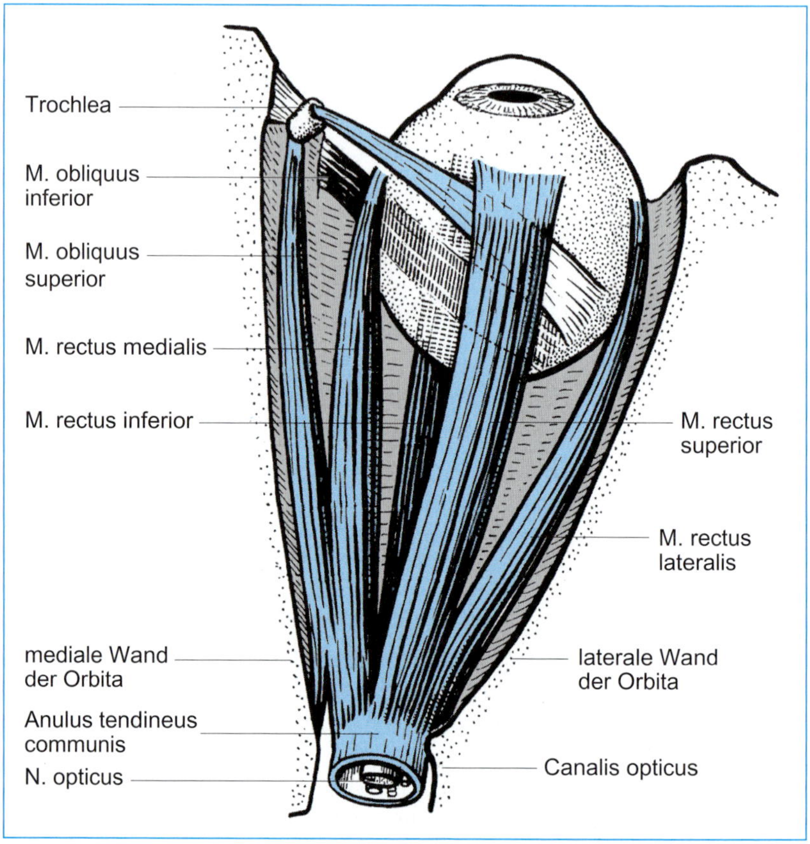

Abb. 16.1 Rechte äußere Augenmuskeln (Blick von kranial), [1]

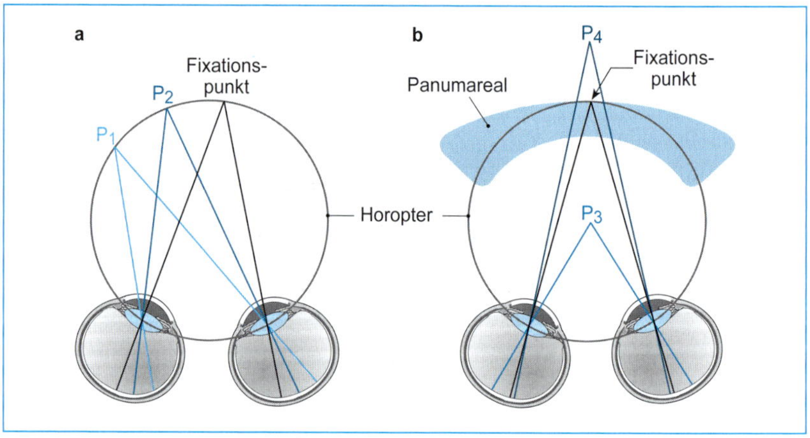

Abb. 16.2 Geometrischer und physiologischer Horopter

a Horopter (geometrisch): Strahlen aus dem Fixationspunkt fallen bei normalem Simultansehen beidseitig auf die Fovea centralis → P_1 und P_2 (Objektpunkte auf Horopter) fallen auf korrespondierende Netzhautareale.

b Horopter (physiologisch): Objektpunkte innerhalb des Panumareals (Bereich kurz vor und hinter dem Horopter) können zu einem Bild fusioniert werden; Objektpunkte hinter oder vor dem Panumareal (P_3 und P_4) werden doppelt wahrgenommen.

KLINIK

Anomale Netzhautkorrespondenz: Sie entsteht bei längerem Bestehen des Schielens. Dabei arbeiten exzentrische Stellen der Netzhaut des Schielauges mit der Fovea des nichtschielenden Auges zusammen (Verschiebung der Sehrichtungen des Schielauges um den Schielwinkel).

Fusion

- Verschmelzung beider Netzhautbilder **zu einem Bild,** wenn beide Augen identische Bilder an das Gehirn weiterleiten.
- Störungen → Doppelbilder **(Diplopie)**

stereoskopisches Sehen (räumliches Sehen)

- **dreidimensionale** Wahrnehmung (höchste Leistungsstufe des Binokularsehens)
- In einem engen Areal **vor** und **hinter dem Horopter** (sog. **Panum-Areal**) werden die nicht-korrespondierenden Bilder zu einem räumlichen Seheindruck verarbeitet.

16.2 Diagnostik

Abdecktest: Durchführung • alternierender Abdecktest
Aufdecktest • Visusprüfung • Prüfung der Fixation • Refraktionsmessung
Prüfung des Binokularsehens: Lang-Test • Titmus-Test • Bagolini-Test • Synoptophor
Schielwinkelmessung: alternierender Abdecktest • Maddox-Kreuz • Tangententafel nach Harms
Motilitätsprüfung • Bielschowski-Kopfneigetest

Bei der **Erstuntersuchung** eines Schielpatienten muss sowohl der vordere Augenabschnitt **(Spaltlampe)** als auch der Augenhintergrund **(Ophthalmoskopie)** untersucht werden, da z.B. Morbus Coats, Netzhautablösung, Retinoblastom, Toxoplasmosenarben, Frühgeborenenretinopathie und Katarakt ein Begleitschielen verursachen können.

Abdecktest

Durchführung

- Abdeckung des **fixierenden Auges** → Einstellbewegung des schielenden Auges, welches nun die Fixation übernimmt:
  - Einstellbewegung von innen nach außen → **Einwärtsschielen (Exotropie)**
  - Einstellbewegung von außen nach innen → **Auswärtsschielen (Esotropie)**
- Abdecken des **Schielauges** → keine Einstellbewegung

alternierender Abdecktest

- Unterbrechung der Fusion und Nachweis von latentem Schielen
- Einstellbewegungen nach mehrmaligem Hin- und Herwechseln
- Aufdecken beider Augen → Fusionsbewegung des gerade nicht fixierenden Auges

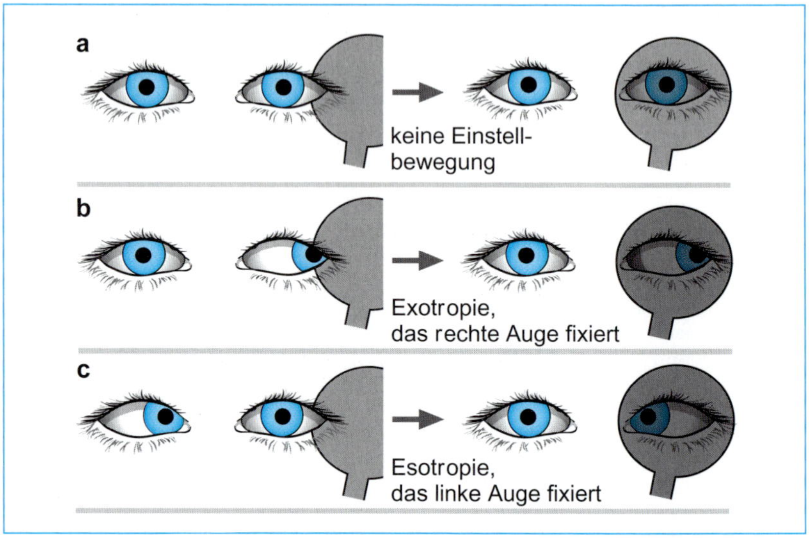

Abb. 16.3 Abdecktest [7]

Visusprüfung

Abdecken des besseren Auges → ruckartige Einstellbewegung beim Aufdecken

Aufdecktest

mit Snellen-Haken, Ringen, Quadraten (➤ Kap. 11.2)

Prüfung der Fixation

- **Prinzip:** Überprüfung, welche Netzhautstelle des Schielauges fixiert
- **Durchführung:** spezieller Augenspiegel (Visuskop) projeziert refraktionsunabhängig ein Sternchen auf den Augenhintergrund
- **Beurteilung:**
  - **zentrale** Fixation → Sternchen in Fovea
  - **exzentrische** Fixation → Sternchen außerhalb der Fovea, oftmals Suchbewegungen

Refraktionsmessung

Skiaskopie in **Zykloplegie** (➤ Kap. 15.2)

! MERKE

Das Brillenglas wählt man 0,5 dpt unterhalb der gemessenen Refraktion, da Kinder trotz Ausgleich der Hypertropie akkomodieren und dadurch unscharf sehen würden.

16

Prüfung des Binokularsehens

Lang-Test (ab 3. Lj.)

- Überprüfung von **Stereopsis**
- Bei Stereopsis können auf einer Karte Gegenstände (z.B. Stern, Auto) wahrgenommen werden.

Titmus-Test

- Überprüfung von **Stereopsis**
- Bei Stereopsis wird eine abgebildete Fliege räumlich wahrgenommen oder bei abgebildeten Ringen erscheint einer räumlich.

Bagolini-Test (ab 4. Lj.)

- Überprüfung von **Netzhautkorrespondenz** und **Fusion**
- Plangläser mit feinen parallel verlaufenden Rillen (punktförmige Lichtquelle wird zu Lichtstreifen ausgezogen) werden in einer Versuchsbrille so angeordnet, dass bei intaktem Binokularsehen ein diagonales Kreuz entsteht.

Synoptophor

- Überprüfung von **Netzhautkorrespondenz** und **Fusion**
- **2 unterschiedliche** Bilder werden beiden Augen getrennt dargeboten:
  - Bilder werden gemeinsam gesehen → intaktes Simultansehen
  - Bild eines Auges wird supprimiert → fehlendes Simultansehen
- **2 fast gleiche** Bilder werden den beiden Augen getrennt dargeboten:
  - Bilder können nicht zu einem verschmolzen werden → fehlende Fusion
- **2 dargebotene** Bilder werden fusioniert, aber räumliche Tiefe entsteht nicht → fehlende Stereopsis

Schielwinkelmessung

alternierender Abdecktest

- **Prinzip:** Auswahl des Prismas, bei dem keine Einstellbewegungen mehr erfolgen, wenn man es vor das Auge hält
- **Beurteilung: Prismenstärke** entspricht **Schielwinkel** (Prismendioptrien in cm/m → cm-Abweichung in 1 m Entfernung; 2 Prismendioptrien entsprechen 1 Grad)

Maddox-Kreuz

- **Indikation:** Verwendung bei stark amblyopem Schielauge oder blindem Schielauge (keine Fixation möglich)
- **Prinzip:** zentral angebrachtes Licht an einem mit Zahlen versehenen Kreuz erzeugt einen Hornhautreflex (Messung in 5 und 1 m Abstand, Patient blickt auf Untersucherfinger, der auf einer Tangentenskala von zentral nach peripher verschoben wird)
- **Beurteilung:** z.B. Innenschielen des rechten Auges → linkes Auge folgt dem Finger bis im rechten Auge mittig der Hornhautreflex erscheint → Wert auf der Skala entspricht dem Schielwinkel

Tangententafel nach Harms

- **Prinzip:** Messung des Schielwinkels in diagnostischen Blickrichtungen bei Lähmungsschielen
- **Durchführung:**
  - **Dunkelrotglas vor das nicht gelähmte Auge**
  - Fixation eines zentralen hellen Lämpchens (Auge mit Dunkelrotglas sieht nur Lichtpunkt, nicht fixierendes Auge sieht gesamte Testwand)
  - Patient zeigt mit einem Handprojektor, wo er das rote Licht innerhalb Testwand sieht → Ablesung des Schielwinkels
  - Kopfdrehung des Patienten macht Messung der Abweichung in genau definierten Blickrichtungen möglich
  - Dunkelrotglas vor das gelähmte Auge → Messung des sekundären Schielwinkels

KLINIK

Primärer Schielwinkel: Schielwinkelmessung bei Fixation mit dem **nicht gelähmten** Auge.
Sekundärer Schielwinkel: Schielwinkelmessung bei Fixation mit dem **gelähmten** Auge.
Begleitschielen: primärer Schielwinkel = sekundärer Schielwinkel
Augenmuskellähmung: sekundärer Schielwinkel > primärer Schielwinkel

Motilitätsprüfung

- **Prinzip:** Patient blickt in **9 Hauptblickrichtungen** (folgt mit den Augen dem Licht einer Lampe): geradeaus, rechts, rechts oben, oben, links oben, links, links unten, unten, rechts unten
- **Beurteilung** von Schielstellungen, Augenmuskellähmungen, Blickparesen

KLINIK

Ein **gelähmter M. rectus superior** bleibt bei Hebungsversuch in Abduktionsstellung besonders deutlich zurück.

Bielschowski-Kopfneigetest

- **Indikation:** zur Absicherung einer Trochlearisparese
- **Durchführung:** Untersucher fixiert Patientenkopf in Neigung zur Seite des gelähmten Auges
- **Beurteilung:** bei Fixation mit gesundem Auge → Abweichung des gelähmten Auges nach oben

16.3 Amblyopie

Syn.: Schwachsichtigkeit

Ätiologie: Strabismus • Anisometropie • Ametropie (unkorrigiert) • Medientrübung • Aphakie • Buphthalmus • Ptosis
Klinik: Visuseinschränkung
Diagnostik: Visustestung • Inspektion • Spaltlampe • Ophthalmoskopie • DD
Therapie: Okklusion • Refraktionsausgleich • operative Korrektur

Definition

Schwachsichtigkeit eines oder (seltener) beider Augen ohne organische Fehler, die nur in den ersten Lebensjahren entstehen kann (Pathogenese).

Ätiologie

- Stimulusdeprivation/-suppression bei z.B. einseitigem manifesten **Strabismus**
- **Anisometropie** (➤ Kap. 15.3.4), **unkorrigierte Ametropie**
- **Medientrübungen** (kongenitale Katarakt), **Aphakie**
- **Buphthalmus**
- kongenitale **Ptosis** (➤ Kap. 1.4.1)
- Lidhämangiom (➤ Kap. 1.6.1), Okklusion, perforierende Verletzung, Frühgeburt

Pathogenese

Das **kindliche** visuelle System differenziert sich morphologisch und funktionell in den ersten Lebensjahren aus (sog. **plastische/sensitive Phase**). Erhält das Gehirn in dieser Phase durch nicht korrespondierende Netzhautstellen, z.B. durch Schielen, unterschiedliche Informationen, „lernt" das kindliche Sehsystem, das Bild des schielenden Auges zu unterdrücken → Nervenfasern vom Schielauge erhalten weniger Synapsen zu Kortexzellen → schielendes Auge wird **schwachsichtig** (amblyop). Bei Schielbeginn im **Erwachsenenalter** nimmt der Patient i.d.R. **Doppelbilder** wahr.

! MERKE

Etwa ab dem 10. Lj. erlischt die Gefahr einer Amblyopienentwicklung.

Klinik

Visuseinschränkung

Diagnostik

- **Visustestung**
- **Inspektion:** evtl. Hämangiom, Ptosis

- **Spaltlampe:** Medientrübungen, Ausschluss organischer Ursachen für Visusminderung wie Albinismus (Aniridie)
- **Ophthalmoskopie:** evtl. Retinoblastom (➤ Kap. 11.10.1), Retinopathia praematurorum (➤ Kap. 11.3.6), Optikusgliom (➤ Kap. 12.8.1), kongenitale Amaurose (Leber)

Differentialdiagnose

psychische Ursache oder organische Erkrankung mit Visusminderung, Simulation

Therapie

- **Behandlung von Schielamblyopien:**
  - **Refraktionsausgleich** (Brille)
  - **Okklusionstherapie** (Pflaster, Folien): Okklusion des gesunden Auges zur Schulung des schwachsichtigen Auges (je nach Schweregrad der Amblyopie stunden- oder tageweise, bis zum 9. Lj. möglich)
  - ggf. **operative Korrektur** des Schielwinkels: Lockerung des zu stark wirkenden Muskels, Straffung des zu schwach wirkenden Muskels, Dosierung entsprechend des Schielwinkels
  - **Penalisation:** führendes Auge wird mit Atropin getropft → Nahsehen ist nur mit amblyopem Auge möglich
- **Behandlung von Deprivationsfaktoren** (z.B. Ptosis-, Katarakt-OP)

> **! MERKE**
> Der Beginn der Therapie einer Schielamblyopie vor dem 4. Lj. ergibt meist die volle Sehschärfe.

16.4 Strabismus

16.4.1 Begleitschielen (Strabismus concomitans)

Definition

Das schielende Auge begleitet das führende (sehtüchtige) Auge in allen Blickrichtungen. Der **Schielwinkel** ist **in allen Richtungen** annähernd **gleich.**

Strabismus convergens (Esotropie)

> **Ätiologie:** familiäre Häufung
> **Klinik:** frühkindliches Schielsyndrom • normosensorisches Spätschielen • Mikrostrabismus
> **Diagnostik:** Abdecktest • Schielwinkelmessung • Skiaskopie • DD
> **Therapie:** Refraktionsausgleich • Okklusionstherapie • Schieloperation

Epidemiologie

- Einwärtsschielen ist die **häufigste** Schielform.
- 5% normosensorisches Spätschielen

Ätiologie

familiäre Häufung

Klinik

frühkindliches Schielsyndrom

- **innerhalb erster 6 Lebensmonate**
- Einwärtsschielen, latenter Nystagmus, Kopfschiefhaltung
- fehlendes Simultansehen, fehlende Fusion, fehlende Stereopsis
- **Strabismus sursoadductorius**: Höherwandern des adduzierten Auges bei Ausführung horizontaler Blickbewegungen

- dissoziiertes Höhenschielen: bei Abdeckung eines Auges wandert dieses nach oben und kehrt beim Aufdecken wieder zurück
- **A-V-Inkomitanz** (zentrale Fehlsteuerung): Vergrößerung des Einwärtsschielens bei Blick nach oben (A-Inkomitanz) oder auch Verkleinerung (V-Inkomitanz)
- **Konvergenzexzess:** Schielwinkelverstärkung bei Blick in Nähe
- Amblyopie

! MERKE

Die Kenntnis von Strabismus sursoadductorius, dissoziiertem Höhenschielen, A-V-Inkomitanzen sowie Konvergenzexzess ist für eine Schieloperation wichtig.

normosensorisches Spätschielen

- **nach dem 2.–3. Lj.** (Binokularsehen bereits ausgebildet)
- anfangs Diplopie oder Zukneifen eines Auges

KLINIK

Pseudostrabismus: breiter Nasenrücken und Epikanthus bei Kleinkindern kann Schielen vortäuschen, Hornhautreflexe sind symmetrisch.

Mikrostrabismus

- einseitiges Schielen < **5°**
- anomale retinale Korrespondenz
- häufig exzentrische Fixation
- Binokularfunktionen teilweise erhalten
- Unfähigkeit, führendes Auge bewusst allein zu schließen

! MERKE

Beim Mikrostrabismus besteht eine **hohe Amblyopiegefahr,** da der kleine Schielwinkel oft zu spät entdeckt wird.

Diagnostik

- **Abdecktest, Schielwinkelmessung, Skiaskopie** in Zykloplegie
- Ausschluss organischer Ursachen (z.B. Tumor, Hirnnervenparese)

KLINIK

Akkomodativer Strabismus: Der Ausgleich einer Hyperopie (Akkomodation und Konvegrenz können nicht getrennt werden → Einwärtsschielen) kann den Schielwinkel reduzieren.

Differentialdiagnose

Heterophorie

Therapie

- **Frühkindliches Schielsyndrom:** Ausgleich eines Refraktionsfehlers, Okklusionstherapie, Schieloperation vor dem Schulkindalter
- **Normosensorisches Spätschielen:** Okklusionstherapie, Refraktionsausgleich, Prismenausgleich, Operation (wenn nach einigen Wochen mit Brille keine Besserung eintritt)

! MERKE

Bei normosensorischem Spätschielen ist eine **schnelle Therapie** besonders wichtig, da sonst ein Verlust des Binokularsehens droht.

- **Mikrostrabismus:** Okklusionstherapie, Refrationsausgleich, evtl. Fadenoperation bei großem Nahwinkel (sklerale Fixation des M. rectus medialis in erforderlicher Distanz zum eigentlichen Muskelansatz)

KLINIK

Oft bleibt auch bei optimalem Refraktionsausgleich ein **Restschielwinkel** bestehen.

Strabismus divergens (Exotropie)

Ätiologie: sekundär • nach Schieloperation
Klinik: Auswärtsschielen • Panoramasehen • Diplopie
Diagnostik: Testung des Binokularsehens • Schielwinkelmessung
Therapie: Refraktionsausgleich • Okklusionstherapie • Schieloperation

Epidemiologie

seltener als Einwärtsschielen (1:5)

Ätiologie

- **Sekundär:** bei starker Herabsetzung der Sehschärfe eines Auges oder Amblyopie
- **Konsekutives Auswärtsschielen:** nach **Schieloperation** wegen Einwärtsschielen

Klinik

- Binokularsehen latent vorhanden (Fusion nach Schielwinkelausgleich möglich)
- Alternierendes oder intermittierendes Auswärtsschielen ist häufig
- „Panoramasehen": vergrößertes binokulares Gesichtsfeld möglich
- Gekreuzte, ungleichnamige Doppelbilder

! MERKE

Aufgrund des Panoramasehens kann sich der Patient durch die Verkleinerung des Gesichtsfelds nach einer Operation behindert fühlen.

Diagnostik

- Testung des Binokularsehens, Schielwinkelmessung

Therapie

- Refraktionsausgleich, Okklusionstherapie bei Amblyopie
- Schieloperation

! MERKE

Mit und ohne Operation besteht eine Tendenz zur Schielwinkelvergrößerung.

Strabismus vertikalis (Hyper-/Hypotropie)

Ätiologie: primär • sekundär
Klinik: Höher-/Tieferstand des Auges
Diagnostik: Schielwinkelmessung • DD
Therapie: Okklusionstherapie • Schieloperation

Ätiologie

- selten ohne horizontales Schielen
- **Primär:** Fehler im Innervationsmuster
- **Sekundär:** nach Operationen, bei endokriner Orbitopathie, nach Verletzungen

Klinik

- häufig in Kombination mit horizontalem Schielen
- **Hypertropie:** Höherstand des Auges
- **Hypotropie:** Tieferstand des Auges
- häufiger bei frühkindlichem Schielsyndrom

Diagnostik

Schielwinkelmessung

Differentialdiagnose

Heterophorie

Therapie

- Okklusionsbehandlung
- Schieloperation

16.4.2 Heterophorie (latentes Schielen)

Ätiologie: Fusionsschwäche der Augen
Klinik: Kopfschmerzen • Verschwommensehen • Diplopie • Formen
Diagnostik: Aufdecktest • DD
Therapie: Refraktionsausgleich • orthoptische Übungen • Prismenbrille • Schieloperation

Definition

Störung des Muskelgleichgewichts der Augen, die unter bestimmten Bedingungen zum Abweichen vom Parallelstand (Orthophorie) führt.

- **70–80% der Bevölkerung**
- häufiger mit steigendem Alter

Ätiologie

Fusionsschwäche der Augen bei z.B. Alkohol, Stress, Ermüdung, psychischer Belastung, Gehirnerschütterung

Klinik

Symptomatik

- Kopfschmerzen, Verschwommensehen
- Diplopie

Formen

Tab. 16.2 Formen des latenten Schielens.

Formen	Charakteristika
Esophorie	latentes Abweichen der Sehachse nach **nasal**
Exophorie	latentes Abweichen der Sehachse nach **temporal**
Hyperphorie	latenter Höherstand
Hypophorie	latenter Tieferstand
Zyklophorie	latente Verrollung um die Sehachse

! MERKE
Höhenabweichungen sind seltener als horizontale Abweichungen.

Diagnostik

Aufdecktest: Einstellbewegung beim Aufdecken

Differentialdiagnose

Strabismus concomitans, Lähmungsschielen

Therapie

- **Refraktionsausgleich**
- **Orthoptische Übungen:** Sie können Konvergenzschwäche günstig beeinflussen → Fixation eines Objektes, das langsam dicht an die Augen geführt wird; Objekt soll nicht doppelt gesehen werden

- **Prismenbrillen**
- **Schieloperation:** bei Übergang in manifestes Schielen

16.4.3 Lähmungsschielen (Strabismus incomitans)

Ätiologie: neurogen • myogen • mechanisch
Klinik: Doppelbilder • inkomitanter Schielwinkel • Abduzensparese • Trochlearisparese • CPEO • Brown-Syndrom
Diagnostik: Schielwinkelmessung • Motilitätsprüfung • neurologische Untersuchung • DD
Therapie: Operation • Okklusion

Definition

Schielen aufgrund einer Augenmuskellähmung. Der **Schielwinkel** ist je nach Blickrichtung unterschiedlich (inkomitant), bei Blick **in Hauptzugrichtung** des gelähmten Muskels aber **am größten.**

Tab. 16.3 Ursachen von Lähmungsschielen.

Neurogen	• **Diabetes mellitus, Apoplex, Arteriosklerose, Tumoren, Traumata (Schädelbasisfraktur),** Intoxikationen • Enzephalitis, Meningitis, Encephalomyelitis disseminata, Poliomyelitis anterior, Herpes zoster, Lues, AIDS • kongenitale Aplasie des Abduzens-, Okulomotoriuskerngebiets • Geburtstrauma
Myogen	• **endokrine Orbitopathie** (➤ Kap. 14.6) • **okuläre Myasthenie** (➤ Kap. 1.4.4) • chronisch-progressive externe Ophthalmoplegie (CPEO) • okuläre Myositis (➤ Kap. 14.5.2)
Mechanisch	• **Frakturen (Blow-out-Fraktur):** Einklemmung des M. rectus inferior, (seltener des M. obliquus inferior) • Verletzungen der Trochlea • Sehnenscheidensyndrom des M. obliquus superior (Brown-Syndrom) • **Hämatome** • orbitale Schwellungen (z.B. Orbitatumor)

Klinik

Doppelbilder, inkomitanter Schielwinkel

Abduzensparese

- Lähmung des **M. rectus lateralis**
- Einwärtsschielen durch Überwiegen des Antagonisten (M. rectus medialis)
- horizontale Doppelbilder (nicht-gekreuzt, d.h. das rechte Auge sieht das rechte Doppelbild und das linke Auge das linke Doppelbild)
- kompensatorische Kopfwendung zur gelähmten Seite

KLINIK

Retraktionssyndrom (Duane): einseitige angeborene Motilitätseinschränkung (intrauterine Abduzensschädigung) mit eingeschränkter Abduktion. Anstelle des N. abducens innervieren die Okulomotoriusfasern sowohl M. rectus medialis als auch M. rectus lateralis → bei Adduktion wird der Bulbus durch Wirkung der eigentlichen Antagonisten in die Orbita gezogen.

Trochlearisparese

- Lähmung des **M. obliquus superior** (häufig rechtes Auge betroffen)
- **Höherstand** des gelähmten Auges bei Adduktion (Höhenschielen)
- **vertikale Doppelbilder** (gekreuzt)
- kompensatorische **Kopfneigung** und **-wendung** zur gesunden Seite → evtl. **okulärer Schiefhals** (Torticollis ocularis)
- **Exzyklotropie:** Patient sieht bei Blicksenkung horizontale Linien (scherenförmig versetzt) durch Ausfall der Einwärtsrollung.

! MERKE

Eine Trochlearisparese entsteht häufig bei **Schädeltraumen,** da der Nerv an der Kreuzungsstelle auf der Hirnstammrückseite leicht zu schädigen ist.

Okulomotoriusparese (selten)

- **Komplette** Okulomotoriusparese: Lähmung der **inneren** und **äußeren** Augenmuskeln
  - **Mydriasis** (Lähmung des M. sphincter pupillae)
  - **Ptosis** (Lähmung des M. levator palpebrae)
  - Schielstellung nach **unten außen** des gelähmten Auges (M. rectus lateralis, M. obliquus superior intakt)
- **Partielle** Okulomotoriusparese (durch Ganglionitis ciliaris bedingt, Pupillotonie ➤ Kap. 8.5):
  - **Ophthalmoplegia externa** (Lähmung der **äußeren** Augenmuskeln): Schielstellung nach **außen unten,** Ptosis
  - **Ophthalmoplegia interna** (Lähmung der **inneren** Augenmuskeln: M. ciliaris, M. sphincter pupillae): keine Akkomodationsfähigkeit, **Mydriasis**

KLINIK

Einseitige Okulomotoriusparese mit Pupillenbeteiligung: spricht für ein **ipsilaterales Aneurysma** der A. communicans posterior, da Nerv und Arterie benachbart verlaufen.
Beidseitige Okulomotoriusparese: spricht für eine **Läsion des Kerngebiets,** da Okulomotoriuskerne beider Seiten im Gegensatz zu den Nerven dicht beieinander liegen.

Sonderformen

- **Chronisch-progressive externe Ophthalmoplegie (CPEO):**
  - über Jahre allmählich fortschreitende Augenmuskellähmung, meist doppelseitig
  - **ohne** Doppelbilder und Schielstellung (symmetrische Lähmung), Ptosis
  - Mitochondriale Myopathie; Kombination mit Reizleitungsstörung des Herzens und Retinitis pigmentosa (= **Kearns-Sayre-Syndrom**)
- **Brown-Syndrom:**
  - Verdickung der **Sehne des M. obliquus superior** → Sehne kann nicht durch Trochlea gleiten → Auge bleibt beim Blick nach oben zurück
  - **Obliquus-superior-Klick-Syndrom:** bei starkem Muskelzug rutscht die Sehne mit einem Ruck hindurch → Klickgeräusch

KLINIK

Kombination von Hirnnervenparesen: Ein Ausfall von 2–3 Hirnnerven einer Seite ist typisch für eine **Orbitaspitzenläsion** oder eine **Läsion im Sinus cavernosus** → zusätzliche Sensibilitätsstörung des 1. Trigeminusastes (läuft durch Sinus cavernosus).

Diagnostik Schielwinkelmessung, Motilitätsprüfung, neurologische Untersuchung

Differentialdiagnose Begleitschielen, internukleäre Ophthalmoplegie, endokrine Orbitopathie (➤ Kap. 14.6)

Therapie
- **Operation** (1 Jahr abwarten, da spontane Paresenrückbildung möglich)
- wechselnde **Okklusion** bei störenden Doppelbildern oder Prismenfolie auf Brillenglas des gelähmten Auges
- ggf. Therapie der Grunderkrankung

16.5 Supranukleäre und internukleäre Störungen

Ätiologie: Hirnläsionen
Klinik: horizontale Blicklähmung • vertikale Blicklähmung • internukleäre Ophthalmoplegie
Diagnostik: Motilitätsprüfung
Therapie: meist nicht möglich

Definition Störung des Bewegungsprogramms für Blickbewegungen.

Ätiologie
- **Horizontale Blicklähmung:** Läsion in paramedianer, pontiner Formatio reticularis (für schnelle Augenbewegungen verantwortlich)
- **Vertikale Blicklähmung:** Läsion des rostralen interstitiellen Kerns des Fasciculus longitudinalis medialis
- **Internukleäre Ophthalmoplegie:** Läsion im Fasciculus longitudinalis medialis (z.B. Hirnstamminfarkt, Encephalomyelitis disseminata)

Klinik

horizontale Blicklähmung
- Störung aller gleichsinnigen **(konjugierten) Augenbewegungen** zur Seite der Läsion
- **beide** Augen betroffen
- oftmals in Kombination mit **Fazialisparese**

vertikale Blicklähmung (Parinaud-Syndrom) (➤ Kap. 8.8)

internukleäre Ophthalmoplegie (INO)
- **eingeschränkte Adduktion** ipsilateral bei Seitwärtsblick
- normale Konvergenzreaktion
- **Rucknystagmus** des abduzierten Auges (solange keine Lähmung besteht)
- Bei bilateraler INO: feinschlägiger, vertikaler **Blickrichtungsnystagmus**

Diagnostik Motilitätsprüfung

Therapie meist keine Therapie möglich, evtl. spontane Rückbildung

16.6 Nystagmus

Syn.: Augenzittern

Formen: physiologisch • pathologisch
Diagnostik: ENG • Frenzelbrille
Therapie: Prismen • Operation

Definition

Beidseitiges, unwillkürliches, rhythmisches, ruck- oder pendelartiges Augenzittern.

- **Rucknystagmus:** langsame und schnelle Bewegungsphase; die schnelle Phase entspricht der reflektorischen Rückstellbewegung und bestimmt die Richtung des Nystagmus
- **Pendelnystagmus:** langsame und schnelle Phase nicht abgrenzbar (gleiche Geschwindigkeit in beide Richtungen)

Formen

- **Physiologischer Nystagmus:**
  - **Optokinetischer** Nystagmus: z.B. bei Blick aus dem Fenster eines fahrenden Zuges
  - **Vestibulärer** Nystagmus (Provokationsnystagmus): z.B. durch Drehbewegung, kalorische Stimulation des Gehörgangs
  - **Endstellungsnystagmus:** z.B. bei extremen seitlichen Blickbewegungen
- **Pathologischer Nystagmus:** die wichtigsten Formen sind in ➤ Tab. 16.4 dargestellt.

Tab. 16.4 Formen des pathologischen Nystagmus (Auswahl).

Form	Charakterstika
Kongenitaler Nystagmus	• angeborenes oder früh erworbenes (3. Lebensmonat) Augenzittern, zunehmend bei Fixation (oft X-chromosomal-rezessiv vererbt) • unregelmäßig und horizontal, Wechsel zwischen Pendel- und Rucknystagmus • Abschwächung/Verstärkung bei bestimmten Blickrichtungen
Vestibulärer Spontannystagmus	• Rucknystagmus bei Schädigung des Vestibularorgans (Morbus Menière)
Optokinetischer Nystagmus	• bei Einnahme zentral dämpfender Medikamente • Seitenunterschied *ohne* okulomotorische Symptome: Hemisphärenläsion • Seitenunterschied *mit* okulomotorischen Symptomen: Hirnstamm-/Kleinhirnläsion
Okulärer Nystagmus	• angeborener oder früh erworbener Pendelnystagmus • bei beidseitigen Augenschäden wie Katarakt, Albinismus, Farbenblindheit, Makulanarben, Glaskörpertrübung • erhebliche Visusminderung • evtl. sekundärer Nystagmus
Zentraler Nystagmus	• bei Erkrankungen des Hirnstamms oder des Kleinhirns • Blickrichtungs-, Spontan-, Lagerungs-, Rebound-, blickparetischer Nystagmus

Diagnostik

- **Frenzel-Brille** (Leuchtbrille mit 18 dpt zur Vermeidung der Blickfixation)
- **Elektronystagmographie** (ENG): Ableitung korneoretinaler Potentiale, die beim Nystagmus entstehen

Therapie

- **Prismen** (mit Basis außen) zur Beruhigung des Nystagmus durch Konvergenz
- **Operation** an horizontalen Augenmuskeln: in schweren Fällen möglich

KAPITEL

17 Traumatologie

17.1 Diagnostik

Ektropionieren • Ophthalmoskopie • Visusprüfung • Pupillenreaktion • Tonometrie • Testung der Bulbusmotilität • Inspektion • Perimetrie

Ektropionieren (➤ Kap. 1.2), **Ophthalmoskopie** (➤ Kap. 11.2), **Visusprüfung** (grobe Testung mit Visustafeln am Bett, ➤ Kap. 12.2), **Pupillenreaktion** (➤ Kap. 8.2), **Tonometrie** (➤ Kap. 9.2), **Testung der Bulbusmotilität** (➤ Kap. 16.2)

Inspektion

- ggf. in Oberflächenanästhesie
- Untersuchung mit **Lichtquelle und Lupe,** wenn möglich an **Spaltlampe**

Perimetrie

Grobe Einschätzung mit **Konfrontationstest:**

- **Durchführung:** Untersucher und Patient befinden sich in 1 m Abstand auf gleicher Augenhöhe und fixieren sich gegenseitig mit gegenüberliegenden Augen (Abdecken des anderen Auges mit Handteller); Untersucher führt Gegenstand von außen zur Mittellinie in allen 4 Gesichtsfeldquadranten
- **Beurteilung:** normal → Arzt und Patient sehen Gegenstand gleichzeitig

17.2 Mechanische Traumata

17.2.1 Lidverletzungen

Ätiologie: Contusio bulbi • Perforation • Fremdkörperverletzung
Klinik: Blutung • Hämatom • Lidschwellung
Diagnostik: Inspektion • Ausschluss von Begleitverletzungen
Therapie: Antibiotika • Wundverschluss

Ätiologie

- Contusio bulbi, Perforation, Fremdkörperverletzung
- Bisswunden, Schusswunde

Klinik

Blutung, Hämatom, Lidschwellung

Diagnostik

- **Inspektion:**
  - Ödem, Blutung, Lid-/Lidkantendefekte, evtl. Bisswunden, Fremdkörper, evtl. Crepitatio (Knistern) bei Luftemphysem (NNH-Verletzung)
  - Lidbändchenverletzung: medialer Kanthus nach lateral verlagert

- **Ausschluss von Begleitverletzungen**

Therapie

- Tetanusschutz vorhanden? ggf. Impfung
- ggf. **antibiotische Augensalbe**
- kühle Umschläge bei reinen Schwellungen
- spannungsfreier **Wundverschluss** zur Verhinderung von Komplikationen (Narbenektropium)

17.2.2 Verletzungen der Tränenwege

Ätiologie: Lidverletzungen • Verbrennung • Verätzung
Klinik: Epiphora • Blutung • Schmerzen
Diagnostik: Tränenwegsspülung • Dakryozystographie
Therapie: Antibiotika • Silikonintubation

Ätiologie

- **Lidverletzungen** im nasalen Drittel
- **Verbrennung** (➤ Kap. 17.4.2), **Verätzung** (➤ Kap. 17.3.1)
- Tränensackbeteiligung bei Orbitaverletzungen

Klinik

Epiphora, Blutung, Schmerzen

Diagnostik

- **Tränenwegsspülung:** bei uneindeutiger Beteiligung (stenosiert? Austritt von Blut?)
- bildgebende Verfahren (**Dakryozystographie** ➤ Kap. 2.2)
- Ausschluss von Begleitverletzungen

Therapie

- Tetanusschutz
- ggf. **Antibiotika** lokal oder systemisch
- **Silikonintubation** der Canaliculi

! MERKE
Tränensackentzündungen können meist nur mit einer **Dakryozystorhinostomie** versorgt werden (➤ Kap. 2.4.2).

17.2.3 Bindehautverletzungen

Ätiologie: Stichverletzungen • Contusio bulbi • Fremdkörperverletzung • Frakturen
Klinik: Hyposhagma • Chemosis
Diagnostik: Spaltlampe • Ausschluss einer Skleraruptur
Therapie: Antibiotika • Wundverschluss

Ätiologie

Stichverletzungen, Contusio bulbi, Fremdkörperverletzung, Frakturen etc.

Klinik

Hyposhagma, Chemosis

Diagnostik

- **Spaltlampe:** Bindehautdehiszenz (evtl. nur durch Fluoreszeinanfärbung sichtbar), evtl. Fremdkörper
- Ausschluss einer Skleraruptur (Inspektion nach Tropfanästhesie)

! MERKE
Bei Verletzungen der Bindehaut ist an eine perforierende Verletzung zu denken.

Therapie
- **Antibiotika** (Breitbandantibiotikum)
- **Wundverschluss (Naht):** bei größeren Wunden

17.2.4 Fremdkörper auf Hornhaut und Bindehaut

Ätiologie: Fremdkörper
Klinik: Fremdkörpergefühl • Schmerzen • Epiphora • Blepharospasmus
Diagnostik: Spaltlampe • Ektropionieren
Therapie: Fremdkörperentfernung • Antibiotika

Ätiologie
Fremdkörper aus der Luft (z.B. Holzspitter, kleine Steinchen), Metallsplitter

Klinik
- **Fremdkörpergefühl**
- Schmerzen, Epiphora, Blepharospasmus
- **Komplikationen:** Narbenbildung bei Durchbrechen der Bowman-Membran

Diagnostik
- **Spaltlampe:**
  - konjunktivale/ziliare Injektion
  - Rosthof bei metallischen Fremdkörpern
    evtl. Zellen in der Vorderkammer
- **Ektropionieren:** bei subtarsalem Fremdkörper evtl. **Kratzspuren auf der Hornhaut** nach Anfärbung mit Fluoreszein sichtbar (➤ Kap. 1.2)

Therapie
- **Fremdkörperentfernung** mit feiner Nadel oder Kanüle, Ausfräsen des Fremdkörperbettes (Rosthof) mit Hornhautbohrer
- **antibiotische Augensalben,** evtl. Verband
- Entfernung mit Wattetupfer bei subtarsalem Fremdkörper

17.2.5 Erosio corneae

Ätiologie: Verletzung • spontan
Klinik: Schmerzen • Fremdkörpergefühl • Epiphora
Diagnostik: Spaltlampe • DD
Therapie: antibiotischer Salbenverband • ggf. chirurgisch

Definition
Oberflächlicher, epithelialer Hornhautdefekt.

Ätiologie
- **Verletzung** mit Fingernagel, Schminkutensilien oder Holz
- **spontan** bei Hornhautdystrophie

Klinik
- **Schmerzen, Fremdkörpergefühl**
- Photophobie, **Epiphora**
- rezidivierende Erosio. Schmerzen beim Aufwachen durch Wiederaufreißen des Defektes beim Öffnen der Augen
- evtl. Blepharospasmus

Diagnostik
Spaltlampe:
- fluoreszeinpositiver Hornhautdefekt
- konjunktivale Injektion
- Ausschluss eines Fremdkörpers

Differentialdiagnose

Fremdkörper (➤ Kap. 17.2.4)

Therapie

- **antibiotischer Salbenverband** (Gefahr der Hornhautinfektion)
- ggf. Abrasio bei rezidivierender Erosio corneae
- ggf. therapeutische Kontaktlinse (Corneal Shield, ➤ Kap. 15.5)
- **Chirurgisch:** Hornhautstichelung bei therapieresistenter rezidivierender Erosio cornea

KLINIK

Hornhautstichelung: 40–50 Stiche durch gelockertes Epithel bis ins vordere Stroma mit feiner steriler Nadel oder Excimer-Laser, wodurch die gestörte Basalzellhaftung auf der Bowman-Membran bei rezidivierender Erosio verbessert werden soll.

17.2.6 Contusio bulbi

Syn.: stumpfes Bulbustrauma, Augenprellung

Ätiologie: stumpfe Gewalteinwirkung
Klinik: Epiphora • Photophobie • Blepharospasmus • Exophthalmus • Schmerzen • Visusreduktion
Diagnostik: Spaltlampe • Tonometrie • Ophthalmoskopie • Röntgen/CT • Motilitätsprüfung • DD
Therapie: Ruhigstellung • operative Therapie

Definition

Prellung des Augapfels durch ein stumpfes Trauma im Bereich des Auges.

Ätiologie

stumpfe Gewalteinwirkung z.B. Sportunfälle durch Tennis- oder Squashbälle, Faustschläge, Sektkorken, Auto-/Fahrradunfall

Klinik

- Epiphora, Photophobie, Blepharospasmus, Exophthalmus, Schmerzen, Visusreduktion
- Je nach Schwere des Traumas kann es zu unterschiedlichen Verletzungen kommen (➤ Tab. 17.1).

KLINIK

Traumatische Retinopathie (Chorioretinopathia traumatica, Retinopathia sclopetaria): Atrophie von Ader- und Netzhaut mit Visusverlust infolge des Abrisses oder der Quetschung der hinteren kurzen Ziliararterien.
Berlin-Ödem der Netzhaut: Netzhaut- und Makulaödem am hinteren Pol (Stelle des Contre-Coup), das i.d.R. nach 2–4 Wochen spontan verschwindet, häufig mit Makulaschichtloch, das aber nicht zur Netzhautablösung führt.

Diagnostik

- **Spaltlampe:** Eine sehr tiefe Vorderkammer deutet auf eine Bulbusruptur hin.
- **Tonometrie:** evtl. erhöhter IOD
- **Ophthalmoskopie** (➤ Tab. 17.1)
- **Motilitätsprüfung**
- **Röntgen, CT, Echographie, MRT:** Aufschluss über konkrete Schädigung

Tab. 17.1 Mögliche Verletzungen und Befunde bei Contusio bulbi.

Lider, Tränenwege	• **Brillenhämatom:** Einblutung in periorbitales Bindegewebe, meist bei Schädelbasisfraktur, Kontusion des Bulbus, der Lider, der Nasenwurzel • **Monokelhämatom:** einseitiges Brillenhämatom • Lidödem, Ruptur der Tränenwege
Bindehaut	• **Hyposphagma** • Chemosis
Hornhaut	• Ruptur der Hornhaut, Hämatokornea, ggf. Fremdkörper • **Hornhautödem** (Descemet-Falten)
Vorderkammer, Linse	• Glaskörperprolaps, Linsenluxation/-subluxation • **Kontusionsrosette** der Linse (**Cataracta traumatica** ➤ Kap. 6.4.2) • **Sekundärglaukom**
Iris	• Iridodialyse (Abriss der Iriswurzel), Irissphinkterrisse → **Hyphäma** • Sphinkterlähmung (traumatische Mydriasis)
Glaskörper	• Glaskörpereinblutung
Netzhaut, Aderhaut	• **Netzhautödem (Berlin-Ödem), Netzhautblutungen** • Aderhautruptur, Oradialyse (Abriss der Netzhaut an der Ora serrata) • Netzhautablösung, Makulaforamen • **traumatische Retinopathie** • proliferative Vitreoretinopathie, choroidale Neovaskularisationen • Optikusausriss (Avulsio nervi optici), Optikusscheidenhämatom mit **Optikusatrophie** → **Gesichtsfeldausfall**
Bulbus	• Skleraruptur • **gedeckte Bulbusruptur:** kein Einreißen der darüber liegenden Bindehaut (erschwerte Diagnose) • **Retrobulbärhämatom** (→ Exophthalmus) • Phthisis bulbi (→ Enophthalmus)
Orbita	• Orbitabodenfraktur (**Blow-out-Fraktur,** evtl. Doppelbilder, eingeschränkte Beweglichkeit des Auges)

Die Untersuchung **beider** Augen ist ggf. unter **Lokalanästhetika** durchzuführen. Auf eine Medikation p.o. ist zu verzichten, da diese die Anästhesiefähigkeit beeinträchtigt.

Differentialdiagnose

perforierende Verletzung (➤ Kap. 17.2.9)

Therapie

- **Ruhigstellung der Augen** (aufrechte Körperhaltung, damit sich das Blut absetzt)
- **operative Therapie:** z.B. Annähen der Iriswurzel (Iridopexie, Zyklopexie), Kataraktextraktion (➤ Kap. 6.5), Netzhautoperation (➤ Kap. 11.11)

KLINIK

Eine **medikamentöse Mydriasis** sollte wegen der Gefahr einer Sphinkterschädigung mit irreversibler Mydriasis erst nach 5–6 Tagen durchgeführt werden, es sei denn, es besteht der Verdacht auf eine sofort zu therapierende Netzhautläsion.

17.2.7 Blow-out-Fraktur

Syn.: Orbitabodenfraktur

Ätiologie: Gewalteinwirkung
Klinik: Sehverschlechterung • Doppelbilder • Sensibilitätsstörung • Enophthalmus
Diagnostik: Motilitätsprüfung • Röntgen/CT
Therapie: operative Rekonstruktion

Definition

Durch isolierte Gewalteinwirkung hervorgerufene Fraktur des Orbitabodens.

Ätiologie

Gewalteinwirkung durch Faust, Tennisball, Squashball (Objekte größer als vorderer knöcherner Orbitadurchmesser)

MERKE

Frakturen der Orbitadaches werden durch Sturz auf spitze Gegenstände hervorgerufen (z.B. Fahrradlenker).

Klinik

- **Sehverschlechterung**
- Doppelbilder bei Einklemmung des M. rectus inferior
- Sensibilitätsstörung (Hypästhesie) bei Beteiligung des N. infraorbitalis
- evtl. Enophthalmus durch Verlagerung des Bulbus nach dorsokaudal
- Lidödem, Luftemphysem der Lider durch Einbruch der Siebbeinzellen

Diagnostik

- **Motilitätsprüfung:** Motilitätsstörung (v.a. bei Blickhebung)
- **Röntgen/CT:** Frakturlokalisation (Zusammenarbeit mit HNO-Ärzten) → **„hängender Tropfen"** (in Kieferhöhle verlagertes Gewebe, das auf dem CT-Bild sichtbar ist)
- Ausschluss einer Liquorfistel bei Rhinorrhoe (Orbitadachverletzung)

Therapie

- 7–14 Tage Schwellungsrückgang abwarten, Kontrolle von Visus, Motilität und Enophthalmus
- **Operative Rekonstruktion** des Orbitabodens: z.B. bei Enophthalmus oder Motilitätsstörungen

17.2.8 Perforierende Augenverletzung, intraokularer Fremdkörper

Ätiologie: Fremdkörper • Autounfälle
Klinik: Epiphora • Photophobie • Blepharospasmus • Schmerzen • Visusreduktion
Diagnostik: Spaltlampe • Tonometrie • Ektropionieren • Ophthalmoskopie • Motilitätsprüfung • Röntgen/CT
Therapie: Antibiotika • Perforationsverschluss • Fremdkörperextraktion

Definition

Perforierende Verletzung der Hornhaut bzw. Bulbuswand mit oder ohne intraokularen Fremdkörper.

Ätiologie

- metallische/nicht-metallische **Fremdkörper** (v.a. bei Arbeiten mit Hammer und Meißel)
- **Autounfälle** („Windschutzscheibenverletzung"), Schussverletzung

Klinik

- Epiphora, Photophobie, Blepharospasmus, Schmerzen, Visusreduktion
- Je nach Schwere und Lokalisation des Traumas kann es zu unterschiedlichen Verletzungen kommen (➤ Tab. 17.2).

Diagnostik

Die Untersuchung beider Augen ist ggf. unter **Lokalanästhetika** durchzuführen.

- **Spaltlampe:** flache bis aufgehobene Vorderkammer
- **Tonometrie:** erniedrigter IOD
- **Ektropionieren:** Ausschluss von Fremdkörpern in den Fornices (➤ Kap. 1.2)
- **Ophthalmoskopie** (➤ Tab. 17.2)
- **Motilitätsprüfung**
- **Röntgen, CT, Echographie, MRT:** Ausschluss bzw. Lokalisation eines Fremdkörpers

Tab. 17.2 Mögliche Verletzungen und Befunde bei perforierenden Augenverletzungen.

Lider, Tränenwege	• Lidödem • Ruptur der Tränenwege oder der Lider
Bindehaut	• gemischte Injektion
Hornhaut	• Hornhautruptur, **Hornhautödem** • Prolaps von Augenanteilen durch die Wunde • **Narbenbildung** der Hornhaut
Vorderkammer, Linse	• Vorderkammerblutung **(Hyphäma)** • **Cataracta traumatica** (➤ Tab. 6.3) • **Sekundärglaukom** (➤ Kap. 9.4)
Iris	• Irisverletzungen (Pupillenentrundung) • Irisfremdkörper
Glaskörper	• **Glaskörpereinblutung** • Endophthalmitis (➤ Kap. 10.5)
Netzhaut	• Retina- und Optikusverletzungen • proliferative Vitreoretinopathie, zystoides Makulaödem • Netzhautablösung (➤ Kap. 11.9)
Augenmuskeln	• Motilitätseinschränkungen

! MERKE

Bei metallischem FK sollte keine MRT angefertigt werden.

Differentialdiagnose

Contusio bulbi (➤ Kap. 17.2.6), subtarsaler Fremdkörper (➤ Kap. 17.2.4)

Therapie

- Tetanusprophylaxe
- **Antibiotika** systemisch
- operativer **Perforationsverschluss**
- **Fremdkörperextraktion**
- ggf. Vitrektomie (➤ Kap. 10.6), Netzhautchirurgie (➤ Kap. 11.11), Kataraktextraktion (➤ Kap. 6.5), Keratoplastik (➤ Kap. 4.6)

17.3 Chemische Traumata

17.3.1 Verätzungen

Ätiologie: Säuren • Laugen
Klinik: Schmerzen • Photophobie • Blepharospasmus • Komplikationen
Diagnostik: Spaltlampe
Therapie: Spülung • Zykloplegika • Antibiotika • Prednisolon • therapeutische Kontaktlinse • Peritomie • Keratoplastik

Ätiologie

Säuren oder **Laugen** (Kalk)

! MERKE
Säuren führen zur Gerinnung des Zelleiweiß **(Koagulationsnekrose)** mit nur langsamer Penetration. **Laugen** führen zur Gewebsverflüssigung **(Kolliquationsnekrose)** mit schneller Penetration.

Klinik

Symptomatik

- Schmerzen, Photophobie, Blepharospasmus
- Visusreduktion

Komplikationen

- Sekundärglaukom, Symblepharonbildung
- Trübung und Vaskularisation der Hornhaut
- Erblindung

KLINIK
Der **Grad der Ischämie** der Bindehaut- und Randschlingennetzgefäße bestimmt den Schweregrad der Verätzung. Bei Durchtrübung aller Schichten **(gekochtes Fischauge)** ist die Prognose am schlechtesten (→ Erblindung).

Diagnostik

Spaltlampe: in Tropfanästhesie

- reaktive Hyperämie, Chemosis
- Erosio corneae
- evtl. Lidbeteiligung mit Rötung, Ischämie, Nekrose

Therapie

- **sofortige Spülung mit Wasser** (meist Aufsperren der Lider mit Lidhaken nötig) und Entfernung von Rückständen der schädigenden Stoffe
- **Medikamente:** Zykloplegika, antibiotische Augentropfen, Prednisolon
- evtl. **therapeutische Kontaktlinse** (> Kap. 15.5)
- **Peritomie nach Passow:** limbusnahe Bindehauteinschnitte zum Ablassen des subkonjunktivalen Exsudats
- ggf. **Keratoplastik** (> Kap. 4.6), Limbusstammzelltransplantation (ermöglicht eine Reepithelialisierung), Therapie des Sekundärglaukoms (> Kap. 9), Amniondefektdeckung, Symblepharonlösung, Lidplastik

! MERKE
Die Primärversorgung (Spülung mit neutraler wässriger Lösung) ist zur Verhinderung schwerwiegender Folgen besonders wichtig.

17

17.4 Physikalische Traumata

17.4.1 Verblitzung

Syn.: Keratopathia photoelectrica

Ätiologie: UV-Strahlung
Klinik: Schmerzen • Photophobie • Epiphora • Blepharospasmus
Diagnostik: Spaltlampe • DD
Therapie: Antibiotika • Augenverband

Definition Reizung der Hornhaut durch Einwirkung von UV-Strahlen.

Ätiologie **UV-Strahlung:** z.B. Schweißen ohne Schweißbrille, Höhensonne, Aufenthalt im Hochgebirge (hochabsorbierende Sonnenbrille wichtig!)

Klinik Die Symptome treten mit einer typischen Latenzzeit von 6–8 Stunden auf:
- Schmerzen, Photophobie, Epiphora
- Fremdkörpergefühl, Bleparospasmus

Eine Abheilung erfolgt meist innerhalb von 24 Stunden.

Diagnostik **Spaltlampe** (mit Tropfanästhesie).
- oberflächliche, **punktförmige Epitheldefekte** (anfärbbar mit Fluoreszein)
- konjunktivale Gefäßinjektion

Differentialdiagnose Fremdkörper der Horn- oder Bindehaut (➤ Kap. 17.2.4)

Therapie
- **antibiotische Augensalbe**
- Augenverband zur Ruhigstellung des Auges (ggf. beidseitig, sog. Binoculus)
- evtl. Schmerzmittel p.o.
- Vermeidung von Augenreiben, Aufenthalt im abgedunkelten Raum

17.4.2 Verbrennungen

Ätiologie: Stichflammen • heiße Dämpfe • Explosionsverletzungen
Klinik: Schmerzen • Epiphora • Blepharospasmus
Diagnostik: Spaltlampe • DD
Therapie: aseptischer Verband • ggf. Keratoplastik

Definition Augenverletzung durch Hitzeeinwirkung.

Ätiologie
- Stichflammen, heiße Dämpfe, heißes Wasser, Fettspritzer
- Explosionsverletzungen

Klinik Schmerzen, Epiphora, Blepharospasmus

Diagnostik **Spaltlampe** (mit Tropfanästhesie):
- Hornhauttrübung (sofort)
- Rötung, Ischämie, Blasenbildung, Nekrose von Bindehaut und Lidern
- Erosio corneae

> **! MERKE**
> Verbrennungen sind weniger schwerwiegend als Laugenverätzungen, da sie zu einer Koagulationsnekrose führen.

Differentialdiagnose

Verätzung (➤ Kap. 17.3.1)

Therapie

- kühlender, **aseptischer Verband**
- Entfernung von Ruß- und Schmauchpartikeln
- ggf. **Keratoplastik** (➤ Kap. 4.6)

17.4.3 Strahlungsverletzungen

> **Ätiologie:** Gamma-/Neutronen-/Röntgenstrahlung
> **Klinik:** Visusverschlechterung • Sicca-Symptomatik
> **Diagnostik:** Spaltlampe • Ophthalmoskopie
> **Therapie:** symptomatisch • Kataraktextraktion • panretinale Laserkoagulation

Definition

Schädigungen des Auges durch Einwirkung ionisierender Strahlen.

Ätiologie

- **Gamma-, Neutronen-, Röntgenstrahlen** führen zur Radikalbildung in Geweben
- v.a. infolge einer Tumorbestrahlung im Bereich der Augen und des Nasen-Rachen-Raums

> **! MERKE**
> Die Eindringtiefe der Strahlen ins Auge ist von der Strahlenart abhängig.

Klinik

- **Visusverschlechterung** (Strahlenkatarakt 1–2 Jahre nach Bestrahlung)
- Schädigung der konjunktivalen Epithelzellen **(Sicca-Symptomatik)**
- evtl. Sekundärglaukom

Diagnostik

- **Spaltlampe:** Wimpernausfall, Pigmentationen an Lidern mit Blepharitis
- Ophthalmoskopie: Strahlenretinopathie → ischämische Retinopathie mit Blutungen, Cotton-wool-Herden, Gefäßverschlüssen, Neovaskularisationen, Optikusneuropathie

Therapie

- **symptomatisch** (z.B. Tränenersatzmittel)
- **Kataraktextraktion**
- **Panretinale Laserkoagulation:** bei Strahlenretinopathie

17.5 Weitere Traumata

17.5.1 Angiopathia retinae traumatica

Syn.: Purtscher-Retinopathie

> **Ätiologie:** arteriovenöse Durchblutungsstörung
> **Klinik:** Sehstörungen • Visusverlust
> **Diagnostik:** Ophthalmoskopie
> **Therapie:** ggf. medikamentös

Definition Netzhautschädigung infolge arteriovenöser Durchblutungsstörung nach Trauma.

Ätiologie **Arteriovenöse Durchblutungsstörungen** nach:

- schweren **Thoraxverletzungen** (Kompressionstrauma → Anstieg des Intravasaldrucks)
- **Frakturen** langer Röhrenknochen (Fettembolien, Gefäßspasmen)

Klinik Sehstörungen, **Visusverlust**

Diagnostik **Ophthalmoskopie:**

- akute Netzhautischämie 3–4 Tage posttraumatisch
- Cotton-wool-Herde, intraretinale Blutungen, später evtl. Optikusatrophie

Therapie

- Rückbildung innerhalb von 4–6 Wochen
- ggf. **medikamentös** (systemisch Steroide, Prostaglandinhemmer)

17.5.2 Solarmakulopathie

Ätiologie: Sonnenbeobachtung • aphake/pseudophake Patienten
Klinik: Visusverschlechterung • Photophobie • Lichtblitze
Diagnostik: Ophthalmoskopie • Perimetrie
Therapie: Prednisolon p.o. • Methylprednisolon retrobulbär

Definition Makulaschädigung durch verstärkte Sonneneinwirkung.

Ätiologie

- **Sonnenbeobachtung** ohne adäquaten Schutz (insbesondere Sonnenfinsternis)
- **aphake oder pseudophake Patienten** ohne UV-Licht-Schutzgläser in großer Höhe, bei Bootsfahrten, Sonnenbad

Klinik

- **Visusverschlechterung** (meist beidseitig ≤ 0,2)
- **Photophobie**
- Wahrnehmung einer sich bewegenden diffusen Wolke vor den Augen, Farbigsehen
- **Lichtblitze** vor den Augen

Diagnostik

- **Ophthalmoskopie:**
  - zunächst Makula verdunkelt, später gelblich-weiße Flecken um Makula (teils reversibel)
  - umgebende De-/Hyperpigmentierungen
  - evtl. Netzhaut-/Makulaödem oder Makulaforamen
- **Perimetrie:** Skotom im Krankheitsverlauf

Therapie

- **Prednisolon** (p.o.): täglich innerhalb 72 h nach Exposition
- akut → **Methylprednisolon** retrobulbär

Prognose

- vollständige Visuserholung möglich
- häufig bleiben kleinere Gesichtsfelddefekte/Metamorphopsien

Sachregister

Symbole
(Epi)dermoidzyste 170

A
Abdecktest 191
Abduzenzparese 199
Aberration 175
A-Bild 71
Ablatio retinae 137
absolute Pupillenstarre 86
Adaptation 115
Adaptometer 115
Aderfigur 59
Aderhaut 69
Aderhautmelanom 80
Aderhautnävus 79
Adie-Syndrom 87
Agnosie, optisch-visuelle 159
AION (anteriore ischämische Optikusneuropathie) 147
Akanthamöben-Keratitis 49
Akkomodationsbreite 174
Akkomodationslähmung 182
Akkomodationsspasmus 181
Albinismus 74
ALTP (Argonlaser-Trabekuloplastik) 103
Amaurose, kortikale 159
Amaurosis fugax 124
amaurotische Pupillenstarre 85
Amblyopie 61, 194
AMD (altersabhängige Makuladegeneration) 127
Ametropie 174
Amsler-Gitternetz 116
Ando-Iridektomie 112
Aneurysmen 156
angioid streaks 126
Angiomatosis retinae 140
Angiopathia retinae traumatica 212
Aniridie 72
Aniseikonie 181
Anisokorie 85
Anisometropie 181
Ankyloblepharon 3
anteriore ischämische Optikusneuropathie 147
Aphakie 68
Arcus senilis 43
Argonlaser-Trabekuloplastik 103
Argyl-Robertson-Pupille 87
Arteriitis temporalis 148
Asthenopie 178
Astigmatismus 179
Astigmatismus inversus 180
Astigmatismus rectus 180
Astrozytom 140
Atrophia gyrata 74
Aufdecktest 192
Augeninnendruck 92
Augeninnendruckmessung 94
Augenprellung 206
Aura 159

B
Bagolini-Test 192
Basaliom 15
B-Bild 71
Bergmeister-Papille 145
Berlin-Ödem 206
Bielschowski-Kopfneigetest 194
Bindehaut 27
Bindehautlymphom 38
Bindehautverletzungen 204
Binokularsehen 189
Bjerrum-Skotom 94
Blepharitis 9
Blepharochalasis 9
Blepharophimose 3
Blepharospasmus 6
Blicklähmung, horizontale 201
Blicklähmung, vertikale 201
Blow-out-Fraktur 208
Break-up-Time 19
Brillenhämatom 207
Brown-Syndrom 200
Brückner-Test 59
Bulbustrauma, stumpfes 206
Bulls-eye-Makulopathie 133
Buphthalmus 99

C
Cataracta coerulea 61
Cataracta complicata 65
Cataracta coronaria 61
Cataracta corticalis 62
Cataracta diabetica 63
Cataracta electrica 65
Cataracta hypermatura 63
Cataracta incipiens 63
Cataracta matura 63
Cataracta myotonica 63
Cataracta nuclearis 61, 62
Cataracta polaris anterior 61
Cataracta polaris posterior 61
Cataracta preamatura/immatura 63
Cataracta provecta 63
Cataracta secundaria 64
Cataracta senilis 62
Cataracta subkapsularis posterior 62
Cataracta tetanica 63
Cataracta traumatica 65
Cataracta zonularis 61
Catataracta intumescens 63
Cerclage 141
Chalazion 10
Chiasma opticum 155
Chiasmasyndrom 157
Chlamydienkonjunktivitis 32
Chloroquin 134
Chorioiditis serpiginosa 77
Chorioretinitis 76
Chorioretinopathia traumatica 206
Choroidea 69
Choroideremie 74
Choroiditis 76
chronisch-progressive externe Ophthalmoplegie (CPEO) 200
Circinata-Figur 122
CMÖ (cystoides Makulaödem) 66
CMÖ (zystoides Makulaödem) 129
Conjunctiva 27
Conjunctivitis allergica 31
Conjunctivitis gigantopapillaris 31
Conjunctivitis nodosa 35
Conjunctivitis phlyctaenulosa et scrofulosa 31
Conjunctivitis simplex 30
Conjunctivitis vernalis 31
Contusio bulbi 206
Cornea guttata 41
Corneal Shields 185
Cornea verticillata 43
Cornu cutaneum 14
Corpus ciliare 69
Corpus geniculatum laterale 156
CPEO (chronisch-progressive externe Ophthalmoplegie) 200
Credé-Prophylaxe 34
Cup-Disc-Ratio 93

D
Dakryoadenitis, akut 20
Dakryoadenitis, chronisch 21
Dakryocystitis, chronisch 23
Dakryophlegmone 22
Dakryostenose, kongenital 22
Dakryozystitis, akut 22
Dakryozystographie 19
Dakryozystorhinostomie 23
Dalrymple-Zeichen 168
Dermatochalasis 9

Dermoid 14
Descemet-Membran 39
diabetische Makulopathie 118, 119
diabetische Retinopathie 117
Diaphanoskopie 71
Districhiasis 4
Drusen 132
Drusenpapille 145
Dysostosis craniofacialis 163
Dysostosis mandibulofacialis 163
Dysplasia oculoauriculovertebralis 164

E
Echographie 71
Einschlusskörperchenkonjunktivitis 32
Ektopia lentis 59
Ektropionieren 28
Ektropionieren, doppeltes 29
Ektropium 5
Elektronystagmographie 202
Elektrookulographie 117
Elektroretinographie 117
Emmetropie 173
Endophthalmitis 111
Endothelzelldichte 41
Entropium 4
Epikanthus 3
Epiphora 25
Episklera 53
Episkleritis 54
Erosio corneae 205
Exenteratio orbitae 170
Exkavation, glaukomatöse 93
Exophthalmometrie 162
Exophthalmus, intermittierender 165

F
Farbsinnprüfung 116
Fibrae medullares 145
Fibrae zonulares 57
Fixation 192
Fluoreszeinprobe 19
Fluoreszenzangiographie 71
Foster-Kennedy-Syndrom 146
Fremdkörper 205
Fremdkörper, intraokular 208
Frenzel-Brille 202
Frühgeborenenretinopathie 123
frühkindliches Schielsyndrom 195
Fuchs-Fleck 126
Fuchs-Fleck 177
Fundus arterioskleroticus 121
Fundus flavimaculatus 131
Fundus hypertonicus 121
Fusion 191

G
Gelber Fleck 113
Gerstenkorn 11
Gesichtsfelduntersuchung 94
Gifford-Zeichen 168
Gitterlinienbeete 138
Glaskörper 105
Glaskörperabhebung 106
Glaskörperadhäsionen 105
Glaskörperblutungen 107
Glaskörpertrübungen 107
Glaukom 91
Glaukom, absolutes 92
Glaukoma chronicum simplex 96
Glaukomanfall 97
Glaukom, kongenital 99
Glaukom, phakolytisches 63
Gliom 152
Glitzerpunktbeete 138
Gonioskopie 71, 95
Goniotomie 103
Gonoblenorrhoe 34
Gonokokkenkonjunktivitis 34
Gratiolet-Sehstrahlung 156
Gregg-Syndrom 61
Grubenpapille 145
Gunn-Kreuzungszeichen 122
Gyrus angularis 156

H
Haab-Leisten 100
Hagelkorn 10
Hämangiome 153
Hämangiom, kapilläres 14, 170
Hämangiom, kavernöses 170
Hasner-Klappe 22
Herpes simplex der Lider 12
Herpes-simplex-Keratitis 47
Herpes zoster ophthalmicus 12
Heterochromie 73
Heterophorie 198
Histiozytosis 170
Höhenschielen 197
Hordeolum 11
Horner-Syndrom 87
Hornhaut 39
Hornhautbanddegeneration 44
Hornhautdystrophien 43
Hornhautpachymetrie 41
Hornhauttopographie 41
HSV-Keratitis 47
Hutchinson-Zeichen 12
Hydrophthalmie 99
Hypermetropie 178
Hyperopie 178
Hypertension, okuläre 96
Hyphäma 75
Hypophysenadenom 156
Hypopyon 75

I
ICCE (intrakapsuläre Kataraktextraktion) 67
internukleäre Ophthalmoplegie 201
Intraokularlinsen 68
IOD (Intraokulardruck) 92
Iridektomie, basale 104
Iridozyklitis, akut 76
Iridozyklitis, chronisch 75
Iris 69
Iris bombée 74, 75
Iriscapture 66
Irismelanom 81
Irisnävus 79
Iriszyste 80
Iritis, akut 76
Iritis, chronisch 75, 76
Irvine-Gass-Syndrom 66

K
Kanalikulitis 23
Kaposi-Sarkom 38
Karotis-Sinus-cavernosus-Fistel 164
Katarakt, kongenital 60
Kayser-Fleischer-Ring 43
Kearns-Sayre-Syndrom 200
Keratitis, bakteriell 46
Keratitis dendritica 48
Keratitis disciformis 48
Keratitis e lagophthalmo 45
Keratitis, mykotisch 49
Keratitis neuroparalytika 45
Keratitis punctata superficialis 44
Keratoakanthom 14
Keratoconjunctivitis epidemica 35
Keratoglobus 42
Keratokonjunktivitis sicca 24
Keratokonus 42
Keratopathia photoelectrica 211
Keratoplastik, lamelläre 50
Keratose, aktinische 14
Keratose, seborrhoische 14
Kirchenfensterphänomen 47
kirschroter Fleck 119
Koagulationsnekrose 210
Kocher-Zeichen 168
Kohlrausch-Knick 115
Kolliquationsnekrose 210
Kolobom 72
Konfrontationstest 203
Konjunktivitis, bakteriell 32
Konvergenzreaktion 84
Kortisonkatarakt 65
Kraniopharyngeom 156
Kraniostenosen 163

Krukenbergspindel 101
Kupferdrahtarterien 122

L
Lagophthalmus 6
Lamina cribrosa 53
Lang-Test 192
Laser-Iridotomie 104
latentes Schielen 198
Lentiglobus 60
Lentikonus 60
Leukokorie 108
Levatorfunktionsprüfung 2
Lichtreaktion, direkt 85
Lichtreaktion, indirekt 85
Lichtreaktion, konsensuell 85
Lidabszess 13
Lid-Dermatitis 11
Lider 1
Lidkolobom 3
Lidödem 10
Lidverletzungen 203
Lisch-Knoten 14
Loa Loa 35
Lymphangiom 170
Lymphome 170

M
Macula lutea 113
Maddox-Kreuz 193
Makuladegeneration, altersabhängige 127
Makuladegeneration, juvenile 131
Makuladegeneration, vitelliforme 132
Makulaforamen 137
Makulaödem, zystoides 66, 129
Makulopathie, diabetische 118, 119
Marcus-Gunn-Syndrom 7
Meibom-Drüsen 1
Melanom, malignes 16, 38
Melanose, kongenital 37
Melanosis conjunctivae 37
Melanozytom 153
Membrane-peeling 112
Meningeom 152, 156, 170
Meningoenzephalozele 164
Methylalkoholintoxikation 151
Migraine ophthalmique 159
Mikrophakie 60
Mikrostrabismus 196
Mikulicz-Syndrom 21
Minimum separabile 173
Mittelhirn-Pupille 88
Möbius-Zeichen 168
Moll-Drüsen 1
Molluscum contagiosum 14
Monokelhämatom 207
Morbus Best 132
Morbus Coats 123
Morbus Horton 148
Morbus Stargardt 131
Morning-glory-Papille 145
Motilitätsprüfung 193
Mouches volantes 106
Mukozele 170
Müller-Lidheber 1
Munson-Zeichen 42
Myasthenie 8
Myopie 176
Myositis, okuläre 166

N
Nachstar 64
Naevus flammeus 14
Naheinstellungsreaktion 84
Napfkucheniris 74, 75
Nävuszellnävus 14
Nekrosesyndrom, akutes, retinales 48
Neovaskularisationsglaukom 102
Nervus opticus 143
Netzhaut 113
Netzhautablösung 137
Netzhautkorrespondenz, anomale 191
Neurinom 170
Neuritis nervi optici 150
Neurofibrom 14, 170
Neurofibromatose 140
Niedrigdruckglaukom 97
Normaldruckglaukom 97
normosensorisches Spätschielen 196

O
Obliquus-superior-Klick-Syndrom 200
Okklusionstherapie 195
okuläre Hypertension 96
okulomandibuläre Dysostose 164
Okulomotoriusparese 200
Onchozerkose 35
Ophthalmia neonatorum 34
Ophthalmia sympathica 77
Ophthalmometer 41
Ophthalmoplegia externa 200
Ophthalmoplegia interna 86, 200
Ophthalmoskopie 115
Optikusgliom 152, 170
Optikusmeningeom 152
Orbita 161
Orbitabodenfraktur 208
Orbitaspitzensyndrom 167

P
Pannus corneae 4
Papille 143
Papillenkolobom 145
Papillitis 149
Paratrachom 32
Parinaud-Syndrom 88, 201
Pars-plana-Vitrektomie 111
PCOWG 96
Pediculosis 9
Penalisation 195
Perforationsverletzung 208
Perimetrie 94
Perimetrie, kinetisch 94
Perimetrie, statisch 94
Periphlebitis retinae 134
persistierender hyperplastischer primärer Glaskörper 108
Phakektomie 67
Pholedrin 88
photodynamische Therapie (PDT) 141
Photorefraktive Keratektomie VII
phototherapeutische Keratektomie 51
PHPV 108
Pigmentglaukom 101
Pinguecula 29
Placidoscheibe 41
Plattenepithelkarzinom 15, 37
Plombenaufnähung 141
Presbyopie 174, 183
primär chronisches Offenwinkelglaukom 96
Prismengläser 184
proliferative Vitreoretinopathie 125
Pseudoexfoliatio lentis 60
Pseudoexfoliationssyndrom 100
Pseudoneuritis hyperopica 145
Pseudophakie 68
Pseudostauungspapille 145
Pterygium 29
Ptosisausmaß 7
Pupillenstarre, absolut 86
Pupillenstarre, amaurotisch 85
Pupillenstarre, reflektorische 87
Pupillenstörungen, medikamentös/toxisch 89
Pupillotonie 86

R
RAPD 86
relativer afferenter Pupillendefekt 86
Retina 113
retinale Vaskulitis 134
Retinitis exsudativa 123
Retinochoroiditis 77

Retinochoroiditis toxoplasmotica 135
Retinometer 59
Retinopathia centralis serosa 128
Retinopathia diabetica 117
Retinopathia of praematurity (ROP) 123
Retinopathia praematurorum 123
Retinopathia sclopetaria 206
Retinoschisis, juvenile 109
Retinotomie 112
Retrobulbärneuritis 149
retrochiasmale Läsionen 158
retrolentale Fibroplasie 123
Retropulsation 162
Riesenpapillenkonjunktivitis 31
Riesenzellarteriitis 148
Rindenblindheit 159
Rubeosis iridis 78
Rubinstein-Taybi-Syndrom 164

S
Schielwinkelmessung 193
Schießscheibenmakulopathie 133
Schirmer-Test 18
Schlemm-Kanal 91
Schöpfernaht 5
Schwachsichtigkeit 194
Schwimmbadkonjunktivitis 32
Scleritis anterior 55
Scleritis posterior 55
Scleromalacia perforans 55
Seelenblindheit 159
Sehbahn 155
Sehstörungen 159
Sekundärglaukome 100
Sichelzellretinopathie 124
Silberdrahtarterien 122
Simpson-Test 8
Simultansehen 189
Sinus-cavernosus-Thrombose 167
Skiaskopie 176
Sklera 53
Skleraektasie 54
Sklerastaphylom 54
Skleren, Verfärbungen 53
Skleritis 55
Solarmakulopathie 213
Sonnenuntergangsphänomen 40
Sphingolipidosen 133
Stäbchen 115
Staphyloma posticum 126
Staphyloma posticum 54, 177
Starbrille 68
Starstich 67
Stellwag-Zeichen 168
Stenopäische Lücke 175
stereoskopisches Sehen 191
Strabismus, akkomodativer 196
Strabismus convergens 195
Strabismus divergens 197
Strahlenstar 65
Strahlungsverletzungen 212
String-Syndrom 141
Sturge-Weber-Syndrom 140
Swinging-flashlight-Test 85
Synchisis nivea 107
Synchisis scintillans 107
Synechien 74
Synoptophor 193

T
Tabak-Alkohol-Amblyopie 151
Talgdrüsenkarzinom 16
Tangententafel nach Harms 193
Tarsus 1
Tensilon-Test 8
Terson-Syndrom 108
tilted disc 145
Titmus-Test 192
Tolosa-Hunt-Syndrom 166
Tonometrie 94
Trabekulektomie 104
Trabekuloplastik 103
Trabekulotomie 103
Tractus opticus 155
Tränendrüsentumor 170
Tränendrüsentumoren 21
Tränenfilm 18
Tränenfilmaufrisszeit 19
Tränenorgane 17
Tränensacktumoren 24
Tränenwegsspülung 19
Tränenwegsverletzungen 204
Trichiasis 4
Trochlearisparese 199
Turmschädel 163
Tyndall-Effekt 75

U
Ulcus corneae 46
Ulcus rodens 15
Ulcus serpens 46
Ulcus terebrans 15
Uveitis anterior 76
Uveitis posterior 76

V
Varizella zoster-Keratitis 48
VECP 144
VEP 144
Verätzungen 210
Verblitzung 211
Verbrennungen 211
Virusretinitis , 137
Visusprüfung 115
Vitrektomie 111
vitreoretinale Dystrophie 110
Vitreoretinopathie, proliferative 125
Vogt-Koyanagi-Harada-Syndrom 77
Von-Gräfe-Zeichen 168
VZV-Keratitis 48

W
Wagner-Syndrom 110
Winkelblockglaukom, akutes 97

X
Xanthelasma 14
Xerosis conjunctivae 29

Y
YAG-Laser-Iridotomie 104

Z
Zapfen 114
Zapfendystrophie 133
Zeis-Drüsen 1
Zentralarterienverschluss 119
Zentralvenenverschluss 120
Zeroidlipofuszinosen 133
Ziliarkörper 69
Ziliarkörpermelanom 82
Ziliarkörperzyste 80
zilioretinale Arterie 120
Zyklokryokoagulation 104
Zyklophotokoagulation 104
Zylindergläser 184
zystoides Makulaödem 129
Zytomegalieretinitis 136

FARBTAFELTEIL

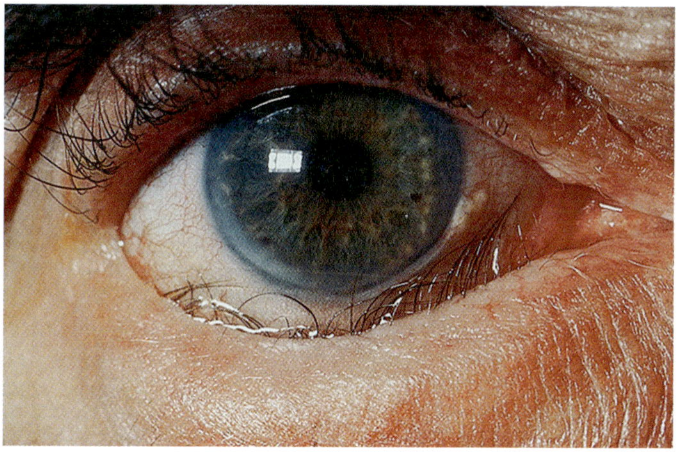

Foto 1
Entropium des Unterlids [6]

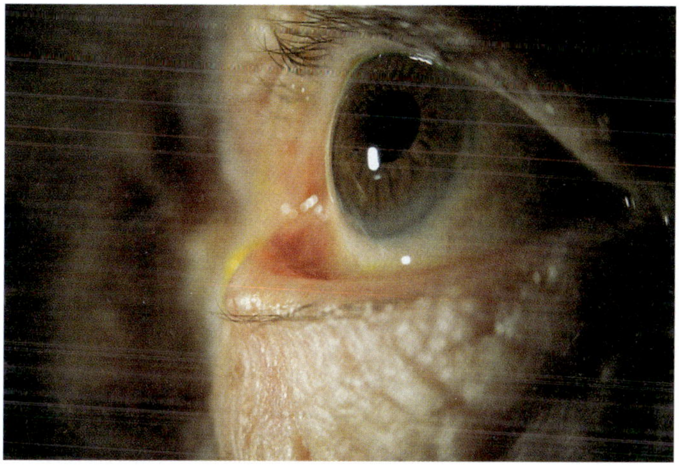

Foto 2
Ektropium [7]

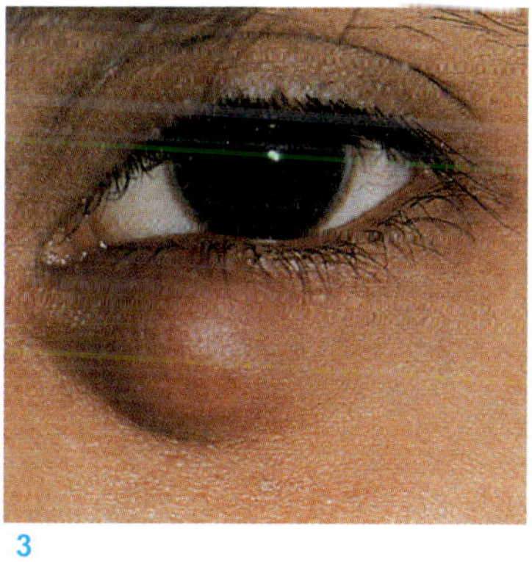

3

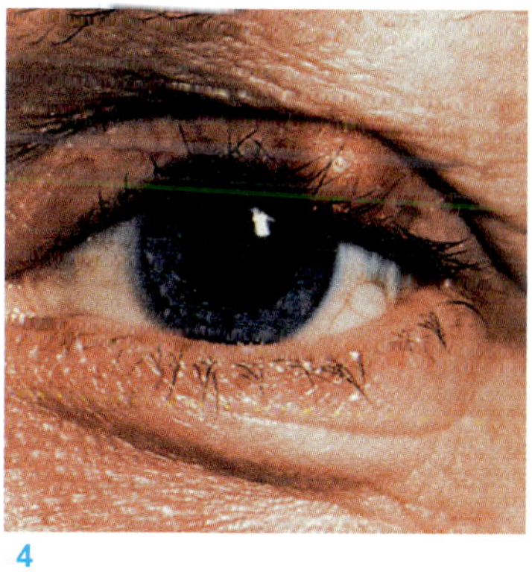

4

Foto 3
Ausgeprägtes Chalazion [6]

Foto 4
Hordeolum externum [6]

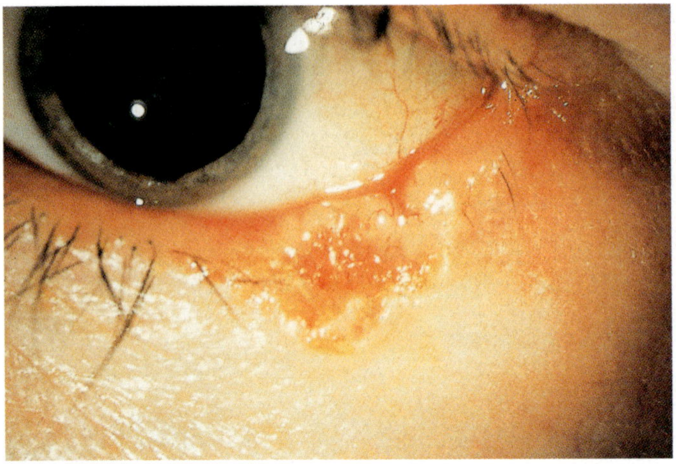

Foto 5
Basaliom [3]

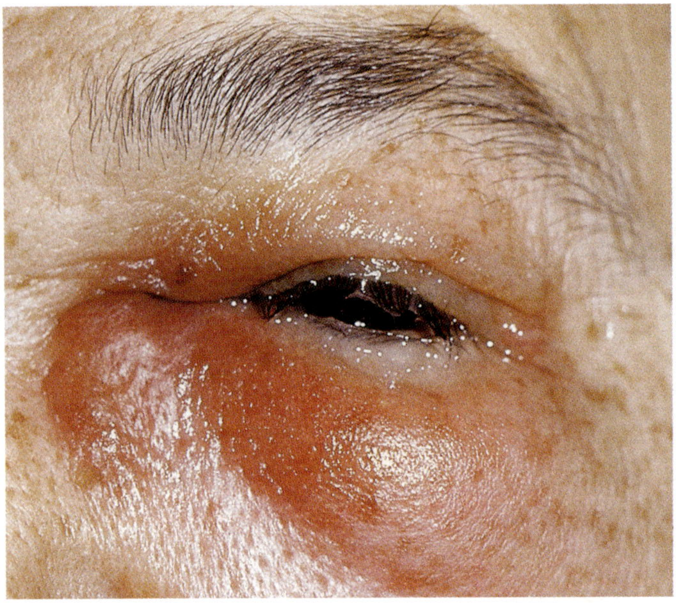

Foto 6
Akute Dakryozystitis [7]

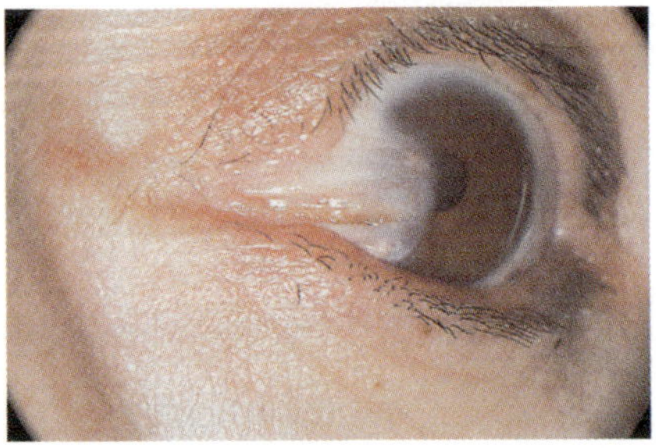

Foto 7
Pterygium von temporal auf die Hornhaut wachsend [8]

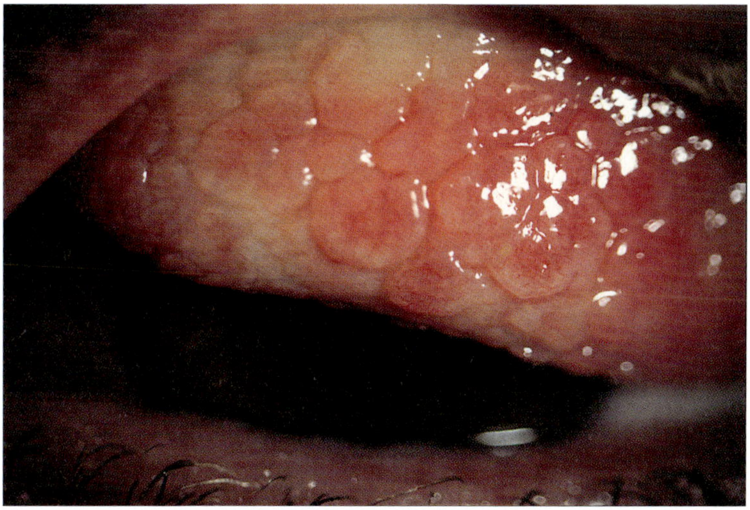

Foto 8
Riesenpapillen mit Mukus bei Keratoconjunctivitis vernalis [7]

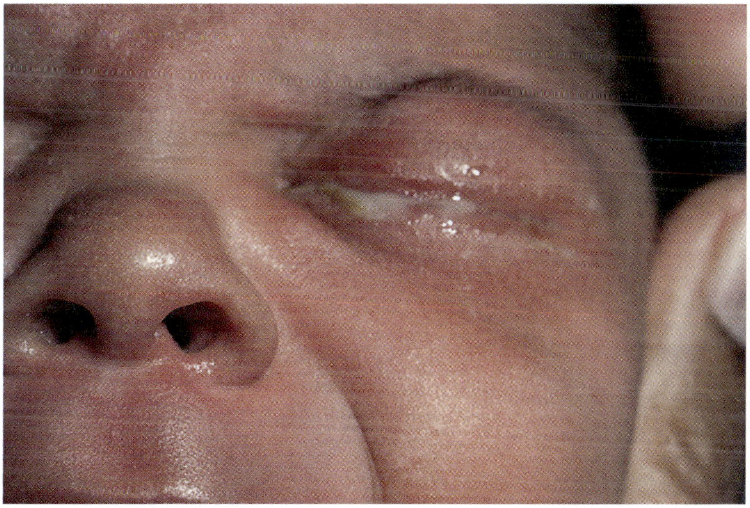

Foto 9
Chlamydienkonjunktivitis mit mukopurulentem Sekret [7]

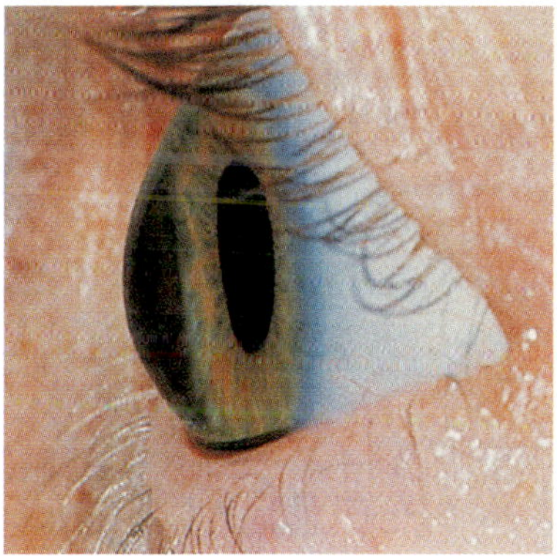

Foto 10
Keratokonus [6]

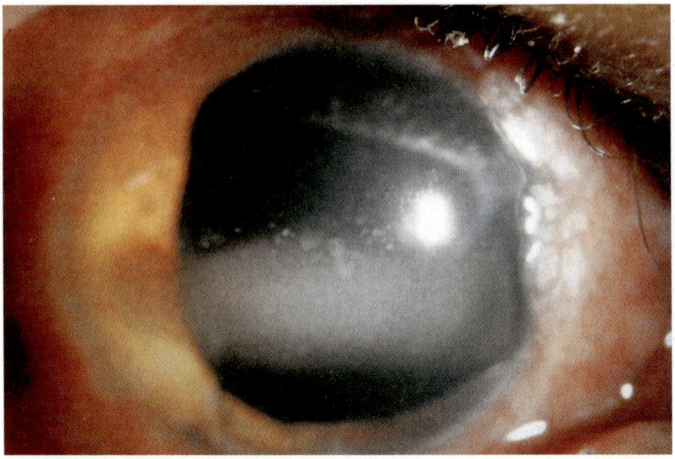

Foto 11
Hornhautband-
degeneration [1]

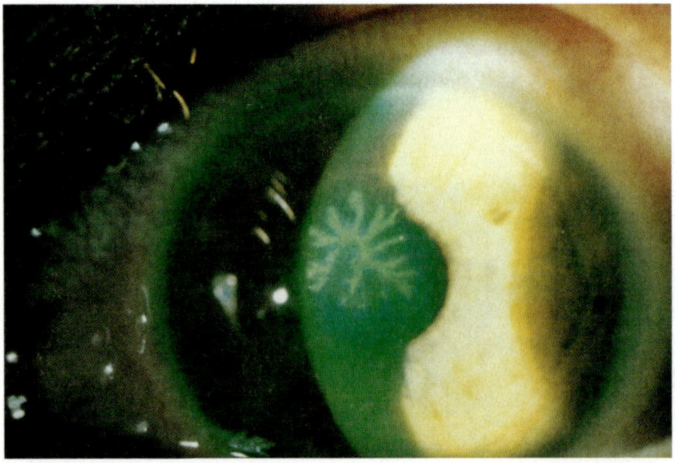

Foto 12
Keratitis dendritica [3]

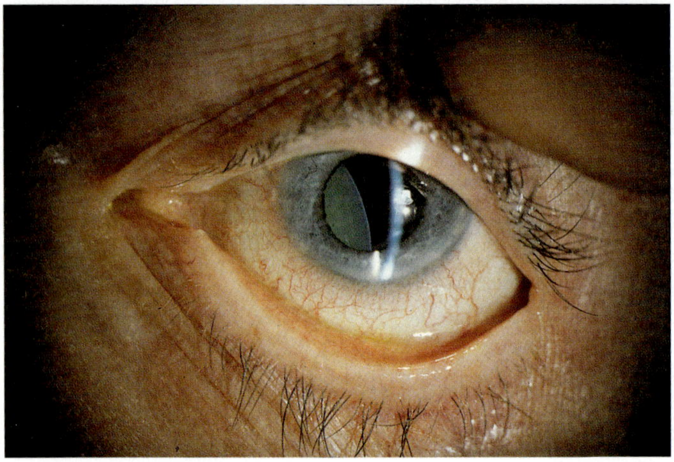

Foto 13
Linsensubluxation
nach inferonasal [7]

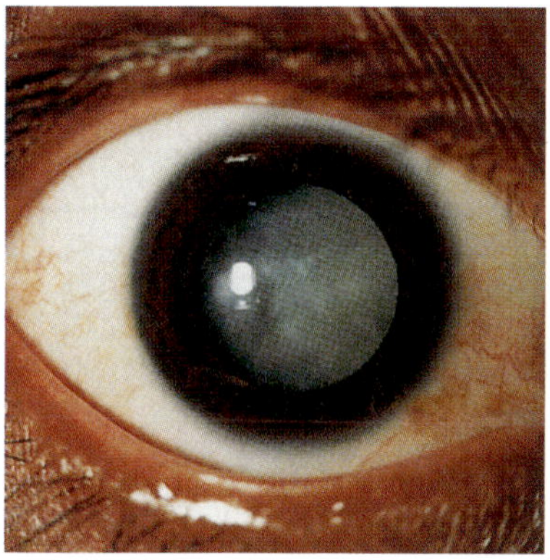

Foto 14
Cataracta matura [6]

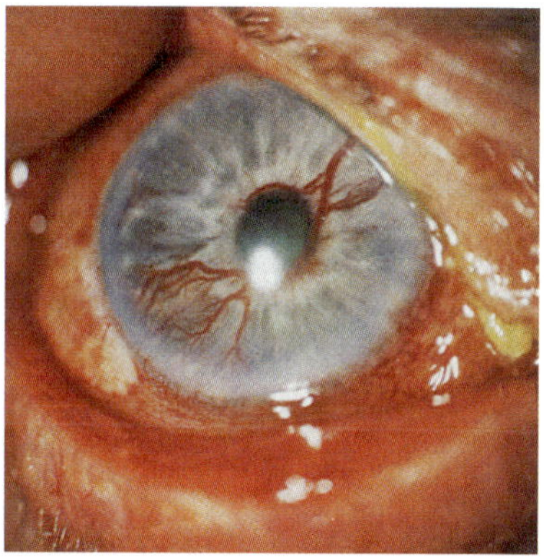

Foto 15
Ausgeprägte Rubeosis iridis [6]

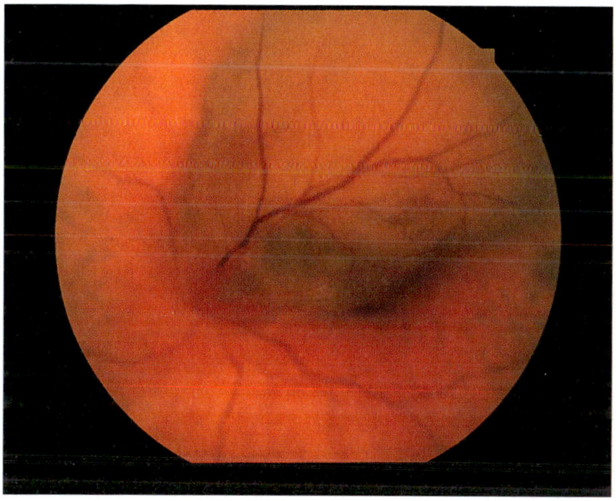

Foto 16
Aderhautmelanom [7]

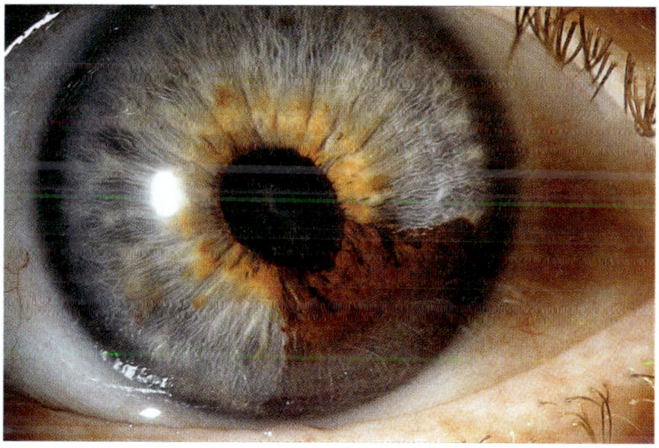

Foto 17
Irismelanom [7]

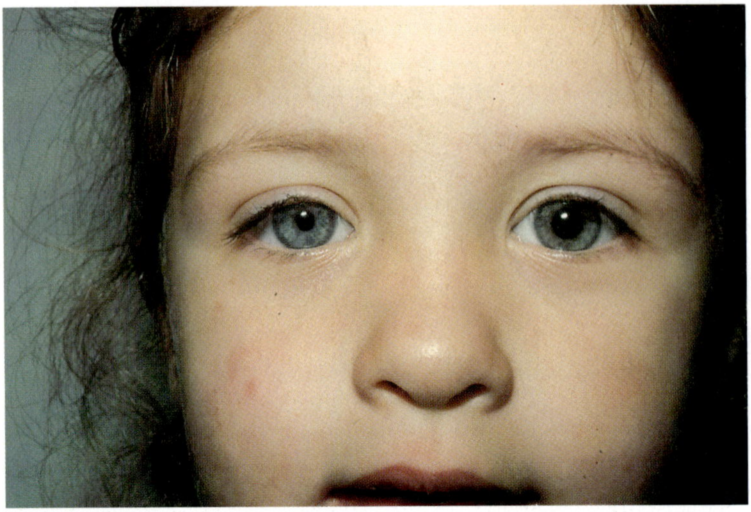

Foto 18
Horner-Syndrom rechts [7]

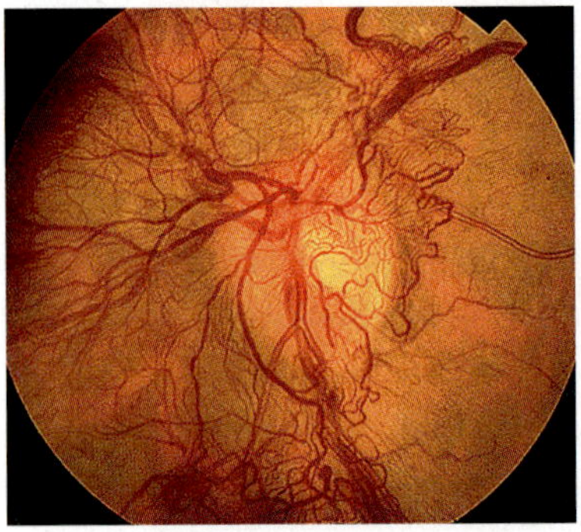

Foto 19
Ausgeprägte Neovaskularisationen bei PDR [6]

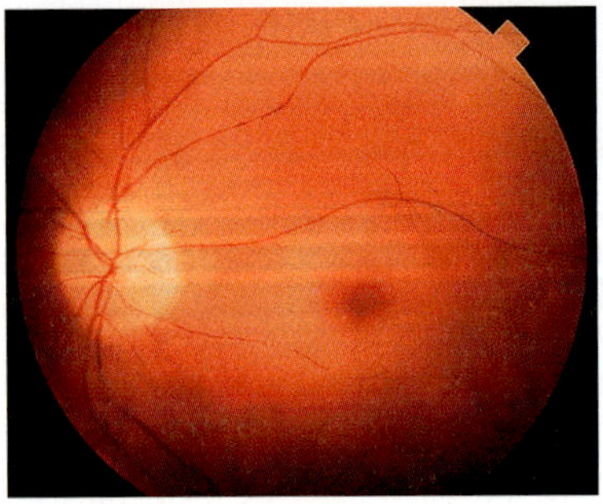

Foto 20
Kirschroter Fleck bei Zentralarterienverschluss [6]

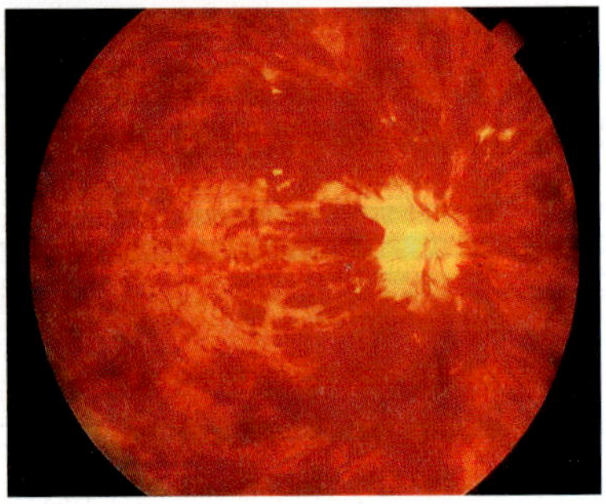

Foto 21
Zentralvenenverschluss [6]

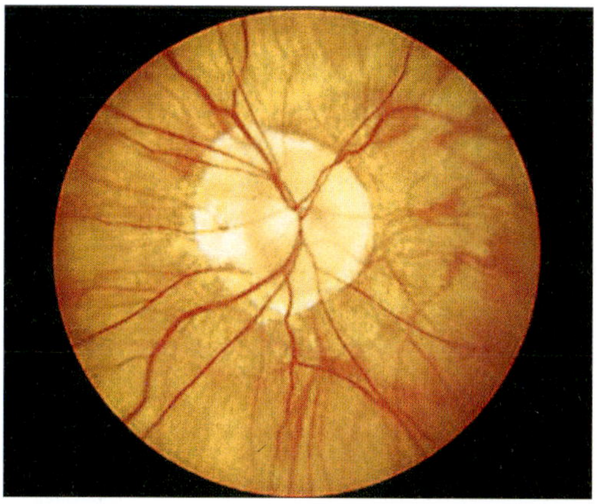

Foto 22
Fundus myopicus [10]

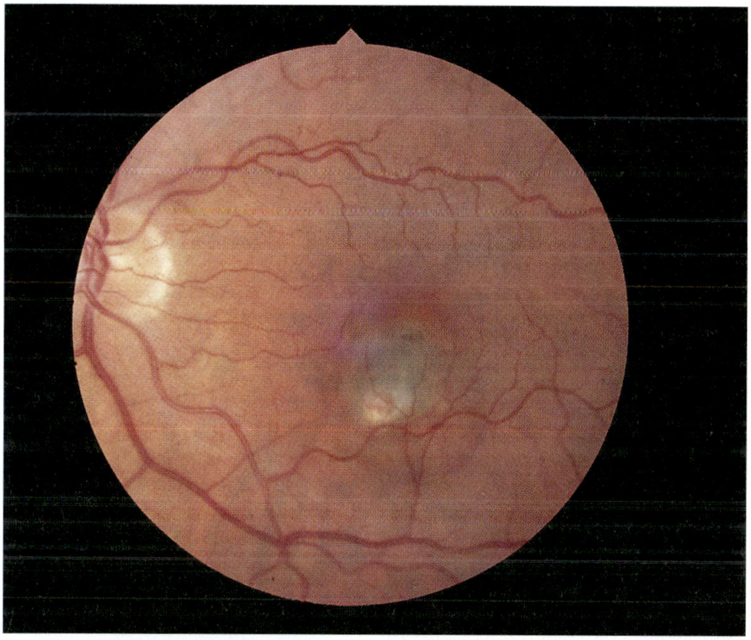

Foto 23
Feuchte AMD mit choroidalen Neovaskularisationen [7]

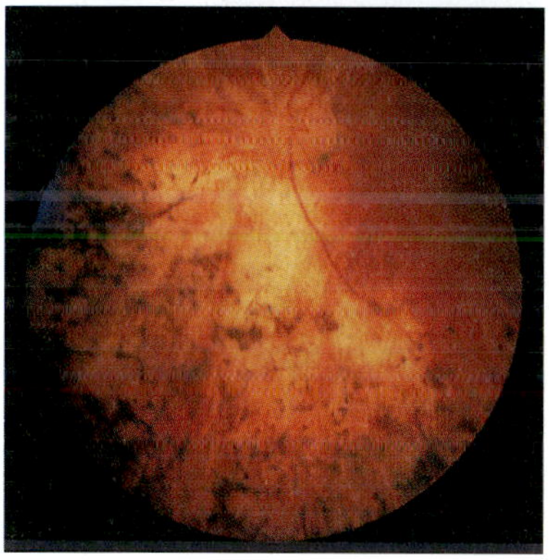

24

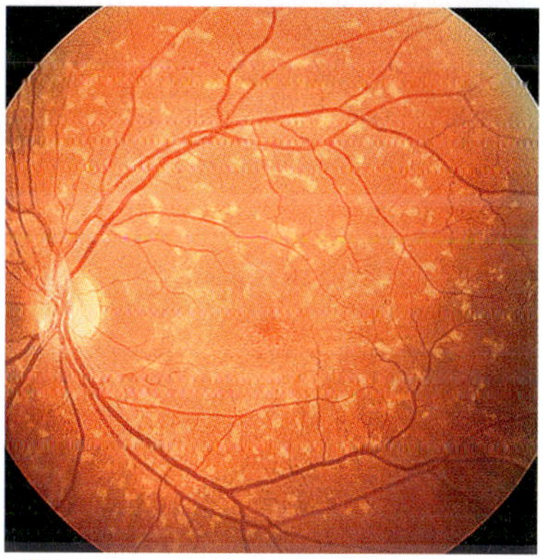

25

Foto 24
Retinitis pigmentosa [6]

Foto 25
Fundus flavimaculatus [6]

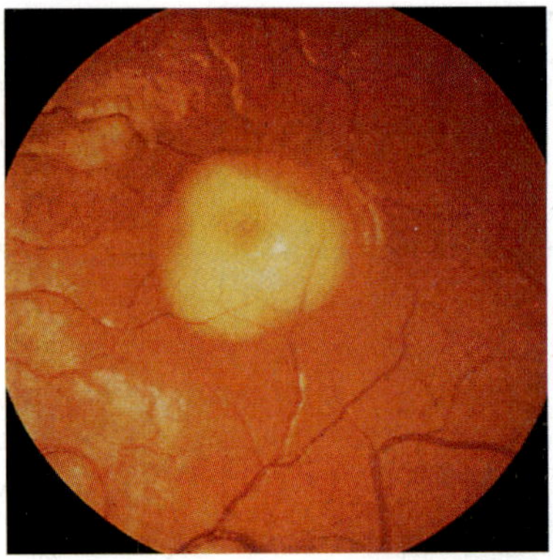

Foto 26
Morbus Best mit vitelliformen Läsionen [6]

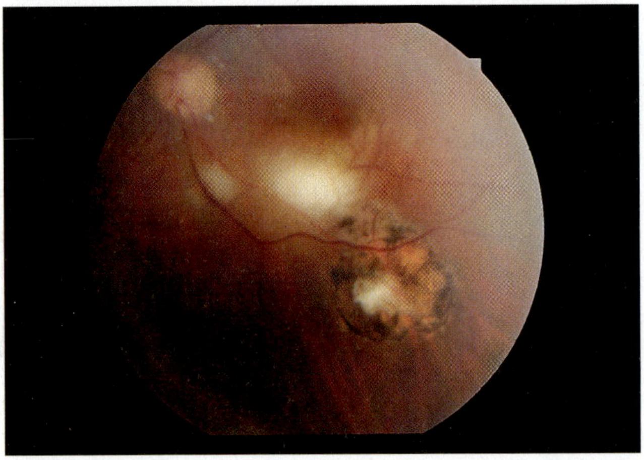

Foto 27
Toxoplasmose-Retinitis [7]

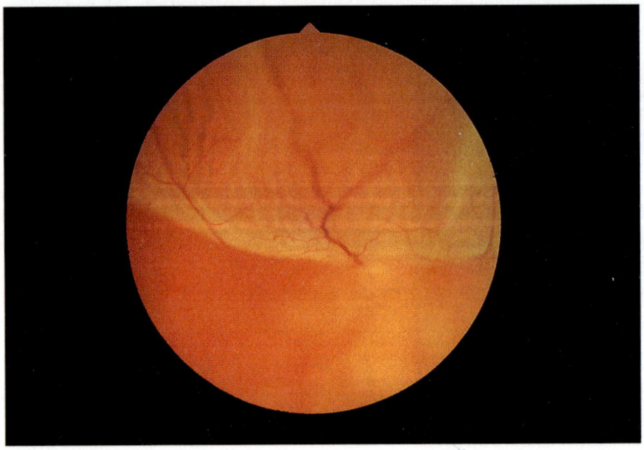

Foto 28
Netzhautablösung [7]